T0155728

Onder redactie van:
Chris Loth
Ruud Rutten
Diny Huson-Anbeek
Linda Linde

Verslaving en de verpleegkundige praktijk

Onder redactie van:
Chris Loth
Ruud Rutten
Diny Huson-Anbeek
Linda Linde

Verslaving en de verpleegkundige praktijk

Met medewerking van:

Tineke Boelman
Klaas Bouma
Marielle Brenninkmeijer
Jannie Dijkhuis
Adri Hulshof
Gerda Kolen
Wiep Kroes
Jan Krul
Els Lie-Piang Nieuwenhuizen
Wilma Meyer
Jacob van de Molen

Rob Naberhuis
Tineke Oud
Sipke van de Ploeg
Brigitte Reukers
Marianne Schoot-Durkstra
Kezban Sengül-Abali
Gerjan Timmerman
John Verdonschot
Guus Verhoef
Annette Villerius-Meijer
Marion Vollenberg

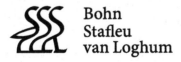
Bohn
Stafleu
van Loghum

Houten, 2016

Eerste druk, Elsevier/De Tijdstroom, Maarssen 1999
Eerste druk, tweede en derde oplage, Elsevier gezondheidszorg, Maarssen 2007, 2008
Tweede (ongewijzigde) druk, Bohn Stafleu van Loghum, Houten 2016

ISBN 978-90-368-1649-6   ISBN 978-90-368-1650-2 (eBook)
DOI 10.1007/978-90-368-1650-2

NUR 897
Omslagontwerp: Nicole van den Kroonenberg, Amsterdam

Bohn Stafleu van Loghum
Het Spoor 2
Postbus 246
3990 GA Houten

www.bsl.nl

Voorwoord

Het idee om een boek te schrijven over de verpleegkundige zorg aan verslaafden leefde al enige tijd. Het is noodzakelijk om de kennis en expertise van verpleegkundigen en verslaafden vast te leggen. Twee jaar geleden is de redactie daadwerkelijk bij elkaar gaan zitten om de plannen daartoe uit te werken. Het laatste jaar is hard gewerkt aan het schrijven en het interviewen.

Verpleegkundigen met ervaring in de verslavingszorg, in de ambulante/klinische sector, in het management en met onderzoek hebben aan dit boek meegewerkt. Verslaafden zijn betrokken geweest bij het totstandkomen van dit boek door hun bereidwillige medewerking aan tientallen interviews.
Het is belangrijk dat de zorg aansluit bij wat de verslaafde wil en bij wat hij nodig heeft. In het boek is gepoogd om de bestaande theorie over verslaving en verplegen samen te brengen met de huidige praktijk.

De redactie wil alle medewerkers, in het bijzonder alle geïnterviewde (ex)verslaafden, hartelijk danken voor hun inzet en bijdragen. Zonder hen was dit boek nooit totstandgekomen.

Namens de redactie
Chris Loth

Inhoud

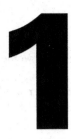

Ruud Rutten en Chris Loth

Feiten en mythen over verslavende middelen

1.1   Inleiding

Er bestaan veel zienswijzen op verslaving. Op de eerste plaats wordt verslaving als een maatschappelijk-moreel probleem gezien. De overlast die verslaving veroorzaakt en het negatieve imago van de verslaafde behoren daartoe. Deze benadering krijgt in de media de meeste aandacht, bijvoorbeeld wanneer zij berichten over buurtbewoners die protesteren tegen de overlast die spuitende drugsverslaafden in hun buurt veroorzaken. Verslaving wordt ten tweede als medisch probleem gezien en ten derde pas als een gedragsprobleem dat behandeling behoeft.

Bijna iedereen heeft wel te maken met verslaving. In onze maatschappij zijn mensen die vele kopjes koffie per dag drinken of tientallen sigaretten per dag roken, een alledaags verschijnsel. In andere tijden of andere landen betreft het weer andere middelen. Verslaving is namelijk een verschijnsel dat al zo oud is als de mensheid.
In de westerse wereld zijn alcohol en tabak geaccepteerd en drugs niet. En zelfs in die acceptatie van alcohol en tabak is men niet consequent. De overheid geeft enerzijds veel geld uit aan campagnes die roken en drinken moeten verminderen, terwijl zij anderzijds veel geld aan accijns binnenhaalt door middel van diezelfde stoffen die door de burgers worden gebruikt. Harddrugsverslaafden op straat zijn niet meer weg te denken en zullen naar alle waarschijnlijkheid ook niet meer verdwijnen. Hoogstens zullen in de loop der jaren veranderingen optreden.
Verslaving heeft binnen de verschillende culturen andere betekenissen, zoals dit eveneens geldt voor ziekte en gezondheid. Maar verslaving kan ook te ver gaan en zelfs zóver dat hulp geboden is, omdat de persoon er niet meer alleen uitkomt en in de goot belandt en door iedereen wordt gemeden. Dit boek gaat over deze laatste categorie mensen, over de mensen die hulp nodig hebben. En de soort hulp die in dit boek beschreven wordt, is verpleegkundige zorg.

Dit eerste hoofdstuk heeft een inleidend karakter. Alle onderwerpen die hierin worden behandeld, zullen in de volgende hoofdstukken worden uitgediept.

De eerste paragrafen van dit hoofdstuk dienen als een soort begripsbepaling. Er wordt aandacht besteed aan de verschillende omschrijvingen van verslaving en centrale begrippen zoals tolerantie en craving worden besproken en gedefinieerd.

Vervolgens komen de verschillende middelen die een afhankelijkheid tot gevolg hebben aan de orde. Beschreven worden onder andere de biochemische werking en de wijze van gebruik. Hierbij worden relevante literatuurverwijzingen gegeven, waarin deze informatie uitgebreider staat beschreven dan in het bestek van dit boek mogelijk is.

De auteurs zijn zich bewust van het feit dat het onmogelijk is om alle soorten verslaving in alle details te bespreken. Daarom is ervoor gekozen de problematiek van het middelengebruik gemeenschappelijk te beschrijven, en niet afzonderlijk per middel, zodat een zo groot mogelijke volledigheid kan worden bereikt. De toekomstige problemen en de bestaande mythen over verslaafden en verslaving krijgen hierin eveneens een plaats.

Net zoals alle andere hoofdstukken wordt dit eerste hoofdstuk afgesloten met literatuurverwijzingen. Deze verwijzingen slaan natuurlijk op de gebruikte literatuur in het hoofdstuk, maar er worden ook standaardwerken over verslaving genoemd die de moeite waard zijn om in te kijken. Alle verdere informatie over verslaving en verpleegkundige zorg staat hierin beschreven.

1.2   Verpleegkundige zorg bij verslavingsproblematiek

De hulpverlening bij verslavingsproblematiek heeft zonder meer ook een verpleegkundige invalshoek. Dat blijkt al direct als we de definitie van verplegen die de Nationale Raad voor de Volksgezondheid (NRV) geeft, vergelijken met een uitspraak van diezelfde raad over de opvang van verslaafden. We zien dan diverse raakpunten bij de benodigde zorg:

De omschrijving die de NRV geeft van verplegen (NRV 1988, p. 19) is:

> *'Beroepsmatig verplegen is het herkennen, analyseren, alsmede advies en bijstand verlenen ten aanzien van feitelijke of dreigende gevolgen van lichamelijke en/of geestelijke ziekteprocessen, handicaps, ontwikkelingsstoornissen en hun behandeling voor de fundamentele levensverrichtingen van het individu. Verpleegkundig handelen houdt tevens in het zodanig beïnvloeden van mensen, dat menselijke vermogens worden benut met het oog op het in stand houden en bevorderen van gezondheid.'*

De uitspraak van de NRV over zorg voor verslaafden (NRV 1989, p. 15) is:

> *'De volgende aspecten zijn van belang in de opvang van verslaafden: bevor-*
> *deren van de gezondheid, behandeling, begeleiding, verzorging en bescher-*
> *ming.'*

Verpleegkundigen komen overal in hun werk mensen tegen die te maken hebben met de gevolgen van verslaving. Een belangrijke taak voor verpleegkundigen is het opmerken en herkennen van de signalen die wijzen op een verslaving. Sommige verpleegkundigen hebben zich gespecialiseerd in het werken met verslaafden, anderen komen verslavingsproblemen tegen binnen een andere specialisatie van de zorg.

Binnen de verpleegkundige professie borrelt en gist het momenteel overal, bijvoorbeeld op het gebied van het onderwijs, de kwaliteit van zorg op de werkvloer en het verplegingswetenschappelijk onderzoek. De verslavingsverpleegkunde loopt achter bij andere sectoren in de verpleegkunde. Gelukkig begint hier de laatste jaren verandering in te komen. Steeds meer beginnende beroepsbeoefenaren kiezen bewust voor een stageplaats in de verslavingszorg. Een aantal ambulante verslavingsverpleegkundigen (werkzaam in de methadonverstrekking, zie hoofdstuk 5) heeft een functieprofiel ontwikkeld (Loth 1996) en steeds meer afstudeerscripties van HBO-V' ers en verplegingswetenschappers handelen over verslaving en verpleegkundige zorg.

Verder zijn er de afgelopen jaren binnen de verslavingszorg meerdere evaluatieonderzoeken gehouden, waarbij de cliënten/gebruikers van deze zorg zijn gehoord over hun mening naar de geleverde zorg. Uit deze onderzoeken blijkt dat zij weliswaar niet ontevreden zijn over de zorg die verpleegkundigen leveren, maar al met al is hun rapportcijfer niet hoger dan een magere zes. Ook geven de verslaafden aanwijzingen voor verbetering (Driessen 1992; Boomen 1993; Jongerius, Hull & Derks 1994).

1.3 Middelengebruik en verslaving

Wat is een verslaving? Waaraan kun je verslaafd raken en wanneer merk je dat iemand verslaafd is? Dit zijn de vragen waarop we in deze paragraaf dieper ingaan.

Verslaving kent veel onvermoede kanten. Zo zullen maar weinig mensen beseffen dat verslaving voor sommige verslaafden een soort levensvervulling kan zijn.

> *'Dit is fascinerend, mijn eerste grote obsessie. Niets heeft me ooit zo totaal*
> *in beslag genomen.'*
> *(een heroïneverslaafde in een interview met het NRC-Handelsblad van 16-1-*
> *1998)*

> *'Verslavingen maken het leven op de korte termijn overzichtelijk: keuzes*
> *zijn niet nodig. En voor wie opgroeide in zware omstandigheden kan de doffe*
> *wanhoop van een verslaving bovendien vertrouwd aanvoelen.'*
> *(idem)*

Een ander onvermoed aspect komen we tegen bij de soort verslaving. Wanneer mensen het over verslaving hebben, bedoelen ze meestal drugs- of alcoholverslaving. Dat is begrijpelijk, maar niet zonder meer terecht. Alcohol- en drugsverslaving zijn wel de verslavingen waardoor mensen relatief snel in de problemen komen en het meest zichtbaar het leven leiden van een ernstige verslaafde. Er zijn echter nog veel andere verslavingen, waarvan de gevolgen vaak niet onderdoen voor die van alcohol- of drugsverslaving. We kunnen hierbij denken aan gok- of medicijnverslaving, maar ook aan eetverslaving, seksverslaving, nicotineverslaving, cafeïneverslaving en Internetverslaving.

Dit alles neemt niet weg dat we het in geval van verslaving meestal hebben over ernstig misbruik van de zogenoemde psychotrope stoffen: stoffen die een invloed uitoefenen op ons psychisch functioneren. In het kader van dit boek gaat het specifiek om stoffen waar mensen afhankelijk van kunnen worden. Hierbij speelt zowel een lichamelijke als een geestelijke afhankelijkheid. Waar de lichamelijke afhankelijkheid eindigt en de psychische afhankelijkheid begint, is niet altijd even duidelijk en verschilt bovendien per stof. In het vervolg van deze paragraaf beschrijven we enkele centrale begrippen bij de lichamelijke en psychische verslaving. De verschillende stoffen en hun verslavende werking komen in de volgende paragraaf uitvoeriger aan de orde.

Tolerantie, ontwenning en craving

Centraal in de lichamelijke afhankelijkheid staan de verschijnselen tolerantie, ontwenning en craving. Het menselijke lichaam bouwt tegen sommige stoffen tolerantie op. Dit wil zeggen dat het lichaam bijvoorbeeld alcohol sneller gaat afbreken wanneer dit regelmatig in grotere hoeveelheden wordt genuttigd. Hierdoor moet er steeds meer van de stof gebruikt worden om hetzelfde effect te bereiken (zie paragraaf 1.5).

Bij tolerantie anticipeert het lichaam op de 'onwenselijke' hoeveelheid drugs in het lichaam. Het lichaam maakt gebruik van drie methoden om zich aan deze situatie aan te passen. Ten eerste vermindert het lichaam de productie van lichaamseigen, maar aan de drug verwante stoffen. Het feit dat een stof verslavend werkt, heeft alles te maken met het feit dat zij qua chemische structuur of werkzaamheid verwant is aan stoffen die, weliswaar in veel kleinere hoeveelheden, al een functie in het lichaam vervullen. In paragraaf 1.4 beschrijven we hoe dit bij de verslavende middelen in zijn werk gaat. Ten tweede anticipeert ons lichaam door een verhoogde productie van de enzymen die nodig zijn voor de afbraak van de drugs. Ten derde is er sprake van een verhoogde uitscheiding.

Deze drie vormen van aanpassing leveren problemen op wanneer iemand plotseling stopt met het drugsgebruik. Dit manifesteert zich dan in ontwenningsverschijnselen (zie hierover paragraaf 2.4).

Niet bij alle stoffen is er sprake van tolerantie. Bij alcohol en heroïne wordt zij bijvoorbeeld wel opgebouwd, maar bij cannabis niet. Vandaar dat er vaak van uitgegaan wordt dat de eerste twee drugs wel en de laatste niet lichamelijk verslavend zijn. In dat geval wordt verslaving dus in feite opgevat als 'leidend tot lichamelijke ontwenningsverschijnselen'. We zullen nog zien dat dit slechts één, zij het belangrijk verslavingsmechanisme is.

Het is mogelijk dat gebruik van de ene stof leidt tot tolerantie voor een andere, verwante stof. Dit is bijvoorbeeld het geval bij verschillende opiaten.

Ook wanneer een verslaafde al enige tijd niet meer gebruikt (abstinent is), kan hij een sterke trek naar het middel ervaren, zonder dat dit is op te vatten als een ontwenningsverschijnsel. Deze trek wordt craving genoemd, in het Nederlands 'jank'. Wanneer iemand bijvoorbeeld langs het café komt waar hij vaak dronk, of hij ontmoet een ander met wie hij veel omging in de tijd van intensief drugsgebruik, dan kan zijn lichaam reageren met lichte onthoudingsverschijnselen. Deze verschijnselen worden ervaren als 'craving' en ze zijn vaak de oorzaak van een terugval: het opnieuw gaan gebruiken na een succesvolle ontwenning. Craving is dus het dringend en overweldigend verlangen om te gaan gebruiken en de roes van het middel te ervaren.

Psychische afhankelijkheid

Met het verschijnsel 'craving' zitten we eigenlijk al op het terrein van de psychische afhankelijkheid. Het zijn veelal emoties en gedachten die de hang naar het middel of de craving ernaar versterken. Een ander psychisch mechanisme is de veelal onbewuste functie die het middel vaak vervult. Het reduceert de spanning of somberheid. Het maakt losser of geeft een gelukzalig gevoel. Kortom: het middel wordt gebruikt om op korte termijn beter of prettiger te functioneren. Er wordt niet gedronken voor de gezelligheid, of omdat het erbij hoort, als een soort ritueel, of omdat het lekker is; het gaat bovenal, zo niet uitsluitend om de psychotrope werking: het doelgericht beïnvloeden van de psychische toestand.

Het middelengebruik is dus functioneel; het vervult voor de gebruiker een functie. Het wordt bijvoorbeeld gebruikt ter compensatie van een gebrek aan sociale vaardigheden: door alcoholgebruik voelt men zich losser in gezelschap. Om die reden gebruikt iemand bijvoorbeeld alcohol voordat hij naar een feestje gaat. Het komt voor dat er op het feestje zelf dan minder of zelfs niet wordt gebruikt. Hier wordt scherp duidelijk wat het verschil is tussen problematisch en niet-problematisch gebruik.

Waarom

Waarom
nou niet
een beetje
genieten van
het leven
maar even en
dan is het over

zoveel
verdriet van

binnen en
ook zoveel
geluk
in hetzelfde
kamertje
ze lopen vrij
en geven elkaar
geen ruimte

en ik zit
ertussenin

Uit: Leven na de dope (Linde 1999)

Een andere functie is die van probleemoplosser. In tijden van conflict, eenzaamheid of somberheid worden alcohol en drugs ingezet om de problemen op de korte termijn het hoofd te bieden. Op de langere termijn gebeurt er echter het tegenovergestelde: men krijgt er de problemen ten gevolge van het middelengebruik nog eens bij.

Binnen het psychiatrisch diagnostische systeem (DSM-IV) wordt niet gesproken over verslaving, maar over de hoofdcategorie 'stoornissen in het gebruik van een middel'. Deze hoofdcategorie is vervolgens ingedeeld in verschillende subcategorieën, waarvan voor de verslavingszorg 'afhankelijkheid van een middel' de belangrijkste is. De omschrijving is hierna weergegeven.

Hoofdcategorie:	Stoornissen in het gebruik van een middel (Substance Use Disorders)
Subcategorie:	Afhankelijkheid van een middel (Substance Dependence)

Definitie:
Een patroon van onaangepast gebruik van een middel dat leidt tot significante beperkingen of lijden zoals blijkt uit drie (of meer) van de volgende die zich op een willekeurig moment in dezelfde periode van twaalf maanden voordoen:
1 Tolerantie, zoals gedefinieerd door ten minste één van de volgende:
   – een behoefte aan duidelijk toenemende hoeveelheden van het middel om een intoxicatie of de gewenste werking te bereiken;
   – een duidelijk verminderd effect bij voortgezet gebruik van dezelfde hoeveelheid van het middel.
2 Onthouding, zoals blijkt uit ten minste één van de volgende:
   – het voor het middel karakteristieke onthoudingssyndroom;
   – hetzelfde (of een nauw hiermee verwant) middel wordt gebruikt om onthoudingsverschijnselen te verlichten of te vermijden.

3 Het middel wordt vaak in grotere hoeveelheden of gedurende een langere tijd gebruikt dan het plan was.
4 Er bestaat de aanhoudende wens of er zijn weinig succesvolle pogingen om het gebruik van het middel te verminderen of in de hand te houden.
5 Een groot deel van de tijd gaat op aan activiteiten nodig om aan het middel te komen
(bijvoorbeeld verschillende artsen bezoeken of grote afstanden afleggen), het gebruik
van het middel (bijvoorbeeld kettingroken), of aan het herstel van de effecten ervan.
6 Belangrijke sociale of beroepsmatige bezigheden of vrijetijdsbesteding worden opgegeven of verminderd vanwege het gebruik van het middel.
7 Het gebruik van het middel wordt gecontinueerd ondanks de wetenschap dat er een
hardnekkig of terugkerend sociaal, psychisch of lichamelijk probleem is dat waarschijnlijk veroorzaakt of verergerd wordt door het middel (bijvoorbeeld actueel cocaïnegebruik ondanks het besef dat een depressie door cocaïne veroorzaakt wordt of
doorgaan met het drinken van alcohol ondanks het besef dat een maagzweer verergert door het alcoholgebruik).

Naast de 'afhankelijkheid van een middel' zijn andere categorieën: misbruik van een
middel, intoxicatie door een middel en onthouding van een middel.

Hierna volgt een opsomming van de diagnoses op het gebied van alcoholgebruik:
• Alcoholafhankelijkheid
• Misbruik van alcohol
• Alcoholintoxicatie
• Onthouding van alcohol
• Delirium door alcoholintoxicatie
• Delirium door alcoholonthouding
• Persisterende dementie door alcohol
• Persisterende amnestische stoornis door alcohol
• Psychotische stoornis door alcohol, met wanen
• Psychotische stoornis door alcohol, met hallucinaties
• Stemmingsstoornis door alcohol
• Angststoornis door alcohol
• Seksuele disfunctie door alcohol
• Slaapstoornis door alcohol
• Aan alcohol gebonden stoornis
• Alcoholintoxicatie
• Onthouding van alcohol

In al deze omschrijvingen komt het woord verslaving niet voor. De beschrijvingen van
afhankelijkheid vallen echter zonder meer onder wat wij verslaving noemen.

Verder merken we nog even op dat het in al deze gevallen gaat om verslaving als gevolg
van middelengebruik. Gezien vanuit de hulpverlening aan verslaafden zijn er echter
ook verslavingen die niet met middelengebruik te maken hebben. Belangrijk zijn in dit

verband vooral de gokverslaving en de eetverslaving. Deze laatste staat in de DSM onder 'eetstoornissen'. Gokken is ondergebracht bij 'stoornissen in de impulsbeheersing niet elders geclassificeerd'. We komen hier later nog op terug.

Verslavingsgedrag

Essentieel kenmerk van verslavingsgedrag is dat het zich uitbreidt over steeds meer verschillende levensgebieden van een verslaafde. Het begint met experimenteel gebruik in de vrije tijd, vervolgens incidenteel misbruik en daarna chronisch misbruik. Wanneer er eenmaal daadwerkelijk sprake is van een verslaving, dan wordt het hele leven bepaald door het verkrijgen van een middel en het al dan niet stiekem innemen ervan. Op het hoogtepunt van een verslaving is het gebruik van het middel belangrijker dan al het andere in het leven. Aanvankelijk beheerst het de vrije tijd en levert het gevaar op in bijvoorbeeld verkeerssituaties, maar vervolgens gaat het ook ten koste van school of werk, belast het de relaties en kan uiteindelijk leiden tot werkloosheid, verbroken relaties en sociaal-maatschappelijk isolement. Bij een aantal verslavingen, zoals alcoholisme, harddrugsverslaving en gokverslaving, zijn ook juridische problemen niet uitzonderlijk; niet in de laatste plaats doordat de verslaafde vaak moet stelen om aan geld te komen voor het onderhouden van de verslaving.

Dit alles neemt niet weg dat het relatief gemakkelijk kan zijn om een verslaving te verbergen. Veel mensen hebben moeten ontdekken dat hun partner, een van hun ouders of een van hun kinderen al jarenlang verslaafd was zonder dat ze dit wisten. De fles jenever staat in het hobbyschuurtje achter het gereedschap en het enige wat na lange tijd opvalt is dat er veel geklust en geknutseld wordt. Onder in de viskoffer zitten de flessen bier en de drugs vindt men verpakt in plastic in de stortbak van de wc. Dit verstoppen van middelen en het stiekem gebruiken heeft alles te maken met het enorme taboe dat op verslaving en middelengebruik rust.

Deze gang van zaken heeft niet alleen gevolgen voor de omgeving van de verslaafde, maar ook voor de verslaafde zelf. Het duurt vrij lang voordat iemand van zichzelf in de gaten heeft dat hij verslaafd is. Hij misleidt als het ware niet alleen zijn omgeving, maar ook zichzelf. Bovendien bestaat er een sterke neiging om de verslaving te ontkennen. Maar ook wanneer men het probleem wel erkent, is er nog vaak de neiging de ernst van het probleem te onderschatten. Is men eenmaal zover dat men de ernst van de situatie onder ogen ziet, dan kan nog een lange tijd de noodzaak voor behandeling niet onderkend worden. Het zijn vaak externe omstandigheden, zoals ingrijpen van justitie, een baas die met ontslag dreigt of een partner die dreigt weg te lopen, die maken dat iemand de ernst van de situatie voldoende inziet en de schaamte overwint om te kiezen voor intensieve gedragsverandering. Op zo'n moment, het dieptepunt van een crisis, is men vaak juist weer over-gemotiveerd. Men voelt zich schuldig en slap en heeft spijt van de situatie waarin men verzeild is geraakt. Men zal er alles aan doen om de situatie ongedaan te maken. Vanaf nu wordt alles anders. Ook dit is vaak toch nog een manier van miskenning van de ernst van de situatie. Men denkt door een aantal zaken anders aan te pakken het nu voorgoed anders te doen. Vaak blijkt dat tegen te vallen en houdt men het niet vol. Het gevolg hiervan is dat er aan een uiteindelijk succesvol afkickproces vaak meerdere mislukkingen zijn voorafgegaan (zie verder paragraaf 3.2).

1.4 De verslavende middelen

Wanneer we het over verslaving hebben, dan bedoelen we zoals gezegd meestal het misbruik van psychotrope stoffen. De belangrijkste van deze stoffen komen in deze paragraaf aan de orde. Ze zijn in te delen in drie hoofdgroepen: de psychoanaleptica oftewel stimulerende stoffen, de psycholeptica oftewel de remmende middelen en de psychodysleptica oftewel de stoffen die het bewustzijn en de waarneming veranderen. In dit kader is vooral de hallucinogene werking van de psychodysleptica van belang.

Behalve aan psychotrope stoffen kan men ook verslaafd raken aan bepaalde zich herhalende gedragingen zoals gokken, extreem sporten en eten. Ook hierop zullen we nader ingaan.

De nadruk zal in deze paragraaf liggen op de fysieke, biochemische kenmerken en de bijbehorende psychotrope werking.

1.4.1 De psychoanaleptica

De psychoanaleptica zijn de stoffen die een activerende werking op het centrale zenuwstelsel uitoefenen. De algemene werkingskenmerken zijn: een verhoging van alertheid, opwinding en euforie. Voorbeelden van deze middelen zijn cocaïne, amfetaminen en de verschillende varianten hierop. Tot deze groep behoren ook de designer-drugs, waarvan xtc de bekendste is.

Cocaïne

Cocaïne is op dit moment een van de populairste drugs, die ook veel wordt gebruikt door mensen die beantwoorden aan het stereotiepe beeld van de harddrugsverslaafde, de junkie, dat wil zeggen mensen bij wie het dagelijks leven bestaat uit het intensief gebruik van harddrugs en de verkrijging hiervan. Veel junkies zeggen heroïne te gebruiken om zich niet ziek te voelen en cocaïne om zich goed te voelen. Met andere woorden: men ervaart aan heroïne een sterk lichamelijke verslaving waardoor men ziek wordt wanneer men het niet gebruikt, maar ervaart na verloop van tijd lang niet altijd meer een sterk genot. Dat genot voelt men sterker bij het gebruik van cocaïne, of de combinatie van cocaïne en heroïne, 'speedball' genoemd.

Cocaïne is verkrijgbaar in verschillende vormen en kan ook op verschillende manieren worden gebruikt. Verschillende combinaties van vorm en gebruik leiden tot verschillen in heftigheid en duurzaamheid van effecten en na-effecten.

Cocaïne wordt gewonnen uit de bladeren van de vooral in Zuid-Amerika voorkomende cocaplant, Erythroxylon coca, die zijn naam gaf aan de bekende frisdrank. 'Wit', zoals de cocaïne door haar gebruikers liefdevol wordt genoemd, wordt allang niet meer beschouwd als een natuurproduct dat geschikt is als bestanddeel voor limonade. Sinds 1903 treft men cocaïne dan ook niet meer aan in de cola.

Biochemische werking van cocaïne

Cocaïne remt de heropname van de neurotransmitters noradrenaline en dopamine. Hierdoor wordt de werking van deze neurotransmitters versterkt. Door intensief gebruik ontstaat er vervolgens een rem op de eigen dopamineaanmaak. Het gebruik van cocaïne geeft dan ook een versterking van de werking van het sympathische deel van het autonome zenuwstelsel, hetgeen bijvoorbeeld te merken is aan de versterking van de hartwerking (verhoogde hartslag en verhoogde bloeddruk). Het middel werkt stimulerend, opwekkend en euforiserend. Vermoeidheid wordt verdreven en activiteit neemt toe, men voelt zich fit, opgewekt en seksuele gevoelens worden versterkt (Allen 1996). Overigens wordt het krijgen van een orgasme vertraagd.

De remming op de eigen dopamineproductie veroorzaakt na het gebruik een gevoel van craving en depressie. Een langetermijneffect van intensief cocaïnegebruik is dat men zich onzekerder gaat voelen, jaloers wordt en in zijn algemeenheid achterdochtig.

Wijze van gebruik

De oorspronkelijke gebruikswijze bestaat uit het kauwen van de gedroogde blaadjes van de cocaplant. In het Westen wordt eigenlijk alleen de zuivere cocaïne gebruikt, in welke vorm zij veel werkzamer is. Een heel enkele keer wordt de cocaïne gerookt. Dat is een weinig efficiënte gebruikswijze, omdat de meeste cocaïne dan verbrandt. Veel vaker wordt het zout cocaïne-hydrochloridepoeder gesnoven. De werkzame stoffen worden daarbij via het neusslijmvlies in de bloedbaan opgenomen. Na 1 à 1,5 minuut begint de werking en die duurt zo'n 15 à 30 minuten.

Vermengd met water wordt cocaïne ook geïnjecteerd. Tegenwoordig wordt de stof vaak met behulp van ammoniak of maagzout basisch gemaakt en vervolgens gerookt. Dit heet 'base'. De basische vorm van cocaïne is nu ook direct op de markt verkrijgbaar in de vorm van crack.

Ook kan de base worden gechineesd. De stof wordt dan op aluminiumfolie met een aansteker verhit en via een buisje, bijvoorbeeld een deel van een balpen of een opgerold bankbiljet, geïnhaleerd. Bij basen en chinezen begint het effect al na 6 à 8 seconden en duurt 20 seconden. De nawerking houdt 30 minuten aan (Van Meerten & De Bie 1996; Kools 1997).

Complicaties bij cocaïnegebruik

De bekendste complicatie van frequent cocaïnesnuiven is het geperforeerde neustussenschot. In de praktijk van de drugshulpverlening komen we dit echter zelden tegen. Een belangrijke complicatie van het spuiten van cocaïne is het optreden van phlebitis en abcessen. Bij mensen die veel cocaïne gebruiken, ook wanneer ze primair aan heroïne verslaafd zijn, zien we veelal een vermagering optreden. Ook huidbeschadigingen ten gevolge van jeuk zijn veelvoorkomende verschijnselen. Cocaïnegebruik kan ook allerlei cardiovasculaire problemen met zich meebrengen. Van Epen (1997) noemt nog als zeldzaam voorkomend probleem atrofie van de dunne darm en spierverval. Belangrijke psychische complicaties zijn tactiele hallucinaties, dysthymie (somberheid), depressies en paranoïde psychose. Dit soort complicaties, in samenhang met het vaak opgefokte en drukke gedrag van de cocaïnegebruiker, maken het soms moeilijk om helder onderscheid te maken tussen psychiatrische problemen en verslavingsproblemen. Zeker bij de jonge generatie 'ravers', jongeren die soms dagen en nachten doorfeesten en hiervoor veel amfetaminen gebruiken, is het zaak om tot een goede detoxificatie te komen alvorens psychiatrische diagnoses te stellen. Helaas valt dat niet altijd mee, met name door het opgewonden gedrag, de gebrekkige beheersing en de beperkte frustratietolerantie. Deze kenmerken maken ook van de therapie geen eenvoudig zaak. Het is bij deze categorie cliënten beslist geen zeldzaam voorkomend verschijnsel dat ze wegliepen uit de therapie. Regelmatig maken zij het zo bont met het overtreden van regels en houden ze zich zo slecht aan afspraken, dat de behandeling moet worden beëindigd.

Amfetaminen

Amfetaminen zijn synthetisch vervaardigde stimulantia. Voorbeelden zijn benzedrine, dexedrine en pervitine. Ook deze drugs bestaan al heel lang. Zij werden op grote schaal ingezet bij oorlogsvoering. Het middel zorgde ervoor dat bij de soldaten hongergevoel en vermoeidheid verdwenen. Zo kon het gebeuren dat Japanse mannen die in de Tweede Wereldoorlog gevochten hadden, na de capitulatie massaal last kregen van ontwenningsverschijnselen (Van Epen 1997). Ook in de sport is het een bekend maar tevens berucht middel. Het stimulerend effect verhoogt weliswaar de prestatie maar door de onderdrukking van het vermoeidheidsgevoel kan men te lang doorgaan en zichzelf uitputten, soms zelfs zodanig dat men dit met de dood moet bekopen. Moderne varianten hiervan spelen zich af bij houseparty's. Op deze feesten spelen, naast het direct toxische effect van de drugs, uitputting en uitdroging een soms levensbedreigende rol. Ook XTC is zo'n synthetische stimulans. Dit middel heeft ook een psychedelisch effect, vandaar dat het vaak wordt ondergebracht in de categorie dysleptica, waarover straks meer.

Een andere bekende of misschien ook beruchte toepassing van amfetaminen is als bestanddeel van eetlustremmende medicatie bij overgewicht. Menig dieet is dan ook in het verleden geëindigd in een verslaving aan stimulantia. Tegenwoordig is men voorzichtiger in het voorschrijven van deze middelen. De laatste tijd zien we echter weer regelmatig mensen met eetstoornissen die tevens amfetaminen gebruiken, al dan niet in combinatie met dopingpreparaten, excessief sporten en dansen op houseparty's.
In de jaren zestig kwam amfetamine als speed in de jeugdcultuur terecht en zorgde het daar voor verslavingen, bij de zogenoemde speedfreaks. Dit leidde regelmatig tot agressieproblemen, paranoïdie en angsttoestanden. Toen heroïne op de markt kwam verloor speed snel zijn aantrekkingskracht. Sinds die tijd is er echter lokaal en periodiek steeds weer sprake van beperkte oplevingen van de speedmarkt.

Biochemische werking van amfetaminen

Amfetaminen stimuleren de werking van de neurotransmitters noradrenaline, dopamine en van het stresshormoon adrenaline (Allen 1996).

Amfetaminen verhogen de werkzaamheid van deze stoffen door een verhoogde uitstoot, vertraagde heropname en vertraagde afbraak. Gebruik leidt dan ook tot verschijnselen als verhoogde alertheid en verhoogde sensitiviteit voor prikkels; reacties die vergelijkbaar zijn met ons functioneren in tijden van crisis en noodsituaties.

Wijze van gebruik

Amfetaminen kunnen oraal worden ingenomen, kunnen worden gerookt (ice) en intraveneus worden ingenomen. Bij intraveneus gebruik treedt de werking vrijwel meteen op. Bij orale inname treedt de werking na zo'n 30 minuten op en bij het roken na 5 minuten.

Complicaties bij amfetaminegebruik

Amfetaminegebruik kan leiden tot de volgende complicaties: volledige lichamelijke uitputting, verminderde weerstand tegen infecties, cardiovasculaire problemen, neurologische stoornissen zoals tremor, bewegingsstoornissen, verhoogde reflexen, insulten en in extreme gevallen hersenbloeding. Net zoals bij cocaïnegebruik treden huidproblemen op en tot slot kan er bij mannen een pijnlijke ontsteking ontstaan aan bijballen en zaadleiders.

De psychiatrische complicaties komen in grote lijnen overeen met die bij cocaïnegebruik. Specifiek voor intensief amfetaminegebruik zijn complicaties als ernstige psychosen, agressietoestanden en het kenmerkende *pending and jurking*. Dit is het halfbewust, dwangmatig repeteren van bepaalde gedragingen of gedragspatronen, variërend van tandenknarsen tot eindeloos de afwas herhalen (Van Epen 1997). Er kan ook sprake zijn van ernstige bloeddrukverhogingen (Van Wilgenburg & Van Ree 1994). In combinatie met alcohol kan amfetaminegebruik leiden tot onberekenbare agressietoestanden. Gebruikers kunnen ook langdurig zo opgefokt en onrustig zijn, dat het moeilijk is hen op korte termijn door middel van een behandeling te beïnvloeden.

Cafeïne en nicotine

Het zijn bij uitstek deze twee middelen die ons duidelijk maken hoe moeilijk het is om te definiëren wat nu wel en wat niet een verslaving is. Lichamelijk zijn beide middelen verslavend en zeer grote groepen Nederlanders zouden onthoudingsverschijnselen krijgen wanneer ze het gebruik ervan plotseling zouden stoppen. Menig groot koffieconsument krijgt aan het begin van zijn vakantie allerlei vage klachten en schrijft deze toe aan de reis, het ontstressen, het buitenlandse eten, de jetlag en ga zo maar door, terwijl men eigenlijk afkickt van liters koffie per dag. Ook de risico's voor hart en bloedvaten zijn niet te verwaarlozen. Anderzijds brengt koffiegebruik ons niet zo snel in psychische problemen. Het leidt evenmin tot maatschappelijke uitstoting; integendeel, zij die geen koffie drinken zullen vaak hun eigen drankje mee moeten brengen. Koffie hoort erbij. We spreken dan ook niet zo gauw van een verslavingsprobleem.

Hetzelfde gold voor roken in de jaren vijftig. Vrijwel alle mannen rookten destijds sigaretten. Je stak ook niet alleen een sigaret op, maar je deelde rond. Vanwege de ernstige gezondheidsrisico's, ook voor niet-rokers, wordt roken echter steeds sterker gemarginaliseerd. Dit maatschappelijke proces maakt dat roken steeds meer als een verslaving wordt beschouwd. In toenemende mate zullen er dan ook de extreme rokers overblijven, die behandeling nodig hebben om van het roken af te komen.

Biochemische werking
Beide stoffen hebben versterkende effecten op noradrenaline en dopamine (Allen 1996). Nicotine bereikt de hersenen in 7 seconden. De halfwaardetijd is 20 tot 30 minuten. In het begin werkt de stof opwekkend, later remmend. Nicotine heeft ook een lichte eetlust remmende werking.

De absorptie van cafeïne in het lichaam is van persoon tot persoon erg verschillend. Doorgaans is echter na 20 minuten zo'n 90% van de stof opgenomen en gaat dan snel naar het centrale zenuwstelsel (Allen 1996).

Complicaties bij cafeïne- en nicotinegebruik
De mogelijke problemen die men kan ervaren zijn erg dosisafhankelijk. Wat betreft cafeïne vormen enkele koppen koffie per dag geen probleem. Pas bij grote hoeveelheden kan er sprake zijn van cafeïnisme, een toestand waarbij men steeds meer cafeïne nodig heeft om voldoende stimulans te ervaren. Hierbij moeten we echter voor ogen houden dat cafeïne niet alleen in koffie zit, maar ook in ander producten, waaronder vrij verkrijgbare middeltjes bij de drogist.

De risico's van overmatig nicotinegebruik betreffen niet zozeer deze stof zelf, maar vooral de schadelijke werking van andere stoffen in de tabak. Op deze risico's gaan we verder niet in; ze zijn alom bekend en vallen buiten het bestek van dit boek.

1.4.2   De psycholeptica

Wanneer we spreken over verslaving dan nemen de kalmerend werkende stoffen, zoals alcohol, opiaten en benzodiazepinen, altijd de meest prominente plaats in. Zowel vanuit fysiek als psychologisch standpunt is dit begrijpelijk. In de praktijk blijken deze stoffen vaak de in het oog lopende lichamelijke ontwenningsverschijnselen te geven. Psychologisch gezien werken ze rustgevend en vergetelheid schenkend. Het aan de kant zetten van somberheid, spanning en angst lukt met deze stoffen het beste. Ze worden echter ook gebruikt voor de spanning, de kick en de roes.

Alcohol

Als het drinken van een glaasje, of iets meer, zo populair is, dan moet het wel heel plezierige effecten hebben. Ondanks de vele waarschuwingen en preventie is er een stijgende populariteit onder jongeren. Ook in de hippe jongerenculturen leggen alle drugs het

uiteindelijk weer af tegen de alcohol. Dat is ook logisch. Alcohol is legaal, relatief goed-
koop, overal te krijgen en is sinds mensenheugenis onderdeel van onze cultuur.

Alcohol vervult vele sociale, culturele en religieuze functies. Daarbij kunnen we denken aan het verzamelen van kwaliteitswijnen, de borrel ter ontspanning, de toost op de
jubilaris, de nieuwjaarsborrel op het werk, wijn als onderdeel van het diner, de wijn als
het bloed van Christus in de katholieke kerk. Ook bestaan er aloude gewoonten als het
biertje tegen de dorst, de hete grog bij een beginnend griepje en ga zo maar door.

Hier komt nog bij dat recent veel aandacht is voor onderzoekingen die lijken aan te tonen dat het drinken van enkele glazen per dag bescherming biedt tegen het gevreesde
hartinfarct. Een volksziekte waarvoor wij onszelf toch wel enigszins verantwoordelijk
achten: te veel stress, te veel junkfood, te weinig beweging en te weinig van dat ene
merk margarine. Wat let ons dus op gemakkelijke wijze iets aan preventie te doen? Recent onderzoek lijkt bovendien nog een ander positief effect van alcohol aan te tonen. In
rode wijn zitten bestanddelen, flafoïden, die onze vrije radicalen vangen en naar verluidt
via die weg veroudering afremmen.

De populariteit van alcohol onder jongeren is overigens goed te verklaren uit sociaal
oogpunt. Uit onderzoek blijkt dat jongeren die alcohol gebruiken in vergelijking tot zij
die dat niet doen, onafhankelijker zijn van hun ouders, een rijker sociaal leven hebben,
en tot driemaal zo vaak een intieme relatie hebben.

Opmerkelijk is ten slotte dat op het gebied van het psychisch welbevinden zowel de
zware drinkers als de geheelonthouders vaker depressies en gebrek aan zelfvertrouwen
aangeven (Engels & Knibbe 1997). Men zou bijna vergeten dat wereldwijd de meeste
verslaafden alcoholisten zijn.

Biochemische werking van alcohol

Alcohol is strikt genomen een soortnaam voor een hele groep organische verbindingen,
de alcoholen. De psychoactieve alcohol waar het hier om gaat wordt ook wel ethanol of
ethylalcohol genoemd. Ethanol (in het vervolg weer gewoon: alcohol) ontstaat bij fer-
mentatie of gisting van granen en vruchten. Na inname wordt alcohol snel in het bloed
opgenomen via het maagdarmkanaal. Het effect is na ongeveer 10 minuten te merken
en het houdt 40 tot 60 minuten aan. Alcohol blijft in de bloedspiegel totdat het in de lever wordt gemetaboliseerd.

Alcohol heeft een stimulerende werking op het zogenoemde GABA-systeem (gamma-
amino-boterzuur), dat op zijn beurt een remmende werking heeft op het centrale zenuwstelsel (Allen 1996). Door langdurig alcoholgebruik worden de receptoren ongevoe-
liger en verminderen zelfs, met alle gevolgen van dien voor de verslaving. Abrupt stoppen met gebruik zorgt voor ontwrichting van het GABA-systeem, hetgeen levensbedreigende situaties kan veroorzaken (Van Wilgenburg & Van Ree 1994). De ontwenning
moet dan met benzodiazepinen zoals Librium® worden opgevangen.

Ook zorgt alcohol voor een toename van de dopamine (Allen 1996).

De werking van alcohol is dosisafhankelijk; het effect blijft toenemen naarmate de dosis toeneemt. De bloedspiegel is afhankelijk van lichamelijke kenmerken zoals grootte
en vetgehalte van het lichaam, maar ook geslacht en ras (zie de passage over de genetische dimensie in paragraaf 1.6).

TABEL 1.1 WERKING VAN ALCOHOL BIJ VERSCHILLENDE BLOEDSPIEGELS (HP/DE TIJD, 17 OKTOBER 1997)

Promillage	Aantal glazen vrouw	Aantal glazen man	Verschijnselen
0,5	1	2	verwijding bloedvaten (warm gevoel) versnelling hartslag en ademhaling zintuiglijke waarneming iets verminderd verbaal actiever en prettig gevoel verminderde pijnwaarneming
0,5-1,5	tot 5	tot 7	remmingen vallen weg verdoving zelfoverschatting verminderd geheugen
2	meer dan 5	meer dan 7	ontremd, driften nemen toe
2,5	8	12	duidelijk dronken: schreeuwerig, ruziënd; hikken en boeren neemt toe
3	10	15	lallen en gezwollen tong overdreven emoties rood, gezwollen gezicht kans op braken
4	13	19	desoriëntatie totale dronkenschap grootste kans op delicten
boven 4	tot 18	tot 24	zuurstoftekort in de hersenen (toevallen, black-outs, bewusteloosheid, coma, overlijden)

Wijze van gebruik

Alcohol wordt uiteraard gedronken. De drie hoofdcategorieën van consumptiealcohol zijn bier, wijn en gedistilleerd. De alcoholpercentages van deze dranken zijn verschillend. In het ontwerp van standaardglazen lijkt hiermee rekening te zijn gehouden. In tegenstelling tot wat velen vermoeden bevatten een glas bier, een glas wijn en een glas jenever ongeveer evenveel pure alcohol (13 cc pure alcohol per glas). De bierdrinkers vormen bij de in de hulpverlening bekende alcoholverslaafden de meerderheid.

Complicaties bij alcoholmisbruik

De lichamelijke en psychische complicaties zijn velerlei. Psychisch zijn er de blackouts, maar ook psychosen en toenemende achterdocht.

Een alcoholverslaving gaat noodzakelijkerwijs gepaard met de fysieke inname van grote hoeveelheden drank. Het aantal lichamelijke problemen ligt er dan ook niet om. Zo zijn er de ontstekingen van maag, pancreas en lever. Ook kan er sprake zijn van een magnesiumtekort (magnesiumdeficiëntiesyndroom), hypoglykemie en verstoorde elektrolytenhuishouding. Hart en vaten hebben ook te lijden: aandoeningen van verhoogde bloeddruk tot cardiomyopathie komen voor. Er kunnen afwijkingen optreden in de bloedcellen, er treden endocriene stoornissen op en het spierweefsel kan aangetast worden. Een belangrijke complicatie is uiteraard de levercirrose (Van Epen 1997). Door deze cirrose kan er stuwing in de bloedvaten van de slokdarm ontstaan, wat slokdarmvarices tot gevolg heeft. Door een bloeding hiervan ontstaat een levensbedreigende situatie.

Een andere veelvoorkomende complicatie is de polyneuropathie. Door aantasting van de perifere zenuwbanen ontstaan ernstige beperkingen van de motoriek. Ook komt epilepsie en dementie voor.

Het syndroom van Wernicke-Korsakov is een combinatie van ernstige polyneuropathie en dementering door alcoholgebruik. Het is een aandoening van het centrale zenuwstelsel. Het treedt vaak op ten gevolge van langdurig alcoholmisbruik. Zowel indirect door iemands levensstijl als direct door de werking van alcohol zelf treedt er een voedingsdeficiëntie op voor thiamine (vitamine B$_1$). Dit is waarschijnlijk de belangrijkste oorzakelijke factor.

In de acute fase van de ziekte treden er allerlei stoornissen in de oogzenuwen op, zoals nystagmus, oogspierverlammingen en blikvernauwing. Daarnaast is er sprake van desoriëntatie, verwarring, verlaagd bewustzijn, verstoorde reflexen en ataxie. In de chronische fase is er sprake van geheugenstoornissen, vooral in het kortetermijngeheugen. Verder is het confabuleren opvallend: het vertellen van fantasieverhalen die geheugengaten lijken op te vullen. Dit wordt waarschijnlijk veroorzaakt door de gestoorde tijdsbeleving en oordeelsvorming.

Voorbeeld

> Mevrouw Claesen is een opvallende verschijning op de vervolgafdeling van het psychiatrische ziekenhuis. Ze zit rustig met haar tijdschriften, breiwerk en kopje koffie. Ze heeft meer contact met de verpleegkundigen dan met de meeste medepatiënten. Als je haar zo ziet vraag je je af wat ze hier doet. Dat laatste blijkt tijdens een spelletje dammen. Al vrolijk keuvelend pakt ze plotseling een schijf van de ander en slaat zes volledig willekeurige schijven van het bord. Alsof er niets gebeurd is, praat ze gezellig verder.

Ten gevolge van de ontwenning kan er een delirium tremens ontstaan, hetgeen een levensbedreigende situatie is. In hoofdstuk 2 zullen we de belangrijkste ziektebeelden in dit verband uitvoeriger de revue laten passeren.

Ten slotte moeten we niet uit het oog verliezen dat het bij ongevallen en misdrijven voor een niet gering percentage gaat om de secundaire gevolgen van *alcohol abuses*. Zo wordt 40% van alle geweldsdelicten in Nederland gepleegd onder invloed van alcohol. Ook vindt er ongeveer duizend keer per jaar een verkeersongeval plaats waarbij de schuldige onder invloed is, met meer dan duizend gewonden en meer dan honderd doden als gevolg (Spruit 1997).

Opiaten

De verslaving die het meest de publieke aandacht trekt is die aan opiaten; althans sinds er heroïne op de zwarte markt beschikbaar is. In Nederland is dat sinds de jaren zeventig het geval.

Opium is afkomstig van de papaver (Papaver somniferum) oftewel 'slaapbol'. Ook de smaakstof maanzaad is hiervan afkomstig. (Drie broodjes maanzaad is genoeg om een positieve urinetest te krijgen op morfine en codeïne). Ruwe opium wordt gemaakt van het melksap van de bloem.

Het gebruik van opiaten is allerminst nieuw. Al in de klassieke oudheid werd opium toegepast. De oude Grieken wijdden de papaver aan de drie goden Thanatos (van de dood), Hypnose (van de slaap) en Morfeus (van de droom). Via de Arabische geneeskunst kwam opium in Europa terecht, waar het vanaf de Middeleeuwen als geneesmiddel voor van alles en nog wat werd gebruikt. Vanaf het einde van de achttiende eeuw wordt het in Europa ook als genotmiddel gebruikt. Verslavingen kwamen toen regelmatig en in alle lagen van de bevolking voor. Door middel van de beroemde opiumoorlogen dwongen de Engelsen China om zijn havens open te stellen voor hun opium. Massale verslavingsproblematiek onder de Chinese bevolking was het gevolg. Het lot wil dat het juist de Chinezen waren die een rol speelden bij de herleving van het opiumgebruik in Europa. De hippie-*scene*, die met drugs experimenteerde, ging bij hier woonachtige Chinezen de opium kopen. Kort daarna verscheen heroïne op de markt.

De ruwe opium heeft verschillende bestanddelen, die elk een eigen werking hebben. In het schema van tabel 1.2 is aangegeven welke stoffen (alkaloïden genoemd) in opium zitten, in welk percentage en wat hun werking is.

TABEL 1.2   WERKZAME BESTANDDELEN VAN RUWE OPIUM

Stoffen	Percentage	Werking
morfine	10-14%	pijnbestrijding
codeïne	2-8%	tegen hoest minder invloed op de hersenen
thebaïne	0,2-0,5%	giftig, veroorzaakt kramp
papaverine	0,5-1%	ontspannende werking op glad spierweefsel

Stoffen	Percentage	Werking
narcotine	2-4%	vergelijkbaar met papaverine
narceïne	4-8%	verlammende werking op glad spierweefsel

Heroïne (diacetylmorfine) is een bewerkte vorm van morfine die krachtiger werkt. De eerste heroïne die op de markt kwam, was de witte heroïne, afkomstig uit het Verre Oosten en goed in water oplosbaar. Tegenwoordig komt er doorgaans Turkse, bruine heroïne op de markt. Deze is niet in water oplosbaar. Om te kunnen spuiten moet men deze met citroenzuur oplossen.

In de geneeskunde worden ook synthetisch gemaakte opiaten gebruikt. Deze hebben verschillende werkingen en toepassingsgebieden. Voorbeelden zijn pethidine, Palfium® (dextromoramide), morfine en methadon. Methadon is verkrijgbaar als pil, in capsulevorm en als vloeistof, al dan niet voorzien van een kleurstof. Methadon wordt tegenwoordig voornamelijk gebruikt voor de behandeling van heroïneverslaafden, hetzij bij de bestrijding van ontwenningsverschijnselen bij ontgiften, hetzij als onderhoudsdosis ter vervanging van de illegale heroïne. Het gebruik van methadon heeft voor een verslaafde grote voordelen: men hoeft er niet voor te stelen of zich te prostitueren, men krijgt geen kick en men wordt niet ziek door ontwenning van de heroïne. Men kan dus een gewoon leven leiden. Hier zit echter ook de angel. Veel verslaafden kunnen of willen geen gewoon leven leiden en gaan dus opnieuw op zoek naar de kick. Men gaat dus bijgebruiken. Doordat methadon de opname van heroïne blokkeert is er echter meer nodig, of een andere drug, met alle gevolgen van dien.

Een niet te verwaarlozen positief effect van methadonverstrekking is dat het voor veel gebruikers een reden is om contact te onderhouden met de hulpverlening. Er zijn dan ook percentagegewijs veel meer heroïneverslaafden in de zorg dan bijvoorbeeld alcoholisten of medicijnverslaafden. Er is ook nog een nadeel te noemen. In tegenstelling tot bij benzodiazepinen leidt bij opiaten een lange halfwaardetijd juist tot moeilijke ontgifting. Langdurige methadongebruikers kennen dan ook een verhoudingsgewijs zeer moeilijke afkick die ook lang aanhoudt, tot enkele weken toe.

Biochemische werking van opiaten

De werking van opiaten komt sterk overeen met de werking van endorfinen. Dit zijn lichaamseigen stoffen die een rol spelen bij natuurlijke pijnbestrijding, het prettig voelen en dergelijke. Door extreem sporten kan men zelf de endorfineproductie stimuleren. Duursport kan dus verslavend werken. Ook is er sprake van effecten op de dopaminehuishouding.

Wanneer men voor de eerste keer gebruikt kan men ziek worden. Al snel treedt er echter tolerantie op, waarna de prettige effecten merkbaar worden. Allereerst is er snel na gebruik de flash: de prettige sensatie die zeer kort duurt. Vervolgens is er een euforiserende en pijnbestrijdende werking. Ook negatieve stemmingen verdwijnen.

Lichamelijke afhankelijkheid van opiaten ontstaat vrij snel en er treden dan ook duidelijke abstinentieverschijnselen op zodra men met het gebruik stopt. Ook na enige tijd, weken tot maanden na ontgifting, is er sprake van post-detoxificatieverschijnselen. De verschijnselen variëren van prikkelbaarheid tot depressiviteit, vermoeidheid en gevoelens van verveling en leegheid.

Naast onthoudingsverschijnselen en tolerantie zijn de overige lichamelijke effecten: pijnstilling, demping van de hoestprikkel en remming van een aantal belangrijke lichamelijke processen: ademhaling, de werking van het centrale zenuwstelsel, de hartwerking, darmperistaltiek, urineproductie en libido. Ook kan er sprake zijn van krampen in glad spierweefsel, met koliekpijnen als gevolg, vernauwing van de pupillen, verlaging van de lichaamstemperatuur en verlaging van bepaalde hormoonspiegels, zoals die van de corticosteroïden (Van Epen 1997).

Wijze van gebruik

Men kan opiaten eten of roken. Doorgaans zal de gebruiker dit niet doen omdat daarbij veel van de stof verloren gaat. Heroïne wordt tegenwoordig meestal gechineesd of gespoten. Bij het chinezen wordt de heroïne op een stukje aluminiumfolie verhit en de vrijkomende damp wordt via een buisje, een deel van een balpen of een opgerold stuk papier, opgesnoven. Vroeger werd er vaker gespoten, soms subcutaan, tegenwoordig eigenlijk altijd intraveneus. Sporadisch zien we ook wel dat heroïne wordt gesnoven; het effect komt dan sterk overeen met chinezen. Redenen om de heroïne op deze wijze te gebruiken hebben bijvoorbeeld te maken met longproblemen waardoor het roken moet worden vermeden.

Complicaties bij het gebruik van opiaten

Allereerst zijn er natuurlijk de spuitrisico's en de risico's van bloedcontact: dit varieert van ontstekingen aan vaten, lever en hart, verlammingen door verkeerd spuiten, tot aids en overdosis. In de dagelijkse praktijk van het werken met heroïneverslaafden zijn vooral de kans op hepatitis en HIV-infectie belangrijk. Na homoseksuele mannen zijn de intraveneuze drugsgebruikers de belangrijkste groep aids-patiënten (700 HIV-positief in 1995). In Nederland spuit nog 13,7% van de heroïnegebruikers (Ouwehand e.a. 1997). Bij heroïnegebruikers zien we ook het 'shaken' en trillen door vervuiling van de heroïne of doordat men bijvoorbeeld vies water of bier gebruikt om de heroïne op te lossen.

Belangrijk zijn ook de verschijnselen van algehele zelfverwaarlozing bij heroïneverslaafden, zoals vitaminetekorten, luizen, tuberculose, longabcessen en geslachtsziekten. Dit laatste komt veelvuldig voor bij hen die zich voor drugs prostitueren.

Op het psychische vlak is er naast het gebruikelijke verslavingsgedrag sprake van een opvallende gevoelsarmoede. Zeker wanneer het gedrag sterk gericht is op het verwerven van drugs, geeft dit een toestandsbeeld dat we wel junkiesyndroom noemen. In hoofdstuk 3, waarin het verslavingsgedrag uitgebreid aan de orde komt, gaan we dieper op dit verschijnsel in. Dit kenmerkende junkiegedrag verdwijnt meestal pas als iemand langere tijd clean is. Vaak dan pas gaat men zich ten volle realiseren welke offers men heeft gebracht voor de draak van de opium en hoeveel schade men zichzelf, een eventuele

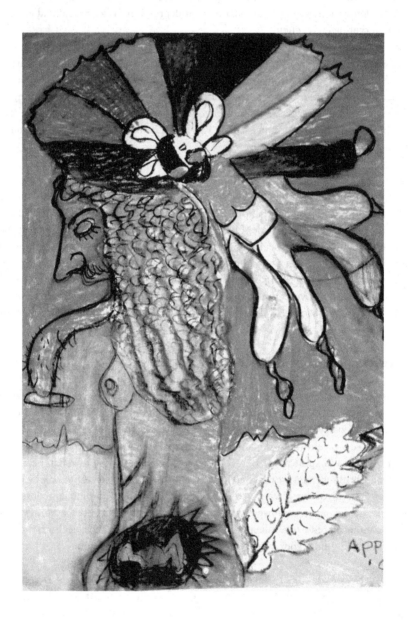

partner en ook kinderen heeft berokkend. Het gevaar van depressie en uitzichtloosheid is dan niet denkbeeldig.

Benzodiazepinen

Bij de benzodiazepinen gaat het niet om een genotmiddel maar om een geneesmiddel, het meest voorgeschreven geneesmiddel nog wel. Meestal worden zij voorgeschreven om hun anxiolytische (angstverminderende) en spierverslappende werking, dan wel om de anti-epileptische eigenschap. Nadelige bijwerkingen zijn sufheid, passiviteit, antero-grade amnesie (het niet kunnen onthouden van gebeurtenissen na het uitbreken van een ziekte), verlaagde reactiesnelheid en verminderde coördinatie. Ten gevolge van deze effecten verhoogt 'benzo'-gebruik bijvoorbeeld de kans op een heupfractuur met 60 tot 75% (Zitman 1994).

Biochemische werking

Benzodiazepinen verhogen de activiteit van de remmende neurotransmitter GABA, doordat ze de gevoeligheid van de GABA-receptoren versterken. Behalve voor de rustge-vende werking gebruiken verslaafden deze middelen voor het euforiserende effect. Dit effect wordt meestal bereikt door ze te combineren met ander middelen. Sommigen spuiten de benzodiazepinen zelfs om een high of kick te bereiken. Benzo's zijn er in ver-schillende halfwaardetijden. Doorgaans worden die met een lange halfwaardetijd ge-bruikt als anxioliticum, die met een korte als slaapmedicatie.

Hoe korter de halfwaardetijd, hoe sneller afkickverschijnselen optreden en hoe sterker deze symptomen zijn. Er is alle reden benzodiazepinen slechts gedurende korte tijd voor te schrijven daar misschien wel de belangrijkste bijwerking het verslavende effect is (Zitman 1994). Het onderwerp ontwenning komt in paragraaf 2.3 aan de orde.

Voor de sederende en anti-epileptische werking treedt tolerantie op. Voor de anxiolyti-sche werking en spierverslapping is dit nog niet onderzocht.

Risico's van benzodiazepinegebruik

Het moge duidelijk zijn dat het belangrijkste risico natuurlijk de verslaving zelf is. Een nogal onderschat probleem is het pillengebruik op het werk en in het verkeer. Van Epen (1997) wijst terecht op de dubbele moraal in dezen in vergelijking tot de houding tegen-over alcohol. Bij mensen die naast benzodiazepinen aan andere middelen verslaafd zijn, aan drugs of alcohol, is de onderlinge versterking van de werkingen riskant. Een ander risico voor deze groep is de paradoxale werking. In een aantal gevallen kan een middel een omgekeerd effect hebben. Waarom dit gebeurt, is niet precies bekend. Mensen wor-den bijvoorbeeld van heroïne actief en opgewekt en van benzodiazepinen in plaats van rustig juist ontremd en agressief. Het slaapmiddel Rohypnol® heeft in dit opzicht een slechte reputatie opgebouwd. De omgekeerde werking van Rohypnol® is onder meer het gevolg van het feit dat de stof zeer snel werkt en in overdosering dus een flash of kick geeft (Van Wilgenburg & Van Ree 1994).

1.4.3   De psychodysleptica

Het gebruiken van psychotrope stoffen is bepaald niet nieuw. Duizenden jaren geleden, en wellicht nog veel langer geleden, werden ze al gebruikt. Een voorbeeld dat vaak genoemd wordt zijn de sjamanen, de Indiaanse priesters en genezers in Zuid-en Midden-Amerika. Zij gebruikten in hun rituelen paddestoelen en cactussen met een hallucinogene werking. In deze paragraaf gaan we wat dieper in op die hallucinogenen: de stoffen die hallucinaties kunnen oproepen. Voorbeelden, naast de al genoemde paddestoelen en cactussen, zijn LSD, cannabis, bepaalde kruiden en ecstasy. Wanneer er sprake is van natuurlijke producten spreken we ook wel van ecodrugs. Bij middelen die in laboratoria zijn ontwikkeld, zoals de verschillende ecstasy-varianten, spreken we ook wel van designer-drugs. Doorgaans gaat het de gebruiker niet om hallucinaties maar om andere effecten die bij een juiste dosering optreden. De effecten zijn in zijn algemeenheid:

• een ontspannen en prettig opgeruimd gevoel;
• verandering van de zintuiglijke waarneming;
• verandering van tijdsbeleving;
• het gevoel creatiever te zijn, leuke invallen te krijgen;
• gevoel van dieper zelfinzicht;
• intensivering van de beleving.

Biochemisch gezien interfereren deze middelen op het serotonaire systeem. In de meeste gevallen zijn de hallucinogenen of tripmiddelen niet lichamelijk verslavend. Bij een aantal middelen, zoals cannabis en paddestoelen, treedt er ook geen tolerantie op. Het gebruik van psychodysleptica kan wel leiden tot geestelijke afhankelijkheid, met name bij intensief cannabisgebruik is dit het geval. Door een te hoge dosis of door gebruik in slechte omstandigheden, bijvoorbeeld als men gebruikt in een gespannen omgeving en/of zich zelf niet goed voelt, kan er een 'bad trip' ontstaan. De drugs intensiveren immers de beleving van de situatie waarin men zit. Een slechte trip wordt gekenmerkt door verwarring, onrust, angstaanvallen en achterdocht. Andere risico's zijn depressiviteit en verlies van zelfcontrole.

Paddestoelen

De werkzame stoffen in paddestoelen zijn psilocybine en psylocine. De in Nederland meest gebruikte soorten zijn het kaalkopje, een inheemse soort (Psilocybe semilanceata), een Mexicaanse soort (Psilocybe cubensis of Stropheria cubensis) en een Balinese of Hawaïaanse paddestoel (Copelandia cyanesens of Panaeolus cyanescens). Paddestoelen worden zowel vers als gedroogd gebruikt. De dosis in de gedroogde soort is sterker. Paddestoelen worden meestal gegeten. Er wordt ook wel thee van gezet, en soms worden ze in maaltijden verwerkt.

De werkingen en bijwerkingen komen overeen met die welke we in zijn algemeenheid hebben beschreven voor de dysleptica. Vervelende lichamelijke gevolgen kunnen zijn: zich koud voelen, rillerigheid, maagpijn, misselijkheid, dorst, de kater van de volgende dag.

LSD

In de jaren zestig was LSD (lyserginezuur-diëthylamine) de belangrijkste psychedelische drug. Het middel is in 1943 per toeval door Albert Hoffman ontdekt tijdens het synthetisch bewerken van lysergeenzuur (een schimmelsoort). De stof is werkzaam in zeer kleine hoeveelheden: 20 à 30 microgram.

Biochemische werking van LSD

In tegenstelling tot de meeste tripmiddelen geeft LSD niet zozeer een ontspannen gevoel. Wel kan het een gevoel van tijdloosheid doen ontstaan. Verder is een opvallend effect de vervaging van de grenzen tussen de verschillende zintuiglijke waarnemingen. Men kan kleuren gaan ruiken en geluiden zien.

Er treedt vrij snel sterke tolerantie op, die overigens na het stoppen met regelmatig gebruik ook weer snel afneemt. LSD kan dus, om de werking te behouden, periodiek worden gebruikt in cycli van enkele dagen tot enkele weken.

De werkzaamheid is een halfuur na inname merkbaar. Na een uur nemen de effecten sterk af. Het hoogtepunt ligt dus op ongeveer 45 minuten na inname (Van Epen 1997).

Wijze van gebruik

Zoals de meeste drugs is ook LSD wel eens gespoten; slikken is echter de geëigende vorm van innemen. Vroeger gebeurde dit in pillen van 1000 of meer microgram (zoals de oranjegele Sunny Explode). Tegenwoordig wordt het in vloeibare vorm verkocht, gedruppeld op stukjes papier in doseringen van 50 tot 250 microgram. Deze papiertjes zijn versierd met afbeeldingen van bijvoorbeeld sterretjes, vogeltjes, Goofy's, boeddha's, draakjes enzovoort. Ook komen nog allerhande pilletjes voor, evenals vierkantjes glycerine. Dit laatste soms ook onder een andere naam, zoals Butterfly-Sting.

Risico's van gebruik

LSD is een van de drugs waarover de meeste indianenverhalen de ronde doen. In de praktijk treffen we echter zelden ernstige complicaties aan, ook al omdat het middel lang niet zoveel en in lang niet zulke sterke doseringen als vroeger wordt gebruikt. Psychotische toestandsbeelden komen echter wel degelijk voor, onder andere in de vorm van flashbacks. Hierbij herhaalt de trip zich plotseling zonder dat men gebruikt heeft. Dit gebeurt dan op onvoorspelbare en ongelegen momenten. Ook kan men 'flippen': gevoelens van angst en achterdocht worden uitvergroot en men heeft dan dus een 'bad trip'. Volgens Van Epen (1997) komen ook blijvende psychotische toestandsbeelden voor ten gevolge van LSD-gebruik, zij het relatief weinig.

Cannabis

Het gebruik van cannabis is al zo'n 7000 jaar bekend. Tegenwoordig wordt het vooral gebruikt als genotmiddel. Ook wordt het nog als geneesmiddel gebruikt bij glaucoom, multiple sclerose en tegen misselijkheid bij chemotherapie. Verder wordt het wel door onder andere aids-patiënten gebruikt vanwege een eetlustopwekkende werking. Het middel wordt echter nog niet door verzekeraars vergoed omdat de therapeutische werking nog niet objectief is aangetoond.

Cannabis is afkomstig van de hennepplant, de cannabis sativa. Deze plant wordt op vele plaatsen in de wereld verbouwd, zowel in Colombia en Mexico als in Marokko en andere Afrikaanse landen. Ook de Nederlandse variant, Nederwiet, is bekend. Ondanks de illegale productie zou het qua omvang al het zesde tuinbouwproduct van Nederland zijn.

In Nederland wordt cannabis gerekend tot de zogenoemde softdrugs. Deze zijn verboden maar het gebruik en de beperkte handel worden gedoogd. Op deze wijze wordt onnodige criminalisering voorkomen en wordt getracht veel jongeren uit de wereld van drugsdealen weg te houden.

Biochemische werking van cannabis

In cannabis zitten ongeveer zestig chemische verbindingen die verantwoordelijk zijn voor de psychotrope werking, de zogenoemde cannaboïden (Van Wilgenburg & Van Ree 1994). De belangrijkste is THC (delta-1,9-tetra-hydrocannabiol). De hoogste concentratie van deze stof zit in de vrouwelijke bloemtoppen. Veel gebruikers waarderen de stof voor zijn relaxerende werking. Onder goede omstandigheden kan het vrolijkheid en gezelligheid versterken (zogenoemde lachkicks treden dan op), onder minder goede omstandigheden versterkt het paranoïdie en angst. Het lijkt erop dat bij bekendheid met de symptomen minder stof nodig is om dit effect te bereiken. Er zou dus sprake zijn van een negatieve tolerantie.

Wijze van gebruik

Men rookt de gedroogde plantdelen (marihuana, wiet), of brokjes hasj (skunk of stuf). Hasj is de samengeperste variant met een hogere concentratie THC. In hasj-olie is deze concentratie nog hoger. Hasj wordt ook wel gegeten of gedronken (hasjcake en hasjthee). Roken (blowen) gebeurt puur in een pijpje of waterpijp, of met tabak in een joint (grote sigaret) of stickie (in een gewoon formaat shagje). Bij roken is het effect na enkele minuten merkbaar en houdt 3 uur aan. Bij eten wordt het effect na 45 minuten tot 2 uur merkbaar en houdt tussen de 3 en de 10 uur aan (Van Epen 1997).

Risico's van gebruik

Vroeger ging men ervan uit dat gebruik van cannabis leidde tot harddrugsgebruik, de zogenoemde stepping-stone-theorie. Deze bleek niet juist. Van de weeromstuit gaat men tegenwoordig ten onrechte vaak van het omgekeerde uit: dat cannabis geen rol van betekenis speelt bij harddrugsverslaafden. Niets is minder waar. Veel latere harddrugsgebruikers zijn op zeer jonge leeftijd in toenemende mate gaan blowen en stappen op een gegeven moment over op een sterkere en gemakkelijker te gebruiken stof. Bij de overgrote meerderheid van de cannabisgebruikers is hiervan echter geen sprake. Het is niet de chemische werking van cannabis, maar de behoefte aan een sterk psychotroop effect dat leidt naar harddrugsgebruik. Na afkicken hiervan is de behoefte aan blowen vaak erg groot. De meeste harddrugsverslaafden ervaren hun cannabisgebruik niet als een probleem omdat ze er geen ernstige ontwenningsverschijnselen van ondervinden. Vaak wordt de psychische afhankelijkheid van cannabis niet goed onderkend.

Een ander probleem van intensief cannabisgebruik is de negatieve uitwerking op studie en werkprestaties. Dit komt vooral door de negatieve invloed die cannabis op het kortetermijngeheugen uitoefent.

Een verschijnsel dat meer farmacologische aandacht behoeft dan tot nog toe het geval is geweest, is het feit dat veel jonge schizofreniepatiënten een grote behoefte aan cannabis blijken te hebben. Door de hallucinogene werking is dit helaas niet zonder problemen. Het ziekteproces kan erdoor gestimuleerd worden.

De laatste jaren melden zich steeds vaker cannabisverslaafden bij de hulpverlening. Jarenlang ging het om uitzonderingen. Door de mate en intensiviteit van gebruik en de hoge concentraties THC in de veredelde planten komen verslaafden tegenwoordig echter vaker in de problemen.

Ten slotte kent cannabisgebruik een aantal belangrijke lichamelijke risico's. Als men het rookt, worden de nadelige effecten van roken op de luchtwegen, met name het carcinogene effect, zeer sterk verhoogd. Ook zijn er belangrijke problemen met betrekking tot de voortplanting. De kwaliteit van het mannelijke zaad neemt af en de vrouwelijke cyclus kan verstoord raken. De werkzame bestanddelen passeren de placenta en zijn ook aanwezig in moedermelk. Niet uitgesloten is dat er zelfs chromosoomafwijkingen kunnen ontstaan door cannabisgebruik.

Ecstasy

Ecstasy, of XTC, of Adam, of MDMA (3,4-methyleen-diodide-methyl-amfetamine) is in enkele jaren tijd een van de populairste uitgaansdrugs geworden. Het is een zogenoemde 'designer-drug': een chemisch gefabriceerde drug. Er zijn talloze varianten op dit middel die enigszins in chemische structuur en daardoor in werking verschillen. De bekendste zijn MDA en MDEA.

Biochemische werking van ecstasy

De werking van ecstasy is tweeërlei: aan de ene kant is het een amfetamine dat ervoor zorgt dat men niet snel vermoeid raakt en lang door kan gaan met bijvoorbeeld feesten. Aan de andere kant geeft het een prettig gevoel van saamhorigheid, openheid, verliefdheid en welbevinden. Men noemt dit het entactogene effect. Er zijn nauwelijks hallucinogene effecten (Spruit 1997). Het middel werd in de Verenigde Staten jarenlang gebruikt in de psychotherapeutische praktijk. Ook werd een tijdlang vooronderstelt dat het om een waarheidsserum ging. Het raakte in onbruik maar werd jaren later door de Bhagwan-secte herontdekt. Vervolgens kwam het in de houseparty-scene terecht. In Nederland is het sinds 1985 op de markt.

Een variëteit waarbij de amfetamineketen ontbreekt is 2CB. Deze stof is ontwikkeld door de bekende drugschemicus en -goeroe Alexander Shulgin. Tot een dosering van 12 milligram worden lichte tripervaringen beschreven, in hogere doses visuele hallucinaties. Een dosering van boven de 24 milligram is gevaarlijk vanwege het gevaar te gaan flippen.

Wijze van gebruik

Ecstasy wordt in pilvorm geslikt, meestal van een halve tot enkele pillen per avond. De dosis per pil varieert van 80 tot 150 milligram. De werkingsduur is 4 tot 6 uur.

Risico's van gebruik

Een belangrijk probleem bij het gebruik is het feit dat veel als zodanig verkochte pillen helemaal geen xtc bevatten, maar andere werkzame stoffen met alle risico's van dien. In 1996 ging het in 30 procent en in 1997 zelfs in meer dan 60 procent om stoffen als amfetaminen, atropine, cafeïne, niet-geïdentificeerde stoffen en hallucinogenen.

Incidenteel komen ernstige, vaak levensbedreigende complicaties voor zoals acute hypothermie, hyponatriëmie (te laag zoutgehalte van het bloed) en leverinsufficiëntie. Met betrekking tot deze problemen lijkt er sprake van een interactie tussen het middel, aanlegfactoren en omstandigheden. Bij dit laatste moet vooral gedacht worden aan hoge lichaamstemperaturen, uitputting en vochttekorten op dansfeesten.

Ook is er sprake van neurotoxiciteit. Bij proefdieronderzoek bleek er schade te ontstaan aan serotonerge axonen. Serotonine speelt een rol bij slaap, eetlust, pijnperceptie, cognitieve functies, impuls- en agressieregulatie, en depressie. Mogelijk zullen bij mensen de effecten hiervan zich pas op langere termijn openbaren, bijvoorbeeld wanneer de psychische belasting gaat toenemen, of wanneer neurologische gevolgen van het verouderingsproces manifest worden.

Andere onwenselijke effecten zijn: misselijkheid, braken, kaakklem, tandenknarsen, hypertensie, hartkloppingen, hoofdpijn, anorexie, nystagmus (oogsiddering), slapeloosheid enzovoort. Op psychisch gebied worden in zeldzame gevallen angststoornissen, depressies en psychosen beschreven (Spruit 1997).

1.4.4   Overige verslavingen

Met het bovenstaande zijn niet alle verslavingen behandeld. Er zijn ook middelen die minder strikt in de voorgaande categorieën in te delen zijn, bijvoorbeeld het *snuiven van lijm en oplosmiddelen*. Dit betreft stoffen zoals solutie, hobbylijm, nagellakoplosser, Tri, chloroform, lakverdunner en lachgas. De beelden van lijm snuivende jongeren kennen we vooral van Zuid-Amerikaanse stads- en zwerfjongeren. Periodiek treffen we het echter ook op Nederlandse scholen aan. De lijm wordt gesnoven vanaf de hand, uit een plastic zakje of vanaf watten of een zakdoek. Het effect is een high-gevoel, vaak gecombineerd met ongecontroleerde lichamelijke bewegingen. De risico's verschillen per middel. Ze kunnen mild zijn, bijvoorbeeld irritatie van ogen en luchtwegen, maar ook ernstig: van pathologische roes- en agressieuitbarstingen tot weefselbeschadiging van vitale organen zoals longen, lever en hersenen (Van Epen 1997).

Niet alleen de huis-, tuin- en keukenchemie voorziet ons van een niet-aflatende rij van potentiële drugs, ook de natuur is een eindeloos creatieve producent op dit gebied. Van het gif van padden (de Bufo marinus) tot nootmuskaat, en van kath tot mescaline en doornappel. Populair zijn de *ecodrugs en de smartdrugs*. Ecodrugs wil eigenlijk niet meer zeggen dan dat het om natuurlijke producten gaat, veelal diverse soorten paddestoelen en cactussen, zoals eerder beschreven.

Bij smartdrugs gaat het om middelen die in feite bedoeld zijn als medicijn. Dit zijn bijvoorbeeld middelen als piracetam en vasopressine die worden voorgeschreven bij ziekten als het Korsakov-syndroom, de ziekte van Alzheimer of de ziekte van Parkinson. Daarnaast zijn er de vele soorten smartproducts die verkocht worden in de smartshops. Het gaat om de volgende typen producten:

- allerlei vitamine- en mineralenpreparaten;
- drankjes met opwekkende stoffen zoals cafeïne en alcohol (energy-drinks);
- producten die ten behoeve van een opwekkende functie vaak stoffen zoals efedra of efedrine bevatten;
- middelen waaraan een seksueelstimulerende werking wordt toegeschreven (afrodisiaca), zoals yohimbe, kava kava en guarana (vws 1998; Trimbos-instituut 1997).

Doping

Een zeer miskend aspect van middelengebruik is het gebruik van dopingpreparaten. Hierbij gaat het niet alleen om misbruik in de topsport, maar ook op gewone sportscholen. Daarnaast kan men dopinggebruik tegenkomen in combinatie met amfetaminegebruik bij intensieve dansers en feestgangers, dan wel in combinatie met eetstoornissen, sporten en dansen. Doorgaans gaat het om het gebruik van anabole steroïden, synthetische vormen van testosteron, bedoeld om spieren te laten toenemen in kracht en of omvang. Als ontwenningsverschijnselen worden beschreven: craving, vermoeidheid, depressie, rusteloosheid, verminderde eetlust, slapeloosheid, verminderd libido en hoofdpijn. De risico's zijn ernstige lichamelijke complicaties zoals seksverandering bij meisjes, seksuele stoornissen en hartklachten, maar er kunnen ook woede- en agressieaanvallen plaatsvinden. Volgens een onderzoek van TNO gebruikt ongeveer 1% van de middelbare scholieren dopingpreparaten (Vogels e.a. 1994).

Andere dan primair psychotrope verslavingen

Veel mensen zijn verslaafd zonder dat er een psychotrope stof aan te pas komt. Met bepaalde gedragingen wordt echter een vergelijkbaar effect bereikt, waardoor er feitelijk ook sprake is van een verslaving. Dat kan bijvoorbeeld het geval zijn bij de stof endorfine, een lichaamseigen opiaat dat is ontdekt in de bio-industrie. Varkens in een te prik-kelarme omgeving vertoonden tics, waarmee zij de productie van endorfinen bleken te stimuleren. Eenzelfde effect kan bereikt worden met intensief sporten of intensief dan-sen. Ook bepaalde eetstoornissen, bijvoorbeeld extreme vreetaanvallen al dan niet in combinatie met hongeren of zelfopgewekt braken, brengen fysiologische mechanismen op gang die uiteindelijk vergelijkbare of dezelfde mechanismen oproepen als die bij bij-voorbeeld alcohol- of drugsverslavingen.

Ook zijn er mensen die extreem geobsedeerd zijn door seks en er op een zodanige ma-nier mee omgaan dat er sprake is van verslavingsgedrag. Het 'gebruik' bestaat dan uit extreem frequent bezoek aan prostituees, extreem veel masturberen of excessieve pro-miscuïteit. In Nederland is dit een nog weinig besproken thema, in tegenstelling tot bij-voorbeeld in de Verenigde Staten.

Een vorm van verslaving die ook in ons land veel aan de orde is, is gokverslaving. Bin-nen de hulpverlening gaat het dan veelal om jonge mannen die verslaafd zijn aan het spelen op de zogenoemde fruitautomaten. Toen deze gelduitkerende gokkasten legaal werden en veel te vinden waren bij snackbars en cafés, was er in de jaren tachtig sprake van een scherpe toename van de gokverslaving. Nu is het plaatsingsbeleid van deze kas-ten meer gereguleerd en neemt deze vorm van verslaving ook weer af.

Tot slot is er de verslaving aan 06-lijnen, met name de sekslijnen en de zogenoemde babbelboxen, en de Internet- en computerverslaving. Met name bepaalde spelletjes zou-den verslavende effecten kunnen hebben. In de hulpverlening zien we hier tot nu toe weinig van. Bij de excessieve Internetgebruikers gaat het ook vooral om de chat-rooms, vergelijkbaar met de babbelboxen.

Interview

Erik is 23 jaar en is zeven jaar verslaafd geweest aan gokken. Hij is nu tien maanden in behandeling.

'Het begon met kwartjes en eindigde met een ton schuld. Waarom ik ben gaan gokken? Tja, eerst is er de spanning natuurlijk, de lichtjes van zo'n kast, het is een leuk spel en je wilt winnen hè? Steeds weer denk je de kast te slim af te zijn, bedenkt hele theorieën en het gekke is, in het begin win je ook.

Een 'gezond' mens zou op zo'n moment naar huis gaan maar de verleiding is zo groot om nog even een gokje met het gewonnen geld te wagen, want stel dat je het verdubbelen kunt. Op den duur denk je ook niet meer in geld maar in punten. Ik kende de kasten allemaal en had m'n favorieten. Ik speel-de ook gerust op twee, drie kasten tegelijk terwijl ik ondertussen voor 300 gulden aan krasloten zat open te krassen. In een uurtje tijd vergokte ik soms 1500 gulden. De koffie kreeg ik gratis daar waar ik gokte en dat vond ik toen zo aardig!

Als dit over iemand anders zou gaan zou ik het triest vinden, maar het gaat over mezelf, ik schaam me ervoor. Ik ben mezelf totaal kwijtgeraakt achter die kast, ik ben de grote verliezer van het spel.

Iedere gokker is eenzaam en dat was ik ook. Ik kom uit een klein dorpje en werd vaak gepest op school omdat ik nogal stevig was. Gokken verleende mij een bepaalde macht en de kast was mijn vriend. Mijn ouders hebben op een gegeven moment ingegrepen en uiteindelijk kwam ik op een detox terecht.

Iedere gokker zou eens drie dagen moeten stoppen met gokken en kijken wat er dan met hem gebeurt; je gaat afkicken! Trillen, zweten. Ik kwam erachter dat ik gevoelens van mensen vergeleek met een harde schijf van een computer.

Gokken ging bij mij ook veel verder dan alleen de gokkast, ik reed als een bezetene, nam veel risico's, inhalen in een bocht bijvoorbeeld of rijden met een bijna lege tank en dan de gok wagen nog net op tijd bij een pomp te zijn. Het heeft ook te maken met controle. Je wilt controle over de dingen hebben en dan neem je enorme risico's. 't Klinkt paradoxaal maar je hebt het zelf absoluut niet door op zo'n moment.'

Polydruggebruik

Steeds vaker geldt dat men meerdere middelen door elkaar gebruikt. Dit kan het geval zijn omdat men experimenteert. De ene keer gebruikt men paddestoelen, een volgende keer lachgas om vervolgens terug te schakelen naar pils of cannabis. Zeker bij ernstige verslavingen gaat het de gebruiker dan juist om de gecombineerde werking van middelen. Beroemd en berucht is de 'speedball' waarbij cocaïne en heroïne worden gemengd alvorens te gebruiken. Ook kan het ene middel gebruikt worden bij gebrek aan de middelen die men eigenlijk lekker vindt maar even niet voorradig heeft, of bewust niet gebruikt om meer zelfcontrole te ontwikkelen; bijvoorbeeld alcohol of benzo's in plaats van heroïne.

Veel polydrugverslaafden gebruiken echter vaak het ene middel om de nadelen van een ander middel op te vangen. Men gebruikt een opiaat om geen last van negatieve stemmingen en gedachten te hebben, om niet ziek te worden en om lekker relaxed te zijn. Men wordt daardoor echter ook suffig en sloom. Cocaïne helpt dan om lekker fit en actief te zijn. En om na de cocaïne toch te kunnen slapen slikt men dan een handvol pillen. Lange tijd ging men er in de hulpverlening van uit dat het niet veel uitmaakt wat iemand gebruikt. Het gaat er meer om dat iemand gebruikt en om de functie die dit vervult (zie paragraaf 1.6). We komen hier de laatste tijd wat van terug. Het feit dat iemand de nadelen van een middel opvangt met weer een ander middel zorgt namelijk voor een toename van excessief gebruik en geeft zeker biologisch een sterkere verstoring.

Voorbeeld

Ze is opvallend mooi. Lang zwart haar en een ideaal figuur: niks geen ano-
rectische magerte, niks geen vetrolletjes of plaatselijke vetophopingen. Ze
is begin twintig, sportief, gaat veel naar houseparty's en sinds haar zestiende onzeker en in toenemende mate ongelukkig. Haar wankele evenwicht bestaat uit calorieën tellen, laxeren, sportschool, XTC, speed en clenbuterol.
Behandeling ligt moeilijk omdat dit gepaard zou moeten gaan met ontgiften
en dus loslaten van het wankele evenwicht. Overgave dus; en doe dat maar
eens als je nog maar begin twintig bent. Behandelaren vermoeden affectieve verwaarlozing, seksueel misbruik en losmakingsproblemen. Wat in ieder
geval zeker is, is dat haar vader haar plaagde omdat ze wat mollig was en
dat het nooit zo gelukt is met werken.

1.5   Hoe vaak komt verslaving voor?

Hoeveel mensen zijn er nu eigenlijk verslaafd in Nederland? Zoals we al in paragraaf 1.2
bespraken is het moeilijk om eenduidig vast te stellen wanneer iemand verslaafd is.
Wanneer is er sprake van verslaving, wanneer van risicovol gebruik, wanneer van een
ernstige gewenning enzovoort? Dit zouden we voor de verschillende middelen moeten
vaststellen. Daar de meeste verslaafden tegenwoordig polydruggebruikers zijn, is het
nog moeilijker om vervolgens het aantal verslaafden per drug vast te stellen.
Ook het praktische onderzoek is moeilijk, omdat je niet gewoon een enquête kunt houden waarin je mensen vraagt of ze verslaafd zijn. Een dergelijk onderzoek zou niet betrouwbaar genoeg zijn. Je kunt het evenmin zomaar aan werkgevers, docenten of artsen
vragen. In de meeste gevallen zullen zij immers niet op de hoogte zijn van het middelengebruik van hun medewerkers, leerlingen of patiënten. Toch is er op verschillende ge-
bieden wel onderzoek naar verslavingsomvang verricht dat redelijk betrouwbaar is. En
op andere terreinen kunnen we via indirecte gegevensanalyse toch een indruk krijgen
van de omvang van de verslaving. Het eerste geldt bijvoorbeeld voor alcoholverslaving,
het tweede voor heroïneverslaving. Van verslavingen aan een middel als cocaïne weten
we eigenlijk betrekkelijk weinig. In deze paragraaf proberen we een indruk te geven van
de omvang van de verslavingsproblematiek in Nederland.

Allereerst het alcoholmisbruik. In 1994 dronken omstreeks 650.000 mensen gemiddeld
acht glazen alcohol per dag. Daarvan dronken er 320.000 gemiddeld 12 glazen alcoholhoudende drank per dag. Van deze groep dronken wederom 183.000 mensen gemiddeld
20 glazen per dag. Uit deze cijfers kan niet eenduidig worden afgeleid bij welke groepen
er sprake van verslaving is, en hoe ernstig de verslavingsproblematiek is. Uit internatio-
naal onderzoek blijkt echter dat alcoholisten die zich klinisch laten opnemen vanwege
hun alcoholverslaving, een consumptieniveau hebben van ten minste 12 glazen alcoholhoudende drank per dag (De Zwart 1996). Op grond van deze cijfers kunnen we rede-
lijkerwijs aannemen dat ruim 350.000 mensen een ernstig alcoholprobleem hebben en
dat ongeveer 185.000 mensen ernstig verslaafd zijn.

Het aantal regelmatige cannabisgebruikers in Nederland wordt geschat op 300.000 tot 450.000. Van de 12- tot 19-jarigen gebruikt volgens De Zwart (1996) ongeveer 6,5% regelmatig cannabis. Van de bevolking boven de 20 jaar is dit 5%. Het aantal mensen dat problemen ervaart is niet bekend. Het aantal cannabisgebruikers dat zichzelf voor hulp bij de verslavingszorg meldt, is van een kleine 2000 in 1994 gestegen naar zo'n 2700 in 1996 (Ouwehand & Cruts 1997).

Op het gebied van harddrugs hebben we eigenlijk alleen inzicht in het aantal heroïneverslaafden. Dit wordt momenteel geschat op 28.000 mensen. Ofschoon het hier om een respectabel aantal gaat, valt op hoe gering het is in verhouding tot de alcoholverslaving. Dat geldt helemaal wanneer we in ogenschouw nemen hoe sterk de traditionele heroïneverslaving het beeld van verslaving bepaalt en hoezeer het de maatschappelijke discussie zowel in de media als in de politiek domineert. Er wordt van uitgegaan dat ongeveer een kwart van deze groep bestaat uit zeer problematische drugsverslaafden die in hoge mate verantwoordelijk zijn voor de maatschappelijke overlast en de kleine criminaliteit die heroïneverslaving met zich meebrengt. Hiermee bedoelen we het plegen van delicten om daarmee geld te verdienen ten behoeve van het onderhouden van de dure heroïneverslaving. De overgrote meerderheid van deze groep heroïnegebruikers gebruikt ook regelmatig cocaïne.
Op jaarbasis maken ongeveer 9000 mensen gebruik van de methadonposten. Hierover spraken we al in paragraaf 1.4 toen we het hadden over polydruggebruik.
Over het aantal mensen dat cocaïne gebruikt, de frequentie van het gebruik en de ernst ervan is eigenlijk weinig bekend. De hoeveelheid cocaïne die door de politie en douane van de straat wordt gehaald, was in 1995 8200 kg. Wanneer we dit vergelijken met de hoeveelheid in beslag genomen heroïne, te weten 246 kg, zouden er meer cocaïne- dan heroïnegebruikers moeten zijn. Hierbij moeten we wel in ogenschouw nemen dat de aanvoerroutes verschillend zijn en dat daardoor de pakkans op cocaïne, waarvan de aanvoerroute over zee en door de lucht loopt, hoger is dan op heroïne, die veelal ook over de weg wordt gesmokkeld. Uit onderzoek is bekend dat 1,2 à 2% van de volwassen bevolking van de grote steden regelmatig cocaïne gebruikt (Van Meerten & De Bie 1996). Ook neemt het aantal mensen dat zich bij een CAD inschrijft op grond van cocaïneverslaving toe. In 1995 waren dat 3500 mensen (De Zwart 1996).

Over gokverslaving is weinig bekend. De schattingen lopen nogal uiteen. Onderzoek is vooral gericht op jonge, met name mannelijke gokkastverslaafden. Over ouderen, vrouwen en casinobezoekers is weinig bekend. Momenteel wordt uitgegaan van ongeveer 30.000-70.000 verslaafden. Jaarlijks zijn er een kleine 6000 inschrijvingen bij de ambulante verslavingszorg. Hun aantal neemt de laatste jaren geleidelijk af; naar alle waarschijnlijkheid zoals eerder al aangegeven door het striktere beleid voor plaatsing en aard van de gokkasten.

Naar omvang is de groep benzodiazepineverslaafden de enige die met die van de alcoholici te vergelijken is. Zijn bij de alcohol de mannen in de meerderheid, bij de medicijnverslaving zijn het de vrouwen. In totaal krijgen 500.000 mensen zoveel voorgeschreven dat ze dagelijks kunnen gebruiken. Uit onderzoeken naar verslaving die gehouden werden in de huisartspraktijk, op een psychiatrische polikliniek en in zelfhulpgroepen, blijkt 40, 63 en 82% van deze groep van een half miljoen verslaafd. Er zullen dus tussen de 200.000 en 300.000 mensen lijden aan een benzodiazepineverslaving (Zitman 1994).

1.6   De verschillende dimensies van verslaving

Zoals we gezien hebben kent verslaving vele uitingsvormen en komt zij relatief frequent voor. In de loop van de geschiedenis zijn aan verslaving vele oorzaken toegeschreven. Er zijn dus ook al heel wat verklarende theorieën opgesteld. Zeker is echter dat verslaving een multicausale problematiek bij uitstek is. Waarschijnlijk is er bij geen enkele andere stoornis zo sterk sprake van lichamelijke processen die zo vergaande psychische en zelfs sociale gevolgen hebben, en tegelijkertijd sociale factoren zozeer de uiteindelijke oorzaak zijn van intensieve lichamelijke processen. Zo kan alcoholisme ontstaan via sociale factoren zoals economische malaise en grote culturele veranderingen, en uiteindelijk via langdurige inname van de alcohol leiden tot lichamelijke beschadigingen met dementering als gevolg. Omgekeerd kan door een verstoring in de neurotransmitterhuishouding aangezet gebruik van psychotrope stoffen uiteindelijk leiden tot verstoorde relaties, werkloosheid en maatschappelijke ontsporing.

In deze paragraaf zullen we de verschillende factoren bespreken. Hierbij gaan we niet de verschillende verklarende theorieën uiteenzetten, maar behandelen we de verschillende dimensies van de verslaving waarvan door onderzoek is komen vast te staan dat ze een causale factor zijn en bij verschillende individuen meer of minder kunnen bijdragen aan het ontstaan dan wel het instandhouden van een verslaving.

Genetische dimensie

Al lange tijd wordt er onderzoek gedaan naar de erfelijke factor bij verslaafden. Met behulp van dierproeven werd aanvankelijk aangetoond dat het mogelijk is 'alcoholische' muizenstammen te kweken. Muizen die alcohol gebruikten en muizen die alcohol links lieten liggen, werden gescheiden. Vervolgens werd er generaties lang doorgefokt. Uiteindelijk leidde dit tot stammen die niet tot drinken waren geneigd, en stammen die dit juist wel waren.

Ook is tweelingonderzoek verricht bij eeneiige tweelingen die na hun geboorte werden gescheiden en in verschillende milieus opgroeiden. Dit onderzoek gaf aan dat kinderen van wie de biologische ouders alcoholverslaafd zijn, een verhoogde kans hebben op het ontwikkelen van alcoholisme.

Zoals de genen (dragers van erfelijke kenmerken) kunnen zorgen voor blauwe of bruine ogen, zo kunnen ze ook zorgen voor meer of minder receptoren voor specifieke stoffen in onze hersenen.

Niet alleen bij alcoholisten maar ook bij rokers, mensen met eetstoornissen, aandachts-stoornissen, het syndroom van Gilles de la Tourette, drugs- en gokverslaafden treffen we vaker een genetische variant aan die tot gevolg heeft dat er bij hen minder dopamine-receptoren in de hersenen worden aangemaakt dan bij mensen met de 'normale' genen voor deze receptoren. Het gaat hier om één type dopaminereceptor, het type D-2. Dit heeft onder meer geleid tot de hypothetische theorie van het zogenoemde belo-ningsdeficiëntiesyndroom (Reward Deficiency Syndrome). Deze komt eropneer dat er bij mensen met verslavingsneigingen sprake zou zijn van een sensorische deprivatie van mechanismen in de hersenen die ons in staat stellen plezier te ervaren. Door erfelijke afwijkingen, maar ook door langdurige stress of door langdurig gebruik van psychotrope stoffen is er een dopaminetekort, met als gevolg een sterke craving voor stoffen die de dopaminespiegel verhogen (Blum e.a. 1996).

Verschillende drugs hebben verschillende werkingen en verschillende aangrijpingspun-ten in de hersenfysiologie. Allemaal leiden ze echter uiteindelijk ook tot verhoging van de dopaminaire werking. De productie van dopamine in de hersenen neemt toe.
Aanvankelijk werd ervan uitgegaan dat dopamine zelf een belangrijke rol vervult in het vermogen om zich prettig te voelen. Recentere onderzoeken versterken echter de hypo-these dat dopamine vooral belangrijk is voor het vermogen om te leren, het koppelen van situaties en beloningen of verwachte beloningen, het richten van de aandacht en het selecteren van waarnemingen. De dopaminespiegel bepaalt dus niet rechtstreeks de intensiteit van het gevoel, maar brengt een koppeling aan met ervaringen en waarne-mingen. Daarnaast is er een wisselwerking tussen het dopaminaire systeem en andere transmissies die bij verslavingen belangrijk zijn, zoals die van serotonine, opiaatpeptide en de inhibitietransmitter GABA.

Zowel bij ernstige alcoholisten als bij hun jonge zoons is het EEG eveneens vaak afwij-kend. Er wordt een verminderde amplitude gevonden op de zogenoemde P300-golf. Bo-vendien is er verband aangetoond tussen een verminderde P300-golf en de aanwezigheid van het zogenoemde A1-allel dat verantwoordelijk is voor de eerder beschreven vermin-derde aanleg van de dopamine-2-receptoren. Dit afwijkende EEG wijst dus op een geneti-sche 'aanleg' voor alcoholisme.

Tot slot zijn er raciale en seksespecifieke factoren van belang. Zo reageren mannen en vrouwen anders op alcoholgebruik. Niet alleen door verschil in omvang van het lichaam, maar ook door verschillen in de weefselstructuur kan het mannenlichaam veel meer alcohol resorberen. Hierdoor kunnen mannen meer en langer drinken en lo-pen daarmee ook meer de kans verslaafd te raken. Veel Aziaten daarentegen hebben een variant van het ALDH-2-enzym, een van de enzymen die een belangrijke rol spelen bij de afbraak van alcohol, waardoor zij alcohol minder snel afbreken. Zij kunnen dan ook aanzienlijk minder goed tegen drinken, en raken derhalve minder snel verslaafd aan al-cohol.
De kans op een mannelijke, blanke alcoholist is dan ook aanmerkelijk groter dan op een vrouwelijke Aziatische alcoholverslaafde. Omgekeerd zal het bij een eet- of glucosever-

slaving eerder gaan om een vrouw dan om een man, door verschil in interactie met geslachtshormonen. Het zou echter te ver gaan om voor de praktijk, c.q. de individuele analyse van een verslaving, uit te gaan van een erfelijkheidsmodel. Anderzijds is het onmiskenbaar dat er bij een deel van de ernstige verslaafden sprake is van een, zij het weinig specifieke, erfelijke predispositie.

Ook de biologisch georiënteerde onderzoekers gaan ervan uit dat het bij verslaving gaat om een ingewikkelde interactie tussen omgeving en individuele kenmerken. Variaties in de dopaminehuishouding zijn noch een noodzakelijke voorwaarde, noch een afdoende verklaring voor het optreden van een verslaving. Vooralsnog gaat het hier meer om een wetenschappelijk belang dan een voor de behandelpraktijk belangwekkende theorievorming.

Lichamelijke dimensie

De grens tussen de erfelijke en de lichamelijke dimensie van verslaving is arbitrair. Alle facetten die hiervóór over de genetische dimensie werden beschreven, zouden met evenveel recht hier kunnen worden besproken. We willen ons hier echter concentreren op meer algemeen lichamelijke zaken. Zo zijn er op de eerste plaats de onthoudingsverschijnselen. In veel gevallen leidt het gebruik van psychotrope stoffen tot tolerantie. Op den duur gaat het lichaam zich steeds meer instellen op de aanwezigheid van grote hoeveelheden alcohol of opiaten. Bij plotseling stoppen van gebruik zorgt de lichamelijke 'aanpassing' voor een doorschieten naar de andere kant in de vorm van ontwenningsverschijnselen. Deze verschijnselen kunnen het meest efficiënt bestreden worden met stoffen die de plaats innemen van het oorspronkelijk gebruikte psychotrope middel.

De lichamelijke dimensie speelt ook een rol bij het ontstaan van verslaving. Een lichamelijke ziekte kan de bron van de verslaving vormen; bekend zijn in dit verband vooral heroïne, alcohol of medicijngebruik bij pijn. Een ander voorbeeld is veel bier drinken bij een miskende diabetes mellitus.

Psychiatrische dimensie

Zoals al bleek bij de omschrijving van het begrip verslaving in paragraaf 1.2, vallen de verschillende toestandsbeelden die hierbij horen onder de psychiatrische classificatie. Toch wordt verslaving niet altijd in eerste instantie als een stoornis gezien, maar als een moreel, juridisch of maatschappelijk probleem. Wanneer we in de verslavingszorg spreken over 'psychiatrische problemen', dan bedoelen we dat er naast de verslaving nog sprake is van andere psychiatrische toestandsbeelden en persoonlijkheidsstoornissen.

De relatie tussen verslaving en andere psychiatrische problemen is complex.

Ten eerste kan een psychiatrische stoornis leiden tot een verslaving. Het middelengebruik heeft dan aanvankelijk de functie van zelfmedicatie. Een voorbeeld hiervan is iemand met een wat melancholische natuur die met behulp van alcohol zijn stemming verbetert.

Een tweede verband is dat een verslavingsprobleem kan leiden tot psychiatrische stoornissen. Een voorbeeld hiervan zien we wanneer ontgifting na langdurig middelengebruik leidt tot een zekere matheid en zelfs somberheid. De depressieve gevoelens zijn dan het gevolg van het langdurig middelengebruik.

Een derde mogelijk verband is dat de psychiatrische stoornis en de verslaving relatief onafhankelijk van elkaar zijn, maar voortkomen uit een gemeenschappelijke derde factor. Een voorbeeld hiervan is een genetische predispositie. Hierover is in het voorgaande al het een en ander gezegd, met name met betrekking tot alcoholverslaving.

Een vierde mogelijk verband ten slotte, behelst het elkaar over en weer beïnvloeden van een psychiatrische stoornis en de verslaving. Wat de primaire oorzaak is, is niet duidelijk of niet relevant. Beide stoornissen versterken elkaar. Allerlei gedragsproblemen leiden tot een krampachtige sociale aanpassing die soepeler verloopt wanneer er middelen gebruikt worden, terwijl de middelen op zich weer oorzaak kunnen zijn van allerlei gedragsproblemen.

De relatie tussen verslaving en psychiatrische problemen kent dus diverse aspecten,

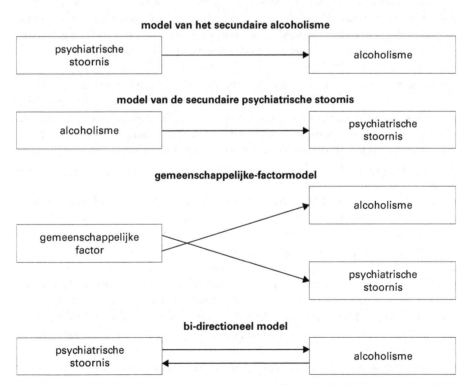

Bron: Secretary of Health and Human Services, Congress on Alcohol and Health, vs, september 1993.

maar de cijfers geven in elk geval duidelijk aan dat het verband er ligt. Van cliënten die opgenomen worden in het psychiatrische circuit, misbruikt ongeveer 30% middelen. Omgekeerd heeft van de cliënten die aangemeld worden in de gespecialiseerde verslavingszorg, 70 tot 80% ook andere psychiatrische problemen.

Relatief vaak voorkomende persoonlijkheidsstoornissen bij verslaafden zijn de antisociale persoonlijkheidsstoornis en de Borderline-persoonlijkheidsstoornis. Ook depressies en angststoornissen komen relatief vaak voor.

Psychologische dimensie

Het middelengebruik wordt tot een verslaving omdat het allerlei psychologische functies voor de betrokkene gaat vervullen, zowel in het hanteren van emoties als in het oplossen van problemen op korte termijn. Op jonge leeftijd leert men bijvoorbeeld dat men onder invloed van alcohol of cannabis zich prettiger voelt, minder nerveus is en gemakkelijker met anderen omgaat. Deze effecten kunnen zo belangrijk zijn, dat men gericht om die reden gaat gebruiken. Wat technischer uitgedrukt zou men kunnen zeggen dat een tekort in probleemoplossende en sociale vaardigheden wordt gecompenseerd door het middelengebruik. Wanneer dat in beperkte mate voorkomt is dat natuurlijk niet ernstig. Het komt echter ook voor dat het misbruik, wellicht versterkt door andere in deze paragraaf besproken dimensies, zodanig intensief wordt dat het onder invloed zijn en het grijpen naar dit middel de ontwikkeling van adequate vaardigheden in de weg staan. De persoonlijke ontwikkeling wordt niet over een hindernis heen geholpen, maar wordt door het middel juist wezenlijk belemmerd of zelfs geblokkeerd.

Als we gaan kijken naar de ontwikkelingsgeschiedenis van een verslaving, dan vinden we vaak dat de oorsprong of het beginpunt ervan in de puberteit ligt. Hierbij speelt het verschijnsel jeugdcultuur een belangrijke rol, waarover zo meteen meer. Een deel van de mensen die later een drugsverslaving ontwikkelen blijkt de neiging te hebben tot een zeker sensatie-zoeken. Zoals eerder betoogd kan dit deels genetisch worden verklaard: de opgelopen spanning door bijvoorbeeld gokken brengt veranderingen teweeg in de neurotransmitterhuishouding, i.c. het dopaminaire systeem.

Jongeren zijn hiervoor wellicht gevoeliger, aangezien een zeker risicogedrag lijkt te passen bij deze leeftijdsgroep. Kohnstam (1997) noemt als voorbeeld het feit dat veel meisjes geen condoom of pil gebruiken bij hun eerste seksuele verkeer hoewel ze heel goed weten dat ze daarmee een risico lopen. Wellicht onderkent men ook niet altijd de risico's omdat men gericht is op andere zaken. Soms is de behoefte om toe te geven aan groepsdruk of het voldoen aan groepsnormen belangrijker dan de individuele inschatting van risico of gevaar. Bij alcohol- en drugsgebruik kan men zich eenzelfde afweging voorstellen. Verder kenmerkt zich de levensfase van de puberteit soms door een zekere egocentriciteit. Kohnstam spreekt hier van een zekere illusie van onkwetsbaarheid die eventueel versterkt kan worden door zoiets simpels als gebrek aan levenservaring. Jongeren zijn zich soms gewoonweg niet bewust van de mogelijke risico's.

Vanwege al deze psychologische factoren is het slikken van een xtc-pil, eventueel gecombineerd met een net wat te hoge dosis alcohol, bij jongeren geen kwestie van rationele afweging. Het moet veeleer gezien worden in de context van de zelfbeleving, de emotionele behoefte, maar ook het groepsgedrag van jonge mensen.

> *Trouw*
> *ben ik aan jou*
> *iedere dag*
> *neem ik je*
> *en jij neemt mij*
> *meer en meer*
>
> *Ik vul mijn leegtes*
> *met jou*
> *mijn pijn verdwijnt*
>
> *Als je gaat*
> *me achterlaat*
> *beroofd, uitgehold*
> *mijn ziel, mijn geloof*
> *neem je mee*
>
> *Op de hoek*
> *van mijn wereld*
> *wacht je*
> *op mij*
> *Trouw*
>
> L.L. Uit: *Leven na de dope* (Linde 1999)

Een ander belangrijk aspect van de psychologische dimensie is de zogenoemde circulaire factor. Verslaafden hebben in de regel een zeer negatief zelfbeeld. Als men zich eenmaal bewust is van het feit dat men verslaafd is, het zonder probeert, maar vervolgens weer terugvalt in middelengebruik, roept dit een sterk negatief zelfbeeld op. Juist die demoralisatie ten gevolge van het middelengebruik is op zich weer een nieuwe aanzet tot gebruik. Onder invloed zijn is op korte termijn een probaat middel tegen deze negatieve gevoelens.

Sociaal-psychologische dimensie

Veel verslaafden kunnen moeilijk aangeven waarom ze destijds bijvoorbeeld van cannabis zijn overgestapt op heroïne of waarom ze zoveel alcohol zijn blijven drinken. Veelgehoorde uitspraken zijn: 'Ik vond het lekker, het ging om de kick, je was lekker high (...)

we gebruikten allemaal en ik deed gewoon mee.' Jeugd-subculturen vormen een belangrijk referentiekader voor jongeren en de wil om aan de verwachtingen van de groep te
voldoen kan een belangrijk effect hebben op het gedrag. De rol van middelen in de jongerencultuur in het algemeen en in specifieke subculturen in het bijzonder is dan ook
van niet te onderschatten belang. Maar ook andere sociaal-psychologische factoren zijn
belangrijk, bijvoorbeeld het gezin van herkomst. Menig heroïneverslaafde had een vader
die te veel dronk of een moeder die wat vaak naar de pillen greep. Gezinssituaties, op-
voedingsstijlen en vriendenclubs kunnen meer of minder bijdragen aan het ontwikkelen van een verslavingsprobleem. Is er sprake van sociaal en gecontroleerd gebruik, in-
gebed in allerlei rituelen, en wordt de jongere daar als vanzelfsprekend mee opgevoed, of
is er sprake van gebrek aan sociale controle dan wel duidelijk misbruik?

> *Jaren heb ik geschreeuwd*
> *om jou, voor jou*
> *het werd gesmoord*
> *halverwege*
> *de schreeuw bleef zitten*
> *het kleine kind*
> *wat stil moest zijn*
> *steeds opnieuw leren praten*
> *steeds weer gesmoord worden*
> *ik schreeuwde om jou*
> *het was er*
> *het verlangen naar jou*
>
> *stil mama slaapt*
> *mama is moe*
> *wacht tot ze wakker is*
> *stil! stil!*
> *sorry mama*
> *voor het lawaai*
> *het is mijn schuld*
>
> *de schreeuw was er weer*
> *ik heb geschreeuwd om jou*
> *het verlangen*
> *het verlaten kind van*
> *vroeger werd gehoord*
> *het mocht schreeuwen*
> *het werd gezien*
> *en vastgehouden*
> *in het hier en nu*
> *veiligheid*
> *geborgenheid*

verlangens gestild
kracht gevoeld

Anne-Joh (verblijft in een afkickcentrum)

Tot slot zien we ook hier circulaire verschijnselen bij degene die eenmaal verslaafd is. Verslaving leidt tot negatieve kritiek, tot verwijten, tot breuken in vriendenclubs, in buurten, gezinnen, relaties en uiteindelijk ook tot ontslag en zelfs juridische vervolgingen. Het versterkt de schaamte en het isolement en kan uiteindelijk leiden tot uitstoting. Soms leidt dit laatste tot de schrik die nodig is om tot verandering te komen, in andere gevallen versterkt het de demoralisatie en is het opnieuw aanleiding voor misbruik van middelen.

Sociaal-maatschappelijke dimensie

We kennen allemaal nog wel de plaatjes uit de geschiedenisboeken van verloederde arbeiders die ten onder gingen aan alcoholmisbruik ten tijde van grote economische recessies. Er lijkt inderdaad sprake te zijn van een sterke correlatie tussen dit soort sociale malaise en alcoholmisbruik in het verleden. Maar ook tegenwoordig nog bestaat er een onmiskenbaar verband tussen verslaving en sociaal-maatschappelijke positie. Zo heeft iemand die van het mannelijk geslacht is, werkloos is, alleenstaand is en in de stad woont, een kans van 30% op een ernstig alcoholprobleem. Een ander voorbeeld van een sociaal-maatschappelijke factor is het behoren tot een culturele minderheid. Binnen verschillende culturele minderheden in verschillende landen is er sprake van verhoogde kans op verslaving. In Nederland geldt dat bijvoorbeeld voor Molukse, Antilliaanse, Turkse en Marokkaanse jongemannen. Dergelijke problemen kennen we echter ook uit andere tijden en landen, bijvoorbeeld het alcoholisme onder de Indianen in Noord-Amerika en het middelengebruik onder verstedelijkte jongeren in arme landen van Afrika. Het lijkt hierbij niet in de laatste plaats te gaan om een zekere anomie, oftewel een gevoel van onzekerheid ten gevolge van afbraak van cultureel bepaalde structuren in een bevolkingsgroep, zonder dat die vervangen worden door adequate nieuwe waarden en normen.

Een andere factor is de achtergrond waartegen jeugdculturen zich ontwikkelen. Zo waren er in de jaren zestig de experimenten met psychedelische middelen. In de jaren zeventig was in het beschouwende ik-tijdperk een stof als het sederende heroïne dominant. In de meer op economie en succes gerichte jaren tachtig was er sprake van verschuiving naar amfetaminen, cocaïne en gokken. In de jeugdcultuur van de jaren negentig lijken de psychedelische drugs weer belangrijk, naast combinatiepreparaten als xTC, met zowel een opwekkende als psychedelische werking.

Tot slot zijn er de economische mechanismen van de verslavingsmarkt, die een niet te onderschatten invloed hebben op (de wijze van) het gebruik van zowel legale als illegale middelen. Hoe zit het met verkrijgbaarheid en verwervingstrajecten van bijvoorbeeld cannabisproducten? Hoe zit het bij bijvoorbeeld alcohol met de toegestane verkooptijden, het aantal verkooppunten, de accijnzen enzovoort?

Ook bij harddrugs hebben dergelijke kwesties invloed op het gebruik. Hoe komen bijvoorbeeld jongeren in contact met de dealers, welke verwervingstrajecten hebben de dealers en in welke milieus verkeren zij?

Deze beschikbaarheid en verwervingstrajecten hebben een grote invloed op de hoeveelheid die gebruikt wordt, die op haar beurt weer effect heeft op het aantal mensen dat eraan verslaafd zal raken. Anderzijds bepaalt de mate waarin een drug legaal is, weer de mate waarin men maatschappelijke schade ondervindt wanneer men verslaafd is. Zo zijn er veel meer alcohol- en medicijnverslaafden dan drugsverslaafden, maar de meeste drugsverslaafden ervaren veel meer maatschappelijke nadelen van hun verslaving dan de alcohol- en medicijnverslaafden.

1.7 Mythen over verslaving en hun consequenties voor de praktijk

Dat verslaving niet zomaar een gewoon gezondheidsprobleem is, weet tegenwoordig vrijwel iedereen. Toch bestaan er veel vooropgezette ideeën en misverstanden over verslaving, die vaak doorwerken in de houding van de hulpverlener. In deze paragraaf werken we een aantal van dergelijke vooroordelen uit, zodat de lezer er bekend mee raakt. Verpleegkundigen moeten namelijk in staat zijn vooroordelen te herkennen en bijvoorbeeld misverstanden bij familie van gebruikers op te helderen.

Mythe 1: 'Pijnbestrijding moet niet te lang worden toegepast want dat werkt een verslaving in de hand.'
Deze gedachte veroorzaakt nu nog steeds een veel te voorzichtige attitude ten opzichte van de pijnbestrijdende medicatie. Inmiddels heeft een aantal (verplegings)wetenschappelijke onderzoeken aangetoond dat verpleegkundigen niet altijd de juiste inschatting maken van de pijn die cliënten hebben. Mogelijk wordt dan toch te veel het verslavingsrisico benadrukt.

Mythe 2: 'Verslaving is een ziekte en de verslaafde heeft een zwakke persoonlijkheid.'
In de vorige eeuw, toen het christelijke denken en leven centraal stonden in de westerse culturele wereld, ontstond het denken over falen in de maatschappij als men te veel dronk en van drank afhankelijk werd. Een hecht geloof in God en het integreren van de christelijke levenswaarden waren de enige redding voor de verslaafde, zo meende men. Niet iedereen heeft hier echter voldoende houvast aan en zeker niet aan de veroordelende houding die hieruit voort kan komen. In onze wereld heeft men al snel zijn oordeel klaar over iemand die verslaafd is. Men veroordeelt en vermijdt de verslaafde op microniveau, terwijl de overheden op macroniveau vele miljoenen guldens besteden aan de 'oorlog tegen de drugs'.

Mythe 3: 'De verslaafde is onbetrouwbaar; alle junks jatten.'
Er zijn veel verslaafden die niet stelen en die gewoon een baan hebben en hun kinderen opvoeden. Niet alle harddrugsverslaafden liggen in de goot. Bovendien zijn een aantal verslaafden al voordat zij verslaafd raakten in aanraking geweest met justitie. Het is van belang om het verslavingsgedrag dat iemand vertoont te scheiden van niet-verslavings-gedrag.
Een verslaafde wordt ook vaak onbetrouwbaar gevonden omdat het voor de ander nooit zeker is dat er niet meer gedronken, gerookt, gespoten en/of gegokt gaat worden. Als een verslaafde na een tijd clean te zijn geweest terugvalt, wordt hij door de buitenwereld al snel als zwak en onbetrouwbaar beschouwd. Men vergeet dat afkicken en clean blij-ven meestal worden gekenmerkt door een terugvalperiode. Dit is inherent aan het ver-slaafd zijn. Casselman (1996) beschrijft deze fases in het boek *Met vallen en opstaan.* Deze titel geeft al aan dat afkicken een moeilijk proces is. De buitenwereld beseft dit te weinig en veroordeelt een terugval als een moment van zwakte. Terwijl een periode van weer actief gebruiken van een verslavende stof en/of weer vervallen in verslavingsge-drag positiever gebruikt kan worden door zowel de verslaafde als door de hulpverlening. Vaak verhoogt een terugval de motivatie voor behandeling. Ook kan het in de therapie aangegrepen worden om meer inzicht te krijgen in terugvalrisico's. Hiervoor moet de terugval wel openhartig geanalyseerd worden.

Mythe 4: 'Als de onderliggende problemen worden behandeld gaat de verslaving wel over.'
Deze opvatting is een grote valkuil. Een verslaving ontwikkelt zich niet zomaar en je bent er zeker niet zomaar vanaf. Als een aantal problemen die aanleiding zijn geweest tot het vele gebruik van bijvoorbeeld alcohol en/of medicijnen wordt aangepakt en in de loop van de tijd vermindert, hoeft de verslaving nog niet voorbij te zijn. Het overwinnen van de verslaving zelf is een minstens zo'n grote prestatie.

Mythe 5: 'Alle verslaafden hebben een vervelende jeugd gehad.'
Deze bewering strookt gewoonweg niet met de feiten. Er zijn veel mensen met een hele moeilijke jeugd die absoluut niet verslaafd raken. Deze bewering heeft bovendien een gevaarlijke kant, want men plaatst er iemand mee in een hokje. Het is ook niet waar dat mensen uit de lagere sociale milieus verslaafd raken en mensen uit de hogere niet. Ver-slaving komt in alle lagen van de bevolking voor.

Veel hulpverleners zullen zich in de bovenstaande vooroordelen in meer of mindere ma-te herkennen. Juist het herkennen is belangrijk, want dat ligt aan het begin van een ver-andering in houding.
Mede onder invloed van de voorgaande mythes kunnen hulpverleners in de verslavings-zorg in een aantal valkuilen trappen. Van Bilsen heeft deze valkuilen voor hulpverleners al in 1985 kort en bondig geschetst, en zijn tips zijn nog steeds geheel bij de tijd. De eer-ste valkuil is de zogenoemde schijnduidelijkheid van het behandeldoel, namelijk dat er maar één behandeldoel mogelijk is: algehele abstinentie. Dit doel zorgt er vaak voor dat de verslaafde snel afhaakt. Het is veel te hoog gegrepen en kan een bron vormen van mis-

lukkingen die voor de verslaafde aanleiding zijn om een nog negatiever zelfbeeld te krijgen. Voor de hulpverleners zijn de mislukkingen weer een bevestiging van de zwakte. Een tweede valkuil is het beginnen met hulp zonder dat de mening van de verslaafde is gevraagd en zonder dat hierover afspraken zijn gemaakt met de cliënt. Om de derde valkuil te vermijden zal de verpleegkundige zich er bewust van moeten zijn dat de verslaafde cliënt niet snel grote vooruitgang boekt. De bekrachtiging van de eigen activiteiten moet de hulpverlener uit kleine stapjes halen en als men ze niet kan vinden is het niet de bedoeling de eigen frustraties op de cliënt af te wimpelen door te stellen dat deze niet voldoende motivatie heeft.

De vierde valkuil wordt kernachtig samengevat met de uitspraak: 'eens een alcoholist altijd een alcoholist'. Hierdoor straalt de hulpverlener al snel de houding uit dat men niet in de mogelijkheden van iemand gelooft. Het is een attitude waar verslaafde mensen zeer gevoelig voor zijn, zeker als zij niet eerlijk wordt uitgesproken maar onderhuids wordt uitgezonden. Deze houding wordt vaak versterkt doordat de hulpverlener wordt geconfronteerd met het gedrag van de verslaafde zoals jatwerk en prostitutie. Voordat men het beseft zendt men een beschuldiging uit.

Verslaving is een onderwerp dat binnen de verpleegkundige professie wel aandacht krijgt, maar niet voldoende wordt uitgewerkt. Het is dan ook een breed probleem dat vele invalshoeken kent. Eén daarvan is dat verslaving veel dichter bij is dan men in de professie meestal denkt. Een groot aantal verpleegkundigen heeft zelf last van een verslaving, hoewel deze meestal wordt ontkend. Het eigen gebruik van verslavende middelen zoals koffie, nicotine, medicijnen, alcohol en andere drugs is een moeilijk bespreekbaar onderwerp. Daarnaast moet de beroepsgroep niet vergeten dat de verpleegkundige, binnen een multidisciplinair team, in sommige gevallen meewerkt aan het ontstaan of het instandhouden van een verslaving. Het toedienen van verslavende medicijnen of het niet bespreekbaar willen maken van een vermoede verslaving zijn hier duidelijke voorbeelden van. Inzicht verschaffen in het ontstaan en voortbestaan van een verslaving, de verschillende instellingen voor verslavingszorg en de inhoud van verslavingsverpleegkunde is één kant van de medaille.

De andere kant is een aanzet te geven tot het kritisch durven beschouwen van het eigen individuele en verpleegkundige aandeel in de verslavingsproblematiek. Danhof (1997) en Enzlin (1998) beschrijven dat verpleegkundigen vaak medicijnen uit instellingen meenemen die alleen op doktersrecept verkrijgbaar zijn, zoals slaapmiddelen, kalmeringsmiddelen, maagzuurbinders en antibiotica. Laxeertabletten en pijnstillers worden eveneens vaak mee naar huis genomen. Deze zelfmedicatie kost de gezondheidszorg het nodige geld. Er zijn verklaringen te geven voor deze zelfmedicatie, namelijk de hoge stress waaronder verpleegkundigen moeten werken, de werkdruk, de onregelmatige werktijden en het dragen van veel verantwoordelijkheid zonder dat daar de nodige autoriteit aan is gekoppeld. Bovendien is het werken in ploegendiensten een druk op de lichamelijke gezondheid. In veel instellingen is tegenwoordig te weinig tijd en ruimte om deze werkbelasting samen te delen. Men krijgt weinig kans om er zodanig over te praten dat de stress wordt gedeeld en als minder wordt ervaren.

1.8   Literatuur

Allen, K.M., *Nursing Care of the Addicted Client*. Lippincott, Philadelphia/New York 1996.

Bakker, J.H. & Le Grand-van de Bogaard, *Verpleegkundig Beroepsprofiel*. Nationale Raad voor de Volksgezondheid, Zoetermeer 1988.

Bilsen, H. van, 'Valkuilen voor de therapeut: verslavingsproblemen'. In: *Tijdschrift voor Psychotherapie* 11 (1985), nr. 3, pp. 45-48.

Blum, K., J.G. Cull, E.R. Braverman & D.E. Comings, 'Reward Deficiency Syndrome. Addictive, impulsive and compulsive disorder – including alcoholism, attention-defects disorder, drug abuse and food bingings – may have a common genetic basis'. In: *American Scientist* 84 (1996), nr. 2.

Boomen, T. van der, 'Methadon: slikken of stikken'. In: *Mainline* (1993), juli, pp. 12-13.

Casselman, J., *Met vallen en opstaan. Motivatiebevordering en terugvalpreventie bij alcohol- en andere drugproblemen*. Garant, Leuven-Apeldoorn 1996.

Cruts, A.A.N. & A.W. Ouwehand, *Kerncijfers Allochtone Cliënten in het LADIS; het Landelijk Alcohol en Drugs Informatie Systeem*. Stichting Informatievoorziening Verslavingszorg (IVV). Houten, oktober 1997.

Danhof, E., 'De gelegenheid maakt de gebruiker'. In: *Verpleegkunde Nieuws*, 13 maart 1997, pp. 12-17.

Dijk, W.K. van, 'De miskende alcoholist'. In: *Nederlands Tijdschrift Geneeskunde* 123 (1979), nr. 29.

Dinge M. & T. Kellerhuis, 'Drank en doodslag'. In: *HP/De Tijd*, 17 oktober 1997, nr. 357.

Driessen, F., *Methadoncliënten in Nederland*. Bureau Driessen/Ministerie van VWS, Rijswijk 1992.

Engels, R.C.M.E. & R.A. Knibbe, 'De zonnige zijde van alcoholgebruik. De betekenis van drinken en uitgaan voor jongeren'. In: *Tijdschrift voor Alcohol, Drugs en andere trope stoffen*, nr. 5, 1997.

Enzlin, M., 'Verslaving op de loer bij slaap- en kalmeringsmiddelen'. In: *Vpn, magazine voor de verpleging* (1998), maart, pp. 32-35.

Epen, J.H. van, *Drugsverslag en alcoholisme, kennis en achtergronden voor hulpverleners*. Bohn Stafleu Van Loghum, Houten 1997.

Jongerius, J., H. Hull & J. Derks, 'Hoe scoort de verslavingszorg? Kwaliteitsbeoordeling door cliënten; een landelijk onderzoek'. In: *NcGv* (1994), nr. 9, Utrecht.

Geerlings, P.J. & W. van den Brink, *Verslaving en psychiatrische comorbiditeit. Handboek verslaving*. September 1995.

Haafkens, J.A., 'Vrouwen en benzodiazepinegebruik. Nieuwe feiten bij een oud probleem'. In: *Bijblijven* 10 (1994), nr. 2.

Hoeken, D. van, E.F. van Furth & H.W. Hoek, *Rapport uitgebracht door de stuurgroep eetstoornissen Nederland (SEN)*. 1997.

Kohnstam, R., 'Illusie van onkwetsbaarheid'. In: *NRC-Handelsblad*, 6 september 1997.

Konijn, K.Z., E.J.M. Pennings & F.A. de Wolff, *XTC, klinische en toxicologische aspecten*. Leids Universitair Medisch Centrum, Klinische Chemie, Farmacie en Toxicologie, Laboratorium voor Toxicologie, Leiden 1997.

Kools, J.P., 'Gekookte coke is geen crack. Het verschil tussen zuivere en onzuivere freebase'. In: *Mainline* (1997), nr. 1.

Linde, L., *Leven na de dope*, in voorbereiding 1999.

Loth, C.A., *Het functieprofiel voor de ambulante verslavingsverpleegkundige*. NeVIV, Utrecht 1996.

Männistö, S., K. Uusitalo e.a., 'Alcohol beverage drinking, diet and body mass index in a cross-sectional survey'. In: *European Journal of Clinical Nutrition* 51 (1997), pp. 326-332.

Marlatt, G.A. & J.R. Gordon, *Relapse Prevention*. New York/London 1985.

Meerten, R. van & E. de Bie, *Gecracked door de coke. Cocaïne: effecten, problemen en behandelwijze*. Stichting Intraval/NeVIV, 1996.

Megchelen, P. van, 'Genen, pillen en verslaving; neurofysiologisch en biochemisch onderzoek naar verslaving bloeit'. In: *Addictum* 4 (juli 1996), nr. 3.

NRV, *Verpleegkundig Beroepsprofiel*. Nationale Raad voor de Volksgezondheid, Zoetermeer 1988.

NRV, *Advies Functies Hulpverlening aan Verslaafden*. Publikatie nr. 14, Nationale Raad voor de Volksgezondheid, Zoetermeer 1989.

Nederlandse Vereniging voor Psychiatrie, *Beknopte handleiding bij de Diagnostische Criteria van de DSM-IV*. Swets en Seitlinger bv, Lisse 1995.

Ouwehand, A.W., A.A.N. Cruts & L.J. de Vetten, *Kerncijfers LADIS 1996*; Landelijk Alcohol en Drugs Informatiesysteem. Stichting Informatievoorziening Verslavingszorg (ivv), Utrecht, mei 1997.

Ouwehand, A.W. & A.A.N. Cruts, *Problematisch cannabisgebruik nader beschouwd*. Stichting Informatievoorziening Verslavingszorg (ivv), Houten, mei 1997.

Scheuder, R.F. & V.M.F. Broex (red.), *Verkenningen drugsbeleid in Nederland. Feiten, opinies en scenario's*. Stichting Toekomstscenario's Gezondheidszorg, Zoetermeer 1998.

Snippe, J., E. de Bie & B. Bieleman, *Integrale Veiligheidsrapportage 1996. Achtergrondstudie Drugsoverlast*. Ministerie van Binnenlandse Zaken, INTRAVAL, Groningen-Rotterdam, september 1996.

Spruit, I.P. (red.), *Jaarboek Verslaving 1996. Over gebruik en zorg*. Trimbos-instituut/Bohn Stafleu Van Loghum, Utrecht/Houten/Diegem 1997.

Til, R.J. van, *Het eerste nationale drugsprevalentie-onderzoek*. Centrum voor Drugsonderzoek Universiteit Amsterdam, 1997.

Trimbos-instituut. *Smartdrugs, smartproducts en ecodrugs. De antwoorden*. Utrecht 1997.

U.S. Department of Health and Human Services. *Eighth Special Report to the U.S. Congress on Alcohol and Health*. From the Secretary of Health and Human Services, september 1993.

Vogels T., E. Brugman, B. Coumans, M.J. Danz, R.A. Hirasing & E. van Lijf-Kernebeek, *Sport en middelen. Een verkennend onderzoek naar het gebruik van prestatieverhogende middelen bij jonge mensen*. Nederlands Instituut voor Praeventieve Gezondheidszorg, TNO, Leiden, januari 1994.

vws. *Smart shops en nieuwe trends in het gebruik van psycho-actieve stoffen*, Ministerie van vws, Rijswijk 1998.

Wilgenburg, H. van & J.M. van Ree, 'Drugs: een farmacologische benadering'. In: *Handboek Verslaving*, april 1994.

Zitman, F.G., 'Verslaving aan benzodiazepinen? Is het een probleem en kan de huisarts er wat aan doen?' In: *Bijblijven*, 10 (1994), nr. 2.

Zwart, W.M. de, 'Epidemiologie van alcoholgebruik in Nederland'. In: *Handboek Verslaving*, september 1995.

Zwart, W.M. de, 'Epidemiologie van drugsgebruik in Nederland'. In: *Handboek Verslaving*, september 1996.

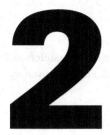

Chris Loth, Ruud Rutten en Diny Huson-Anbeek

Verslaving en de gevolgen voor de gezondheid

2.1 Inleiding

In hoofdstuk 1 is aan de orde geweest hoe een verslaving ontstaat en hoe men op verschillende manieren naar verslaving kan kijken. In hoofdstuk 2 proberen we de lezer inzicht te verschaffen in een aantal complicaties die kunnen optreden bij het verslaafde individu en zijn omgeving. Met dit verkregen inzicht kunnen verpleegkundigen eerder signalen oppikken die wijzen op een verslaving.

2.2 Brede gevolgen van verslaving

Ieder mens die verslaafd raakt, wordt vroeg of laat geconfronteerd met de gevolgen van zijn verslaving. Er zijn natuurlijk de directe invloeden van de verslavende stoffen die worden gebruikt en schadelijk zijn voor de gezondheid: zo is alcohol schadelijk voor de lever en heroïne voor het tandglazuur. Bovendien hebben bepaalde gebruikswijzen van een verslavende stof een negatieve invloed op de gezondheid, bijvoorbeeld het injecteren van drugs met vuile spuiten, de versneden drugs of het op een onhygiënische wijze gebruiken van verslavende middelen. Ten slotte zijn sommige negatieve gevolgen voor de gezondheid te wijten aan langdurige voedselinsufficiëntie door het gebruik van verslavende stoffen.

Het *Handboek Verslaving* geeft een overzicht van alle gezondheidsrisico's bij een aantal verslavingen (De Zwart 1995 en 1996). De belangrijkste risico's zijn:

- HIV/aids-infecties;
- longaandoeningen;
- abcessen;
- sepsis;
- steekwonden;

- infecties van de lever (er is een forse toename te verwachten van hepatitisinfecties, met name van hepatitis C; 70% van de intraveneuze drugsgebruikers is waarschijnlijk al besmet met dit virus);
- enkele vormen van kanker (hoofd-halsgebied en leverkanker);
- leverproblemen zoals cirrose;
- psychosen en het syndroom van Korsakov;
- coronaire hartziekten;
- overdosis en intoxicaties;
- zelfdodingen;
- geboortes van kinderen met een foetaal alcoholsyndroom of kinderen die in het ziekenhuis moeten blijven in verband met een levensbedreigende afkick van harddrugs;
- ten gevolge van de verslaving ontstane ongelukken;
- ten gevolge van de verslaving ontstane problemen binnen relaties.

2.2.1   Hepatitis

Een van de infectieziekten die frequent voorkomen als complicatie van een verslaving is hepatitis. Hepatitis is een leverontsteking die veroorzaakt wordt door virussen, bepaalde chemische stoffen, medicijnen en alcoholgebruik. Berucht is de door alcoholmisbruik veroorzaakte leverontsteking; van de virale vorm zijn vooral hepatitis B en C belangrijk. Veel spuitende harddrugsgebruikers lijden hieraan vanwege besmetting via vuile naalden.

De virale vorm van de ontsteking is voor anderen besmettelijk. Voor verpleegkundigen gelden in dit verband dezelfde richtlijnen als bij andere infectieziekten. Zij dienen leverontsteking te signaleren, er voorlichting over te geven en zich in hun werkzaamheden te houden aan de maatregelen om besmetting te voorkomen. Er zijn verschillende vormen van virale hepatitis die worden veroorzaakt door verschillende virussen. Deze worden hierna kort behandeld.

Hepatitis A

Hepatitis A komt ook bij volwassenen voor, maar veel vaker bij kinderen. Doorgaans vindt besmetting plaats via verontreinigd voedsel of drinkwater, dan wel contact met ontlasting.

De verschijnselen zijn vermoeidheid, lichte koorts, soms pijn in de bovenbuik en misselijkheid. Bij volwassenen treedt meestal ook geelzucht op. Doorgaans duurt de ziekte zes weken tot drie maanden en er zijn meestal geen restverschijnselen. Behandeling bestaat uit rust. Preventie bestaat uit goede persoonlijke hygiëne.

Hepatitis B

Besmetting vindt plaats via bloed en seksueel contact. De besmettingsweg is dezelfde als bij aids; het gaat hier echter om een virus dat vele malen meer besmettelijk is. De incubatietijd is twee tot zes maanden. Hepatitis B is een ernstige infectieziekte die kan overgaan in een chronische fase en ook dan besmettelijk blijft. Het kan ook leiden tot cirrose, kanker en sterfte.

De verschijnselen waar we als verpleegkundige op moeten letten lijken op die van hepatitis A. Bij acute ontsteking zijn de symptomen: moeheid, gebrekkige eetlust, spier- en gewrichtspijnen, koorts (grieperig gevoel), geelzucht en donkere urine.

De meeste mensen genezen vanzelf. In enkele gevallen raakt de lever sterk aangetast. In 1% van de gevallen leidt hepatitis B op den duur tot overlijden. In 5-10% van de volwassen gevallen ontstaat een chronische vorm. Hoe zwakker of hoe jonger iemand is, hoe groter de kans op chroniciteit.

Sommige mensen zijn drager van het virus zonder zelf ziek te worden; zij zijn wel besmettelijk. In Nederland is 5-10% van de mensen drager van het virus.

De behandeling bestaat uit rust. In de chronische fase is bij 35% van de gevallen een behandeling met interferon alfa, een virusbestrijder, effectief.

Preventie bestaat uit een goede hygiëne, dezelfde preventiemaatregelen als bij aids (bloedcontact vermijden, veilig seksueel contact) en vaccinatie. Mensen die gedurende 30 jaar dagelijks met verslaafden werken hebben een kans van 4,5% om in hun leven besmet te raken met hepatitis B. Om die reden is het aan te raden tot vaccinatie over te gaan bij mensen die langere tijd dagelijks met deze doelgroep werken. Vaccinatie heeft ongeveer tien jaar effect.

Hepatitis C

Hepatitis C is eveneens een ernstige vorm, die veel voorkomt bij risicogroepen zoals hemofiliepatiënten en zoals gezegd spuitende drugsgebruikers. Van hen is 70% besmet. De incubatietijd is één tot drie maanden. Besmetting vindt plaats via bloedcontact. Seksuele overdracht is er ook, doch niet zo sterk als bij hepatitis B. De verschijnselen zijn hetzelfde als bij hepatitis A en B.

Genezing is veel minder vaak het geval dan bij hepatitis B; in 80% van de gevallen ontstaat de chronische vorm. Dit is het geval wanneer de verschijnselen langer dan zes maanden duren. In 20% van de gevallen gaat dit over in cirrose, soms overgaand in kanker.

In andere gevallen komt de ziekte niet tot uitdrukking, maar is men wel een bron van besmetting voor anderen.

In 50-60% van de gevallen is behandeling met interferon alfa zinvol. In de helft van de gevallen steekt na behandeling het virus weer de kop op. Uiteindelijk geneest 15-30% van de patiënten.

De preventiemaatregelen zijn dezelfde als bij aids.

Hepatitis D

Hepatitis D wordt veroorzaakt door het hepatitis-D- of Delta-virus. Dit is een incompleet virus dat alleen werkzaam is in combinatie met het B-virus. Beloop, behandeling en preventie zijn dan ook gelijk aan die van hepatitis B.
Hepatitis-D komt in Nederland weinig voor.

Hepatitis E

Deze vorm lijkt veel op hepatitis A, maar is ernstiger. Besmetting vindt voornamelijk plaats via ontlasting-mond-contact.
In Nederland komt deze vorm zelden voor.

Hepatitis F

Het bestaan hiervan is nog niet zeker. Men dacht aanvankelijk een nieuwe vorm te hebben ontdekt, maar dit bleek later twijfelachtig.

Hepatitis G

Dit virus is begin 1996 ontdekt. Het veroorzaakt acute en blijvende infecties. De prevalentie is nog onbekend. Uit onderzoek in de Verenigde Staten bleek een verontrustend aantal bloeddonoren besmet te zijn, namelijk 1,5%. Besmetting vond gemakkelijk plaats via bloedtransfusie (Landelijk infocentrum hepatitis 1997).

2.2.2   Tuberculose

Harddrugsgebruikers worden ook aangemerkt als risicogroep voor deze ziekte. In Nederland zijn er zo'n 1500 nieuwe gevallen per jaar. Wanneer er binnen een bepaalde doelgroep meer dan 50 incidenten zijn spreken we van een risicogroep. Zoals gezegd is dit de laatste jaren bij harddrugsgebruikers het geval gebleken.
Tuberculose of tbc is een bacteriële infectie. Meestal gaat het om een longinfectie, maar het kan ook een ander orgaan betreffen, zoals nieren of gewrichten. Tbc is besmettelijk wanneer er bij een patiënt bacteriën in het slijm of sputum zitten. We spreken dan van 'open tbc'. Daarom is alleen longtuberculose besmettelijk. De besmetting vindt hierbij plaats via aanhoesten of niezen.
De ziekteverschijnselen waar we als verpleegkundige alert op moeten zijn, kunnen zich heel langzaam en soms na jaren pas ontwikkelen. Dit is erg afhankelijk van de lichamelijke conditie. De symptomen zijn: moeheid, hoesten, gebrek aan eetlust en gewichtsverlies, nachtelijke transpiratie en lichte koorts.

De behandeling is medicinaal, met middelen zoals isoniazine, rifampicine, ethambutol, pyrazinamide en streptomycine (Trimbos-instituut 1997).

2.2.3   Seksueel Overdraagbare Aandoeningen

Seksueel Overdraagbare Aandoeningen (soa's) zijn die infectieziekten die door seksueel contact worden overgebracht. Voor de meeste soa's geldt dat er contact moet zijn geweest tussen de slijmvliezen van de genitaliën, de mond of de anus. Voor schaamluis en schurft is huidcontact alleen voldoende. Er zijn drie typen veroorzakers: bacteriën, parasieten en virussen. Ziekten die door een bacterie worden veroorzaakt, zoals chlamydia en gonorroe, kunnen door behandeling helemaal worden genezen. Een soa veroorzaakt door een virus, zoals herpes en aids, kan niet door medicijnen worden genezen. Meestal kan er wel iets aan de klachten worden gedaan. soa's die door een parasiet worden veroorzaakt, zoals schaamluis, kunnen wel door behandeling worden genezen.

Wat betreft de overdracht van hiv en andere soa's worden drugsgebruikers als risicogroep gezien. In zekere zin is dit juist. Bij drugsgebruik kan een aantal zeer risicovolle handelingen voorkomen. Maar net zoals bij andere gevaren heeft het begrip 'risicogroep' voor het verslaafde individu nauwelijks betekenis. Hij kan evenveel – of weinig – risico lopen als anderen. Een gebruiker die zijn heroïne altijd rookt en een monogame relatie heeft met een partner die seronegatief en monogaam is en geen drugs spuit, zal zich niet tot de risicogroep rekenen.

Veel prostituees (zowel mannen als vrouwen) gebruiken middelen om het werk te kunnen volhouden, of werken als prostituee om hun (illegale) drugsgebruik te kunnen bekostigen. Naast seks met de privé-partner en de betaalde seks bestaan er tussenvormen, zoals de 'seks voor dope'. Het is goed zich te realiseren dat drugsgebruikers mogelijk meerdere seksuele partners hebben, waarbij de motieven voor deze contacten zeer verschillend kunnen zijn.

De verpleegkundige kan, afhankelijk van haar werkomgeving, in diverse omstandigheden met mensen met een mogelijke soa in aanraking komen. Zij dient daarom de meest voorkomende verschijnselen in verband met soa's te kennen. De volgende algemene klachten bij mannen en vrouwen kunnen duiden op een soa:
- afscheiding uit de penis of vagina;
- branderig gevoel bij het plassen;
- pijn in de onderbuik of in de testikels;
- jeuk aan/rondom de geslachtsdelen;
- zweertje op de penis, vagina, mond of anus;
- wratten op of rond de penis, vagina of anus;
- blaasjes op of rond de penis, vagina, anus of mond;
- opgezette klieren in de liezen.

Heeft men risico gelopen na een onveilig seksueel contact dan is het van belang dat men zich laat onderzoeken op een SOA. Dit onderzoek bestaat meestal uit een inwendig onderzoek, een uitstrijkje en een bloedonderzoek (Aidsfonds 1997; Stichting SOA 1997). De verpleegkundige voert de onderzoeken uit en/of stuurt de desbetreffende persoon door. Daarnaast geeft zij voorlichting over de ziekten, de onderzoeken, enzovoort. Ook de verdere psychosociale begeleiding is een verpleegkundige taak.

2.2.4   Aids

Aids wordt veroorzaakt door een virus: HIV. HIV staat voor *human immunodeficiency virus*. Het virus breekt het afweersysteem af. Het lichaam wordt daardoor vatbaar voor allerlei infecties en bepaalde vormen van kanker, waartegen het anders wel bestand zou zijn. Een HIV-test kan aantonen of iemand antistoffen tegen HIV in zijn bloed heeft. Is men seropositief, dan hoeft men nog niet ziek te zijn en aids te hebben. Op het moment dat iemand bepaalde ziekten krijgt, kan een arts vaststellen dat iemand aids heeft. Hoe lang het duurt voordat er klachten verschijnen, is heel wisselend. Het kan vele jaren duren voordat iemand die seropositief is, de ziekte aids krijgt.
Sinds 1996 zijn er nieuwe medicijnen beschikbaar, die in bepaalde combinaties de vermenigvuldiging van het HIV in het lichaam remmen. Daardoor kunnen mensen met HIV langer ziektevrij blijven en langer leven. Deze behandeling is echter heel zwaar.

Men kan alleen met HIV besmet worden via lichaamsvloeistoffen. Het HIV wordt overgebracht via besmet bloed, besmette moedermelk, besmet sperma en besmet vaginaal vocht.
De belangrijkste manieren van overdracht zijn:
• Horizontale transmissie door:
  – onbeschermd geslachtsverkeer met een geïnfecteerde partner;
  – het overdragen van bloedproducten, door bloedtransfusies (de kans om aids te krijgen door een bloedtransfusie is in Europa en de Verenigde Staten tegenwoordig vrijwel uitgesloten), of door het gezamenlijk gebruik van spuiten die met bloed van een HIV-geïnfecteerde besmet zijn.
• Verticale transmissie door:
  – overdracht via een geïnfecteerde moeder op een kind tijdens de zwangerschap of de geboorte.

Bij gezamenlijk gebruik van spuiten bij intraveneus drugsgebruik is de kans op overdracht van virussen zoals hepatitis en HIV erg groot. In een gebruikte spuit bevindt zich namelijk vaak nog een restje bloed dat gemakkelijk oplost en regelrecht in de bloedbaan van een andere spuiter terechtkomt. Bij het klaarmaken van de dope worden ook lepels, watten en blikjes gebruikt. Als deze niet goed zijn schoongemaakt, kunnen ze een steriele injectienaald alsnog infectueus maken.
Na een positieve testuitslag zullen veel gebruikers extra veel gaan gebruiken om hun gevoelens onder controle te houden. Veel drugsgebruikers willen of kunnen niet stop-

pen als zij seropositief zijn en willen tot hun dood blijven gebruiken. Uit de praktijk blijkt dat er met een seropositieve drugsgebruiker heel goed afspraken te maken zijn over eventuele moeilijkheden rondom drugsgebruik (Aidsfonds 1997a; Aidsfonds 1997b).

2.2.5   Psychiatrische complicaties

Het is nog niet zolang geleden dat er zeer uiteenlopende opvattingen over de behandeling van een maagzweer bestonden. Wanneer iemand destijds met een maagzweer naar verschillende hulpverleners ging, kreeg hij verschillende therapieën voorgeschreven. De internist was geneigd medicijnen en een dieet voor te schrijven. De chirurg zag doorgaans meer in het operatief verwijderen van het euvel, terwijl men bij de psycholoog geleerd kreeg beter met stress om te gaan. Het feit dat inmiddels bekend is dat een ulcus ventriculi of duodeni viraal veroorzaakt wordt, zal die laatste praktijk nog niet overal hebben doen verdwijnen. Wanneer we het hebben over langdurig verslaafden met hun vele fysieke, psychische en sociale problemen en bijzonderheden, speelt eens te meer dat meningen erg afhankelijk zijn van de context waarin het probleem aan de orde komt.

We constateerden in het vorige hoofdstuk al dat onder psychiatrische patiënten erg veel verslavingsproblematiek voorkomt. Omgekeerd weten we dat onder verslaafden verhoudingsgewijs veel sprake is van psychiatrische problematiek. De manier waarop symptomen worden geïnterpreteerd zal erg afhankelijk zijn van de plaats waar de diagnose wordt gesteld, bijvoorbeeld de verslavingszorg of de algemene zorg. Pas wanneer de psychiatrische én de verslavingsproblematiek erg hevig zijn en de ene problematiek de behandeling van de andere in de weg staat, wordt er gesproken van dubbele problematiek. Men spreekt dan van 'dubbeldiagnoses' of 'co-morbiditeit'. In de verslavingszorg komt ook wel de term 'double trouble' in zwang. Vaak blijft de verslavingsproblematiek echter verborgen of wordt gezien als een symptoom dat wel overgaat wanneer het 'echte probleem' eenmaal is behandeld.

Voorbeeld

Zo komen we bijvoorbeeld een vrouw tegen die lijdt aan vreetaanvallen (Binge-eating-disorder). Wanneer deze problematiek tijdens de eerste fase van de hulpverlening wordt besproken, blijkt dat er zich ook depressieve klachten voordoen. Tijdens de verdere begeleiding komen traumatische herinneringen boven die sterk de aandacht van de behandelaar trekken. Binnen het traditionele denkkader van de hulpverlening is de verleiding dan vaak groot om het traumatische verleden centraal te stellen, de depressieve gevoelens als het gevolg en de vreetbuien als uiting hiervan. Ondanks alle constructieve therapeutische interacties zal de cliënt zich dan toch vaak 's nachts naast de koelkast terugvinden, met alle gevolgen van dien.

De manier van leven die de vrouw uit het voorbeeld door de jaren heen heeft ontwikkeld, brengt steeds weer de cirkel van negatieve gevoelens (zie hoofdstuk 1) op gang. Het verslavingsgedrag houdt zichzelf dan vaak zo sterk in stand, op zowel psychisch, sociaal als fysiologisch niveau, dat het niet meer afgedaan kan worden als symptoom van een andere stoornis.

Schizofrenie

Tijdens de behandeling van een verslaving blijkt soms dat de psychiatrische problematiek alsmaar erger wordt. In die gevallen is er waarschijnlijk sprake van een primair psychiatrische stoornis, die alsnog goed behandeld moet worden. Deze situatie treffen we nogal eens aan bij ernstige borderline-problematiek, maar ook, en al vaak direct na de ontgifting bij *schizofreniepatiënten*. Bij deze patiënten treden niet zelden heftige psychosen op. In toenemende mate gebruiken deze patiënten op jonge leeftijd cannabis, maar ook heroïne. Zij gebruiken dit middel ten behoeve van de rustgevende werking. Helaas heeft de hallucinogene werking van cannabis een slechte invloed op het primaire ziekteproces. Niet zelden ontwikkelen deze patiënten een volledige verslaving, waardoor hun behandeling zeer moeilijk wordt. Tot nog toe zijn voor deze gevallen geen goede behandel- en preventiestrategieën ontwikkeld. Op dit terrein zullen verslavingszorg en algemene psychiatrie hun kennis en kunde nog moeten bundelen.

Omgekeerd wordt niet zelden een polydruggebruiker als paranoïde schizofreen of borderline-persoonlijkheid gediagnosticeerd terwijl daarvan na succesvolle ontwenningsbehandeling niets meer blijkt. Dit kwam in de jaren zestig nogal eens voor bij de zogenoemde *speedfreaks*. In die tijd was er nog geen heroïne op de markt en gebruikten veel verslaafden speed (Van Epen 1997). Hetzelfde zien we tegenwoordig bij mensen die een ontwenningskuur hebben gevolgd naar aanleiding van overmatig cocaïne-, ecstasy- en opnieuw speedgebruik. Echte schizofrenie komt onder de algemene bevolking voor bij 1,4%, onder verslaafden bij 3,8% (Geerlings & Van den Brink 1995).

Anti-Sociale Persoonlijkheidsstoornis

Een andere stoornis die we vaak parallel met verslaving zien optreden, is de *Anti-Sociale Persoonlijkheidsstoornis* (ASP). Deze stoornis wordt gekenmerkt door een telkens optredend patroon van gedragingen waaruit geen achting voor de rechten van anderen blijkt. Bovendien blijkt uit het gedrag ook geen schuldgevoel en meestal komt men vele malen in aanraking met de politie en justitie. Verschillende onderzoeken in de Verenigde Staten komen tot prevalenties van 19 tot 55% onder verslaafden. Bij methadonposten werd een prevalentie van 59% gevonden (Noorlander 1995). Onder de totale bevolking kenmerkt 3% zich door een ASP, onder alcoholisten is dit 18% (Verheul 1997).

Over wat oorzaak en wat gevolg is, bestaat echter ook hier geen eenduidigheid. Het kan zijn dat mensen met een ASP in zijn algemeenheid gemakkelijker tot middelengebruik komen. Ook kunnen causale factoren zoals emotionele en pedagogische verwaarlozing zowel tot de stoornis ASP als tot overmatig drugsgebruik leiden. Omgekeerd is het echter zo dat verslaving leidt tot gedrag dat gemakkelijk aangezien kan worden voor ASP, zeker wanneer men verslaafd is aan illegale drugs. Men raakt relatief snel verzeild in criminele milieus en verboden activiteiten. Men leidt het leven van een outcast, een paria, en wordt ook zo behandeld. Bovendien leidt excessief onder invloed zijn ook niet bepaald tot verheffing van de morele beleving. Het belangrijkste is echter nog dat men de hele dag geobsedeerd moet jagen op het middel. Het gedrag dat hierbij hoort, zien we bijvoorbeeld ook optreden bij mensen in hongergebieden. Voedselschaarste en de jacht op voedsel brengen meestal niet het mooiste in de mens naar boven. Het gaat hier echter in hoge mate om situatiebepaald gedrag. Met betrekking tot verslaafden sprak men vroeger wel van secundaire psychopathisering.

ADHD-A

Nauw gerelateerd aan verslaving en ook aan ASP zijn aandachts- en concentratiestoornissen. Volgens sommige auteurs (Gunning 1997) lijdt waarschijnlijk een kwart van alle ernstig verslaafden ook aan het zogenoemde ADHD-A, het Attention-Deficit Hyperactivity Disorder – Adult, oftewel de volwassen variant van het vooral bij kinderen voorkomende ADHD. De kenmerken zijn:
- concentratiezwakte en hyperactiviteit op kinderleeftijd;
- eveneens op kinderleeftijd een of meer van de volgende problemen: gedragsproblemen op school, impulsiviteit, prikkelbaarheid en woede-uitbarstingen;
- ook op volwassen leeftijd hyperactiviteit en concentratieproblemen en een of meer van de volgende symptomen: affectieve labiliteit, opvliegendheid, stress-intolerantie, impulsiviteit en desorganisatie (Herpers & Buitelaar 1996).

Ook hier geldt weer het kip-en-ei-vraagstuk: wat veroorzaakt wat? Er is een grote verwantschap tussen symptomen van verslaving, ASP en ADHD-A. Ook op dit terrein zal de komende jaren nog veel onderzoek (moeten) plaatsvinden.

Borderline-persoonlijkheidsstoornis

Bij ongeveer 22% van de verslaafden wordt de diagnose borderline-persoonlijkheidsstoornis gesteld. In de normale populatie is dit 2% (Verheul 1997). Ook deze diagnose wordt niet zonder problemen gesteld. Allereerst kan de symptomatologie sterk overeenkomen, zoals manipulatie in de relatiehantering, emotionele labiliteit en acting-outgedrag. Bovendien is middelengebruik bij cliënten met deze persoonlijkheidsstoornis een vorm van acting-out. Tot slot reageren verslaafden vaak goed op een gestructureerd behandelmilieu. Juist in zo'n setting kan de borderline-problematiek een tijd lang gemaskeerd blijven.

Angst en depressie

Vooral bij chronische verslaafden treffen we veel *angst en depressieklachten* aan. Vinden we in de normale populatie bij 8,3% affectieve stoornissen en bij 14,6% angststoornissen, bij alcoholisten is dit 13,4 respectievelijk 19,4% (Geerlings & Van den Brink 1995). Bij mensen die methadonposten frequenteren, blijkt 37,5% te lijden aan angststoornissen en 15% aan affectieve stoornissen (Noorlander 1995).

Vaak is pas in de loop van een behandeling met meer zekerheid vast te stellen aan welke stoornis een verslaafde lijdt of heeft geleden. Denk hierbij alleen al aan de vele psychiatrische complicaties bij middelengebruik zoals we die beschreven in hoofdstuk 1.

Tot slot is er de zogenoemde post-detoxificatie-stoornis, die is beschreven door Van Epen. Maanden nadat men is afgekickt krijgt men last van depressieve klachten, verveling, slaapproblemen en prikkelbaarheid (Van Epen 1997). Over de mate waarin dit voorkomt tasten we nog in het duister, evenals over de mate waarin hier fysiologische dan wel psychosociale factoren een rol spelen. Gaat het om de effecten van jarenlange onderdrukking van normale dopamine- en endorfine-aanmaak, of om 'het zwarte gat' dat men tegenkomt wanneer de eerste euforie over de geslaagde afkick over is en men oog in oog komt te staan met de ruïnes van zijn eigen leven? De toekomst moet dit nog leren; feit is dat we verschijnselen als deze vaak tegenkomen bij onlangs afgekickte verslaafden.

Voorbeeld

Thimo komt de kamer van de groepstherapie binnen terwijl het gesprek al is begonnen. Hij kijkt slaperig en ongeïnteresseerd. Meteen uit hij kritiek op het gespreksonderwerp: voor- en nadelen van het gebruiken van middelen. Thimo is een goed uitziende, stoer geklede, jonge dertiger. Relatief laat in zijn leven heeft hij geleerd de rol van zelfverzekerde en avontuurlijke gozer wat meer van zich af te leggen. Hij ziet er uit als een gigolo, maar is bang om in nuchtere toestand een vrouw te versieren. Zijn jeugd bracht hij grotendeels door in internaten en pleeggezinnen. Hij zou eigenlijk al met ontslag zijn, maar op het laatste moment was er weer iets niet goed met zijn huisvesting. Zodoende heeft hij al voor de derde keer zijn laatste dag.

In de loop van de sessie lukt het goed om met hem in gesprek te komen over zijn angst om weg te gaan. Hij is bang voor een terugval. De tranen lopen hem over het gezicht wanneer hij vertelt wat voor hem de komende dagen de voordelen zouden zijn van heroïnegebruik, en wat de nadelen. Hij ziet relatief veel voordelen in clean blijven. Al pratend tegen zichzelf wordt hij wat rustiger en opgewekter.

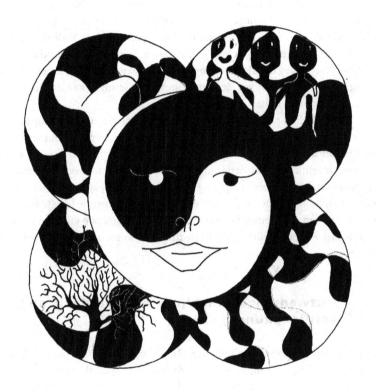

Samenvattend

Daar waar sprake is van dubbele problematiek, is de noodzakelijke zorg vaak dubbel zo complex en dubbel zo enerverend. Bij acute psychiatrische problematiek bij verslaafden betekent dit dat aan beide problemen veel aandacht moet worden gegeven. Hiertoe moet een multidisciplinair behandelmilieu aanwezig zijn. Dit ontbreekt echter nog vaak, waardoor cliënten tussen de wal en het schip terechtkomen. Ten gevolge hiervan komen we onder de zwervers nogal eens psychotische verslaafde schizofreniepatiënten tegen. Zowel over behandelmethoden als behandelresultaten van zowel een verslaving als een acuut psychotisch probleem is op dit moment nog weinig bekend.

Met betrekking tot persoonlijkheidsstoornissen, met name APS, blijkt dat de opvang en behandeling vaak geen eenvoudige zaak is, maar dat de behandeling van de verslaafde met APS net zoveel resultaat oplevert als bij andere verslaafden. Voor de hulpverlener betekenen verslaafden met APS echter een zware belasting. De betrokkene doet een groot appèl op de verpleegkundige met zowel zijn verslavingsgedrag als met het antisociale gedrag. Op de resultaten van de verslavingsbehandeling lijkt dit echter betrekkelijk weinig nadelig effect te hebben (Verheul 1997).

Bij ADHD-A en borderline-problematiek is vaak een structuurbiedende aanpak aangewezen. De verwevenheid met het middelengebruik is vaak groot en verdient veel aandacht. Waar bij de behandeling het accent komt te liggen, is afhankelijk van de ernst van de verslaving, respectievelijk de psychiatrische problematiek. Dit moet bepalen of iemand, al dan niet afwisselend, in de verslavingszorg of in de algemene psychiatrie terechtkomt.

Gelukkig nemen de algemene psychiatrie en de verslavingszorg de laatste tijd veel gezamenlijke initiatieven om nieuwe programma's voor deze groepen cliënten te ontwikkelen. De behandel- en begeleidingsinzichten zullen de komende tijd dan ook wel gaan toenemen.

2.3 Ontwenningsverschijnselen, overdosis en verpleegkundige zorg

Bij opnamen in willekeurig welke instelling komt het regelmatig voor dat de cliënt na enige tijd ontwenningsverschijnselen gaat vertonen. Omdat de verpleegkundige het meest in aanraking komt met cliënten, is zij de aangewezen persoon om dergelijke verschijnselen op te merken. Het is van belang dat zij dit doet, want deze observaties zijn essentieel in de te plannen zorg. Aangezien ontwenningsverschijnselen nooit op zichzelf staan maar in een cluster optreden, is het soms moeilijk ze te herkennen.

Overdosis

Een overdosis drugs is nog steeds de belangrijkste doodsoorzaak onder drugsgebruikers. Jaarlijks overlijden er 100 tot 150 gebruikers aan een overdosis, dat is meer dan aan aids. Verstikking is het grootste gevaar bij een overdosis.

Een overdosis wordt meestal veroorzaakt door heroïne of een ander opiaat, vaak in combinatie met alcohol of pillen. Het gebeurt bijna alleen bij intraveneus gebruik, maar een enkele keer komt het ook voor bij roken. Iemand die te veel opiaten heeft gebruikt, zakt langzaam in elkaar en dommelt weg. De ademhaling wordt steeds oppervlakkiger en het slachtoffer raakt buiten westen. Soms heeft hij schuim op de lippen, soms braakt hij of krijgt epileptische aanvallen.

Eerste hulp bij overdoseringsverschijnselen is natuurlijk van bijzonder groot belang om ernstig letsel of overlijden te voorkomen. Daarom zal hieronder worden stilgestaan bij afkickverschijnselen en overdosering, en de rol van de verpleegkundige zorg hierbij. Allereerst wordt in tabel 2.1 een overzicht gegeven van de verschillende stoffen, hun afkickverschijnselen en de eerste hulp bij een overdosis (deze informatie is voornamelijk gebaseerd op Geerlings 1998).

TABEL 2.1   ONTWENNINGSVERSCHIJNSELEN EN EERSTE HULP BIJ EEN OVERDOSIS VAN EEN AANTAL VERSLAVENDE MIDDELEN

Verslavende stof en/of handeling	Ontwenningsverschijnselen	Overdosis en eerste hulp
opiaten: zoals morfine, heroïne en methadon	8-12 uur: onrust, tranenvloed, rinorroe (loopneus), gapen en transpireren. 24-48 uur: rusteloosheid, geprikkeldheid, slaapstoornissen, niezen (slijmerige afscheiding uit de neus), forse traanvorming, angst, depressie, pupildilatatie (verwijding van de pupillen), pilo-erectie (rechtop staan van de haren), misselijkheid en braken, hypertensie en dehydratie (uitdroging). Deze verschijnselen kunnen 3 tot 7 dagen aanhouden.	Bewusteloosheid Ademhalingsremming *Eerste hulp:* • ademhaling en bloedcirculatie op gang houden; • zo snel mogelijk door een arts een naloxon-injectie (0,01 mg/kg) laten geven; • naloxon herhaald doseren (werkingsduur is korter dan die van morfine).
hallucinogenen: zoals LSD, XTC en cannabis (XTC wordt verderop in deze tabel apart behandeld)	LSD: niet bekend. XTC: impulsief en agressief gedrag en geagiteerde depressie. Cannabis: nerveuze gevoelens, angst, onrust en een algemeen onwelbevinden.	Hallucinaties Angstaanvallen *Eerste hulp:* • gebruiker in rustige omgeving brengen; • kalmeren, aanraken, praten. Bij ernstige gevallen, wanneer geen communicatie mogelijk is: • door arts Librium® of valium laten geven.

Verslavende stof en/of handeling	Ontwenningsverschijnselen	Overdosis en eerste hulp
amfetaminen	Uitputting, angst, vermoeidheid, lusteloosheid, prikkelbaarheid en een slecht humeur. Ook kunnen zware depressies en recidieven van al bestaande psychiatrische aandoeningen optreden.	Bewusteloosheid *Eerste hulp:* • ademhaling en bloedcirculatie op gang houden. Psychotische reactie *Eerste hulp:* • gebruiker in een rustige omgeving brengen; • kalmeren. Bij ernstige gevallen: • door arts ter sedering barbituraatin-jectie laten geven.
cocaïne	'Crash' die uren tot dagen kan duren en het volgende inhoudt: agitatie, somberheid, vermoeidheid en uitputting. Lange periodes van slaap, waaruit men niet verkwikt ontwaakt. Bij langdurig gebruik van cocaïne: koude rillingen, spierpijn en trillingen, onwillekeurige spierbewegingen (tics) en misselijkheid. Toegenomen eetlust, soms zelfs enorm hongergevoel en vraatzucht, en depressief beeld met gevaar voor suïcide. Na 1 tot 10 weken: lusteloosheid, angst en een sterk verlangen naar cocaïne.	Convulsies Psychosen *Eerste hulp:* • door arts anticonvulsie-injectie laten geven; • gebruiker in een rustige omgeving brengen; • kalmeren. Sterke ademhalingsremming Storing in de hartfunctie *Eerste hulp:* • ademhaling en bloedcirculatie op gang houden.
benzodiazepinen: zoals Librium®, Valium®, Rohypnol® en Seresta®	Zweten, misselijkheid en braken, hartkloppingen, droge mond, slapeloosheid, tintelingen in handen en voeten, starre gezichtstrekken, insulten, spierspanningen en angst. Deze verschijnselen kunnen lang aanhouden en met grote onregelmatige tussenpozen telkens opnieuw optreden.	Verminderd reactievermogen Verwardheid Ademhalingsdepressie *Eerste hulp:* • laten braken; • gebruiker in een rustige omgeving brengen; • kalmeren; • ademhaling op gang houden.
cafeïne	Hoofdpijn, onrust, angst en vermindering van de alertheid.	

Verslavende stof en/of handeling	Ontwenningsverschijnselen	Overdosis en eerste hulp
alcohol	Verhoging van de bloeddruk en versnelde hartslag, psychische problemen (zoals verschijnselen van het Wernicke-syndroom, psychosen, hallucinaties en depressieve gevoelens), tremor, misselijkheid en braken, diarree, insulten, transpireren, delirium tremens (verlaagd bewustzijn, desoriëntatie, psychomotore activiteit, slaapstoornissen en geheugenstoornissen).	Ontremming Slaperigheid *Eerste hulp*: • laten braken; • warm houden. Ademhalingsremming Hypothermie Hypotensie *Eerste hulp*: • ademhaling op gang houden; • warm houden.
nicotine	Hoofdpijn, duizeligheid, slapeloosheid, maagdarmstoornissen, transpireren, prikkelbaarheid, concentratiestoornissen, toenemende eetlust en ongeduld.	
gokken	Tremor, transpireren, agitatie en onrust.	
XTC	De volgende verschijnselen doen zich de dag na gebruik voor en worden door 50% van de gebruikers als negatief ervaren: suf en moe zijn en zich als een dweil voelen, chagrijnig, katterig en lusteloos zijn, hoofdpijn, spierpijn en maagpijn hebben, hevig zweten, zich down of juist speedy voelen. Neutralere effecten zijn: hartkloppingen, een lichte desoriëntatie, moeheid, slecht slapen, spiertrekkingen in de ogen en kleffe handen.	Ademhalingsremming *Eerste hulp*: • ademhaling op gang houden. Acute verwardheid Convulsies *Eerste hulp*: • gebruiker in een rustige omgeving brengen; • kalmeren, aanraken, praten.

De lichamelijke en psychische ontwenningsverschijnselen kunnen levensbedreigend zijn. Dit blijkt uit het volgende voorbeeld.

Voorbeeld

In een algemeen ziekenhuis wordt een 40-jarige vrouw opgenomen wegens een val van de trap. Zij heeft een gebroken pols en is erg in de war. Derhalve wordt zij geplaatst op de PAAZ. Om 22.00 is zij opgenomen en heeft zij een anamnesegesprek gehad, voorzover dat in verband met haar toestand mogelijk was. De buurvrouw, die meekwam omdat de vrouw vrij eenzaam leeft,

> heeft beloofd de volgende dag een aantal persoonlijke spullen te komen brengen.
>
> De psychotische verschijnselen nemen in de loop van de nacht toe. De vrouw praat angstig over beestjes die op en in haar kruipen. Haar lichamelijke toestand verergert eveneens. Haar gelaatskleur wordt roder, zij zweet behoorlijk. De verpleegkundigen hebben bij opname geen bloeddruk en pols opgenomen. Gedurende de nacht besluiten zij dit toch te gaan doen. Binnen twee uren zien zij een alarmerende stijging van de bloeddruk.

Als in dit klassieke voorbeeld van een alcoholafkick niet zou worden ingegrepen door medicatie (in dit geval een afbouwschema met Librium® en een vitamine B-opbouw) en opbouw van vochtinname, zou het leven van de vrouw ernstig gevaar lopen. Vitamine B krijgt de vrouw omdat de alcohol en haar levensstijl voor een tekort hebben gezorgd. Een tekort aan vitamine B geeft verschijnselen van zenuwuitval, te beginnen in de uiterste extremiteiten. Deze uitval wordt versneld door een alcoholafkick, waarbij door maag- en darmstoornissen de laatste reserve van vitamine B versneld uitgescheiden wordt (Van Epen 1997).

Voorbeeld

> Op een afdeling interne van een algemeen ziekenhuis wordt een 35-jarige vrouw opgenomen vanwege nog onbekende buikklachten. De directe reden waarom wordt besloten tot een klinische opname, is omdat zij langere tijd misselijk is en overgeeft. Gedurende de eerste 24 uren van de opname valt het een aantal verpleegkundigen op dat de vrouw een starre, onbeweeglijke gelaatsuitdrukking heeft. Af en toe praat zij langzaam, het lijkt wel met een dikke tong en soms verliest zij wat mondslijm. De vrouw uit zich lichamelijk meer en meer gespannen. Midden in de nacht treedt er een epileptisch insult bij haar op. Haar voorgeschiedenis laat geen epilepsie zien. Na een aantal uren treedt er weer een op.

Dit voorbeeld beschrijft een afkick van benzodiazepinen. Als bij de verpleging bekend was geweest dat de vrouw deze in forse mate had geslikt, hadden de insulten voorkomen kunnen worden. In dat geval had de vrouw namelijk een afbouwschema benzodiazepinen gekregen.

Verpleegkundigen kunnen overal te maken krijgen met patiënten die belangrijke gegevens achterhouden. Als de verpleegkundige bij een mogelijk verslaafde persoon niet doorvraagt en geen gegevens aan elkaar koppelt, kan deze persoon te veel afkickverschijnselen krijgen. De werkers aan het bed moeten de moed hebben om door te vragen. Als de persoon in kwestie zelf moeilijk aanspreekbaar is, moet de belangrijke informatie van anderen komen of uit eigen observaties blijken. Dit laatste zullen zowel de objectieve gegevens (bijvoorbeeld een gemeten bloeddruk) als de subjectieve bevindingen zijn. Om goed te kunnen observeren moet de verpleegkundige voldoende kennis over verslaving en de bijbehorende afkickverschijnselen bezitten. En als de verpleegkundige twijfelt, is overleg van essentieel belang.

Verslaafden weten in sommige gevallen zelf goed hoe verschillende stoffen of drugs werken. Het komt tegenwoordig regelmatig voor dat zij dergelijke stoffen als een vorm van zelfmedicatie gebruiken. Als zo'n stof door bijvoorbeeld een opname plotseling wegvalt, ontstaan er ziektebeelden die voor de verslaafde erg angstig kunnen zijn, omdat hij er nu juist in was geslaagd de uiting van de ziekte te onderdrukken. Bijvoorbeeld: een drugsverslaafde die aan psychosen lijdt en die om te voorkomen dat hij weer psychotisch wordt inmiddels een bepaalde dosis heroïne heeft gevonden waarop hij zich veilig voelt en niet in de war raakt.

Deze zelfmedicatie, het verslavende middel dat wordt gebruikt, kan echter ook gegeven medicatie tegenwerken. Een voorbeeld hiervan is cannabis, dat neuroleptica tegenwerkt.

De hier gegeven voorbeelden en de beschreven ontwenningsverschijnselen laten weer eens zien hoe belangrijk de verpleegkundige gegevensverzameling is. De verpleegkundige die een opname doet en op basis van bepaald gedrag iets vermoedt van gebruik, moet altijd proberen de juiste toedracht te achterhalen. Immers, als het vermoeden klopt heeft dit belangrijke consequenties voor de te plannen zorg.

Fred en ik besloten te gaan afkicken.

We besloten ongeveer drie keer per dag te gaan afkicken maar deze keer leek het serieus. Met onze lijven volgespoten stapten we op de boot naar Ameland. De spuiten gooiden we, na een laatste afscheidsshot dramatisch over boord, weg ermee! Het gezicht van de dood kwam nog enkele keren bovendrijven maar uiteindelijk verdween het in de golven. We huilden grote junkietranen en omhelsden elkaar zonder liefde. Wat een symboliek. Wat een drama. We konden zo naar movieworld.

Met dit besluit hadden we onze toekomst veiliggesteld, dachten we. Op heroïnewolken liepen we de loopplank over, op weg naar het eiland, op weg naar onze toekomst, het beloofde land, hier ging het gebeuren. Melk en honing. Maar het was maart, het was koud, het regende en waaide. Een jas hadden we niet meegenomen, onze lijfjes waren immers lekker warm van de dope en een junk kijkt nu eenmaal niet verder dan z'n spuit lang is. We hadden een huisje gehuurd dat lieftallig op ons te wachten stond.

De eigenaresse, een bloemetjesjurk van een jaar of zestig, woonde even verderop en daar haalden we de sleutel en betaalden de huur. Het huisje was vast prachtig maar het idee dat er geen dope was deed ons onmiddellijk naar de drank, die we voor de afkick hadden meegenomen, grijpen en hadden geen oog voor schoonheid van wat dan ook. We zopen ons klem.

Er moest verdoofd worden. We maakten een fles Beerenburg soldaat en zopen een gat in de nacht en vielen laveloos in coma. De volgende ochtend was alles anders. We hadden een kater, onze lijven gilden om een shot, we waren ten dode opgeschreven. We kwamen niet uit bed, we huilden, we schreeuwden. Nog nooit in m'n leven heb ik zo'n pijn gehad. We hadden geen hulp, geen medicijnen, geen eten. We waren overgeleverd aan elkaar en aan het klote-eiland. De regen viel met bakken uit verre hemels.

Het kon ons de tweede dag niet meer schelen. We kotsten de emmers die er waren vol. We zouden sterven. Niet in elkaars armen want inmiddels waren we de ergste vijanden. We durfden elkaar door onze lelijkheid niet meer aan te kijken. De waarheid kwam genadeloos en naakt aan het licht.

We sloegen elkaar met keiharde woorden om de oren, ieder aan een kant van het bed. Het bracht ons nergens. We waren vreemden en de vriend die onze relatie instandhield hadden we om zeep geholpen. De gevolgen van deze brute moord hadden we onderschat. We gaven geen donder om elkaar.

In het laken verstrengeld, zwetend en liggend in m'n eigen drek, werd ik wakker. Dag, nacht, het was niet van belang. Fred was weg. Ik kroop ook uit bed. Wankelend kwam ik bij het schuurtje; er was een fiets weg, Fred had me laten zitten. Ik spoelde m'n gezicht af en spoelde m'n mond. Ik leefde. Had de hel overleefd.

De weekendtas stond in het keukentje, onuitgepakt, die nam ik mee. Verder liet ik alles achter; emmers met kots, vuil beddengoed, lege drankflessen. Ik trok de deur achter me dicht en vertrok. Hoe ik bij de boot moest komen wist ik niet, alleen dat ik er moest komen. De tas was zwaar, slingerend liep ik, maar ik leefde. Ik kwam op een smal bospad uit, ik rook het bos, de damp steeg op uit de aarde. Ik rook het bos en moest huilen. Ik bedoel echt huilen, weet je. Zomaar rolden er warme tranen over m'n wangen en had ik een warme buik waarin allerlei emoties aan het knokken waren.

Ik had jarenlang alleen de geur geroken van dope. Die rook naar dood en verderf, afval en ontbinding. En nu rook ik het bos en dat rook naar vroeger, naar een klein gelukkig meisje, naar de warme hand van opa die me veilig meenam door het bos.

Ik hoorde in de verte een fietsbel en Fred kwam slingerend aangefietst. Hij lachte, stapte af en pakte een fles whisky uit de fietstas. 'Drink' zei hij. En ik dronk. Een heleboel slokken. Ik veegde met m'n hand m'n mond af en keek Fred aan. Ik kan me niet herinneren dat ik ooit met een man zo hysterisch gelachen heb. Dat deden we dus.

De fiets viel, de fietstassen in spagaat, het voorwiel ronddraaiend als het rad van avontuur. We lieten ons op de grond vallen, rollend van hysterisch plezier om niks. Twee minuten, een uur, er kwam in ieder geval een eind aan. De tevreden opluchting of een warme buik van ontlading bleef uit.

Fred pakte de drankfles van de grond en dronk, gaf hem aan mij en ik dronk. M'n slokdarm stond in brand, de vlammen lekten m'n lege maag met geweld binnen. Fred gooide de halflege fles tegen een boom en sprak toen de magische woorden: 'We gaan naar huis, we gaan dope halen'.

Het gaf ons vleugels. We hadden besloten onze vermoorde vriend op te gra-
ven, we zouden hem weer tot leven wekken. Ik sprong bij Fred achterop de
fiets en slingerend kwamen we bij de boot. De fiets gooide Fred ergens neer.
De lieve bloemetjesjurk was vergeten, evenals de puinzooi die we hadden
achtergelaten. We stapten op de boot en vertrokken gewoon. We waren im-
mers junkies.

Uit: Leven na de dope (Linde 1999)

2.4 Verslaving als systeemproblematiek

Verslaving heeft zoals al eerder gezegd een grote invloed op de directe naasten van de verslaafde. In veel relaties vormt de verslaving een groot probleem; alle leden van het gezin lijden eronder. In de loop der jaren vormt het gezin/de relatie zich vaak tot een gesloten systeem waar grote druk op elkaar wordt gelegd om de verslaving geheim te houden voor de buitenwereld, die immers alleen maar veroordeelt. Deze geheimhouding en vergoelijking van de problemen geeft grote emotionele druk en spanningen. Kenmerkend zijn de echtgenote die denkt dat het haar schuld is dat haar man zoveel drinkt en gokt en de moeder die denkt dat zij een grote fout in haar opvoeding heeft gemaakt omdat haar dochter verslaafd is aan de harddrugs.

In de hulpverlening aan verslaafden gaat men uit van de systeembenadering (Ter Heine 1998). Deze benadering houdt in dat men de oorzaken van de verslaving niet uitsluitend binnen het individu zoekt. De diagnostiek en de behandeling richten zich derhalve op zowel het individu als op het relationele netwerk waarbinnen de verslaving is ontstaan en in stand wordt gehouden. Alle belangrijke anderen worden bij de therapie betrokken, dus niet alleen de geïdentificeerde 'patiënt'. Binnen de systeembenadering besteedt men aandacht aan de onderlinge interacties. Als de verslaving ophoudt te bestaan in de actieve vorm, namelijk die van zeer regelmatig gebruik, dan verandert niet alleen de verslaafde maar de gehele omgeving die direct bij de verslaafde is betrokken. De therapie richt zich eveneens op de opbouw en afbouw van bestaande relaties.
Een belangrijk begrip binnen de systeemtherapeutische kijk op verslaving is 'codependency'. Hiermee wordt bedoeld dat sommige partners van verslaafden medeverslaafd raken, doordat hij/zij niet los kan komen van het verslavingsgedrag van de ander. De prevalentie van deze vorm van verslaving is weliswaar klein maar het verschijnsel op zich is een belangrijk gegeven voor de hulpverlening. Als het goed gaat met de verslaafde gaat het ook goed met de partner en andersom. Meestal leeft men al een tijd samen voordat de partner ontdekt dat de ander verslaafd is. Daarna wordt het vaak zorgvuldig geheim gehouden voor de buitenwereld. Vervolgens gaat men zelf proberen de verslaafde ervan af te helpen (de reddersrol). Naarmate dit steeds vaker mislukt, zal de partner afkeer laten blijken ten opzichte van de verslaafde: men gaat scènes schoppen en veelvuldig aanklagen. Vervolgens gaat de partner medelijden krijgen met zichzelf (de slachtofferrol).

Een valkuil ligt in het aangaan van een 'maatjes'verhouding met een hulpverlener als de partners samen de hulpverlening opzoeken om de verslaving te stoppen. De partner verschuift zich zo achter de hulpverlener en werkt niet aan zijn/haar eigen latente verslavingsprobleem.

De volgende gedragingen van de partner wijzen op medeafhankelijkheid (De Wit 1994):
- de verslavingsgedragingen en de reactie van de ander hierop kunnen ervoor zorgen dat de partner zijn/haar eigen waarde afhankelijk gaat maken van de vermogens om de gevoelens en gedragingen van de ander (de verslaafde) te beïnvloeden/controleren in situaties waarin dat juist niet kan;
- men gaat verantwoordelijkheid nemen voor de behoeften van anderen en gaat aan de eigen behoeften voorbij;
- de partner heeft moeite een onderscheid te maken tussen zichzelf en de ander in intieme situaties;
- vaak zijn er meerdere relaties achter elkaar met verslaafden.

2.5 Verborgen verslavingen

Met verborgen verslavingen bedoelen we verslavingen die zich aan het zicht van de hulpverlening onttrekken. Een aantal mensen met verslavingsproblemen komt niet in contact met de hulpverlening. Dat men niet naar de hulpverlening gaat, kan drie redenen hebben. Allereerst kan het zo zijn dat iemand geen hulp nodig heeft omdat hij/zij zich uitstekend zelf redt. Men houdt zich goed staande ondanks een verslaving die grote invloed heeft op het dagelijkse leven.

Ten tweede kan het hier gaan om een groep mensen die niet in staat is om contacten te leggen met de hulpverlening, bijvoorbeeld omdat men zich moeilijk aan afspraken kan houden of omdat men de hulpverleners doodgewoon niet begrijpt vanwege taalproblemen. Ook zijn er verslaafden die te weinig kennis van het reilen en zeilen van de gezondheidszorg hebben.

Ten derde zijn er mensen die hun verslaving bewust verborgen willen houden. Of mensen het gebruik en het misbruik van een verslavend middel geheim willen houden, is afhankelijk van de waarden en normen rondom het gebruik. Hierin bestaan verschillen tussen mannen en vrouwen, ouderen en jongeren, sociale klassen en etnische achtergronden. Bovendien heeft het te maken met de situatie waarin men gebruikt (waarom en waar men gebruikt) en de geloofsovertuiging die men heeft (De Zwart 1995).

Voorbeeld

- In Nederland zijn naar schatting 28.000 harddrugsgebruikers. Door de verstrekking van methadon op grote schaal heeft de hulpverlening veel verslaafden bereikt. Inmiddels heeft driekwart van deze verslaafden zeer regelmatig contacten met de hulpverlening.

- Uit eerdere onderzoeken van meerdere verslavingsonderzoeksinstituten blijkt daarentegen dat de aan medicijnen (benzodiazepinen) verslaafde mensen, meestal vrouwen, onbekend blijven. Zij willen hun verslaving verborgen houden voor hun omgeving.
- Mensen met gokverslavingsproblemen houden hun verslaving en de daaruit voortvloeiende problemen vaak verborgen tot de nood erg hoog is gestegen.

Uit dit voorbeeld blijkt dat een gedeelte van de verslaafden niet door de hulpverlening wordt gezien. Men weet daarom weinig over deze groep. Onbekend zijn bijvoorbeeld: het gebruikerspatroon (wanneer gebruikt men wat en waar gebruikt men) en welke middelen worden gebruikt. We weten ook niet hoe de algemene gezondheidstoestand van deze mensen eruitziet. Uit het laatste vloeit voort dat de zorgvragen (als deze er zijn) eveneens onbekend zijn. Het is voor de hulpverlening derhalve moeilijk om zich aan te passen aan de noden van juist die verslaafde mensen.

Het verbergen van een verslaving kan eveneens te maken hebben met angst voor de omgeving of met zelfbescherming, omdat de verslaafde niet nog meer beschadigd wil worden. Het komt bijvoorbeeld voor dat mensen met verslavingsproblemen uit onvrede met de specifieke verslavingszorg elders in de gezondheidszorg hulp voor hun problemen zoeken. Vaak krijgen zij dan te maken met hulpverleners die de verslaving niet voldoende onderkennen. Daar staat tegenover dat de verslaafde zelf ook niet altijd vertelt dat er problemen zijn met bijvoorbeeld de alcohol. Kortweg gesteld: de verborgenheid van een verslaving wordt vergroot door het geheimhouden van het gebruik van een verslavende stof en door de slechte signalering en rapportage door de hulpverleners.

De gezondheidsproblemen die mensen met verslavingsproblemen hebben, zullen juist verslechteren doordat zij geen contacten hebben met enige vorm van hulpverlening.

Voorbeeld 1

Op een middelgrote Riagg komt al een aantal jaren een nu 45-jarige man die steeds meer last heeft van depressieve klachten. De SPV'er en psychiater besteden veel aandacht aan de depressie en hoe hiermee om te gaan. De man heeft echter het gevoel dat de medicatie en therapie niet echt veel helpen. De beide hulpverleners willen eigenlijk wel eens af van de man want zij beginnen hem te beschouwen als een hopeloos geval. In de vakantie neemt een andere collega tijdelijk waar en deze begint na twee sessies te vermoeden dat deze man drinkt, en wel meer dan eigenlijk goed voor hem is. Bij directieve navraag blijkt dat de man al jaren stevig drinkt en meerdere malen banen is kwijtgeraakt door drank op de werkvloer.

Voorbeeld 2

In een algemeen ziekenhuis wordt op de afdeling interne geneeskunde een 35-jarige vrouw opgenomen. Bij een val van de trap heeft zij misschien inwendig letsel opgelopen. In ieder geval heeft zij een fors brilhematoom en een gebroken been. Tijdens de eerste dagen van haar verblijf op de afdeling wordt tijdens de overdrachten en cliëntenbespreking meerdere malen gesproken over alcoholmisbruik. Het vermoeden dat is ontstaan krijgt een bevestiging als de bloeduitslagen hier ook op wijzen. De verpleegkundigen vragen echter niet door over dit probleem. De arts schrijft het vermoeden alleen op het voorblad op de status. De vrouw begint niet zelf over haar alcoholgebruik.

Uit deze voorbeelden blijkt dat de verslavingszorg zich telkens weer moet afvragen of alle verslaafden wel worden bereikt en wie dan precies niet en welke zorgvragen er bestaan. De hulpverlening zal op de toekomst vooruit moeten lopen door de zorgvragen te inventariseren en door hier de hulpverlening op af te stemmen. Door vroegsignalering en wetenschappelijk onderzoek is het mogelijk om de verborgen verslaafden en hun zorgbehoeften in kaart te brengen, bijvoorbeeld door als onderzoeker de wereld van de verslaafden op te zoeken en interviews te houden.

2.6   Verslaving en de toenemende vraag naar zorg

Doordat de gemiddelde leeftijd van de mens met verslavingsproblemen de laatste jaren is toegenomen, zullen er in de nabije toekomst steeds meer oudere verslaafden een beroep op de gezondheidszorg gaan doen. De gezondheid van een verslaafde neemt namelijk langzaam maar zeker af. Dit zal zeker gaan gelden voor de verslaafden die op straat leven en hun verslavende middel op een schadelijke wijze tot zich nemen. In de Randstad moet men een steeds grotere groep ouder wordende verslaafden gaan opvangen, terwijl de grensgebieden van de Randstad de steeds jongere verslaafden in de hulpverlening krijgen.

In de loop der jaren zullen de verslaafden die nu reeds besmet zijn met het aids-virus een steeds sneller verslechterende gezondheid krijgen en derhalve zullen zij steeds meer professionele zorg nodig hebben. In verschillende verpleeghuizen zijn al aparte afdelingen voor aids-patiënten. In deze zorgverlening zullen ook verzorgenden en verpleegkundigen meer expertise moeten ontwikkelen in de opvang en behandeling van verslaafden met aids in hun laatste levensstadium.

De komende jaren zal nog moeten blijken hoe de designer-drugs en ook de manieren en plaatsen waar deze worden gebruikt verslavingsproblemen veroorzaken. Het gaat hierbij voornamelijk om xtc en de aan deze stof verwante drugs die op de lijst 1, drugs met onaanvaardbare gezondheidsrisico's, van de Opiumwet zijn geplaatst. Inmiddels is al wel duidelijk dat de personen die deze drugs gebruiken en hiermee experimenteren, vergeleken met de andere drugsverslaafden jong zijn. Zij zijn van een jongere generatie. De hulpverlening zal zich meer moeten richten op de problemen van deze jonge verslaafden.

In de huidige hulpverlening is een belangrijke trend ontdekt, namelijk mensen die alleen een cocaïneverslaving hebben ontwikkeld. Was het polydruggebruik een belangrijke trend in de vroege jaren negentig, de komende jaren zal de groep verslaafden aan pure cocaïne waarschijnlijk sterk groeien. In de grote steden in de Randstad begint deze groep verslaafden sterk toe te nemen. Verschillende onderzoeksinstituten, waaronder de Katholieke Universiteit Nijmegen, zijn reeds begonnen met onderzoek hiernaar.

Hierna volgt een aantal kenmerkende voorbeelden van mensen die vanwege een verslaving in de huidige zorg terechtkomen.

Voorbeeld 1

Een vrouw gaat naar haar huisarts vanwege angstaanvallen. Zij krijgt de bekende tranquillizers voorgeschreven en wordt hier langzaam afhankelijk van, omdat de onderliggende oorzaken van de angstaanvallen om allerlei redenen niet worden aangepakt (Haafkens 1997). Uiteindelijk wordt zij opgenomen met depressieve klachten.

Voorbeeld 2

Een jonge man krijgt een ernstig motorongeluk en verblijft een aantal weken in coma in het ziekenhuis. Lichte hersenbeschadigingen maken dat hij zijn werk niet meer kan uitoefenen. Bovendien houdt hij altijd aanwezige erge pijn in zijn benen en heupen. Nadat hij vele soorten pijnmedicatie heeft uitgeprobeerd, blijkt dat heroïne en methadon het best en langdurigst werken. De jongen is nu afhankelijk van deze drugs en glijdt in de loop der jaren steeds verder weg uit het sociale milieu waarin hij zich veilig voelde. Zijn algehele lichamelijke gezondheid gaat langzaam achteruit en hij komt steeds vaker met slecht genezende wonden bij de verpleegkundige in de methadonbus.

Voorbeeld 3

Een 28-jarige man wordt wegens agressieve gedragingen in combinatie met suïcidale uitingen via de crisisdienst van een Riagg opgenomen op een gesloten afdeling van een psychiatrische instelling. Nadat een aantal gesprekken met de psychiater en zijn vaste verpleegkundige mentor hebben plaatsgehad blijkt hij al vijftien jaar fors te gokken en een schuld van 30.000 gulden te hebben opgebouwd. Hij weet niet meer hoe hij zich eruit moet redden. De wanhoop is erg groot geworden.

Voorbeeld 4

Tijdens het weekeinde wordt op de PAAZ van een algemeen ziekenhuis een 16-jarige jongen opgenomen die geheel in de war, gedesoriënteerd in persoon, plaats en tijd door de politie is aangetroffen op straat. De jongen blijkt de afgelopen jaren chronisch psychotisch te zijn geweest vanwege zijn dagelijkse gebruik van cannabis.

De gevolgen van een verslaving voor de directe omgeving zoals ouders, vrienden, partners, kinderen van verslaafden en anderen worden nogal eens onderschat, omdat veel aandacht naar de verslaafde zelf gaat. Door een verslaving gaan vele relaties kapot, soms duurt dit jaren en veroorzaakt het aan beide kanten veel leed. De zorg aan juist deze mensen zal de komende jaren eveneens toenemen.

Bij harddrugsverslaving valt de overlast voor de maatschappij direct op. Dit betreft vooral criminaliteit, waar natuurlijk niemand mee geconfronteerd wil worden. De meeste opvangvoorzieningen voor deze verslaafden hebben dan ook als een van hun doelstellingen dat de overlast voor de omgeving moet verminderen. Sommige buurten reageren heftig als blijkt dat er een opvang voor harddrugsverslaafden zal worden gevestigd. Het overlastprincipe krijgt binnen de hulpverlening een steeds grotere plaats.

Dit gebeurde bijvoorbeeld in Arnhem, waar een buurt zodanig protesteerde tegen een legale zone voor straatprostitutie (waarin voornamelijk verslaafde vrouwen hun werk verrichten), dat deze er niet kwam. Alle straatprostituees werden nagejouwd en beschimpt en dat terwijl 1 op de 4 mannen in Nederland prostituees bezoekt en dus kan worden aangenomen dat zich onder deze scheldende mannen ook bezoekers bevonden. De verslaafde (straat)prostituee heeft te maken met een dubbel negatief beeld: prostituee en verslaafde. De verdeling van de financiële middelen wordt beïnvloed door de bovenstaande ontwikkelingen en voorbeelden.

2.7 Verpleegkundigen en hun contacten met verslaafden

Overal in de gezondheidszorg werken verpleegkundigen in vele functies. Mensen die direct of indirect te maken hebben met verslavingsproblematiek komen in diezelfde gezondheidszorg op vele plekken de verpleegkundige tegen. Bij verslaafden vormt de verslaving niet altijd de directe aanleiding om naar de gezondheidsinstellingen te gaan. Integendeel, meestal zijn het de gevolgen van een verslaving die aanleiding geven tot een bezoek. In de algemene ziekenhuizen komen verslaafden vooral verpleegkundigen tegen op de afdeling interne, gynaecologie, chirurgie, de kinderafdeling en de eerste hulp. In de psychiatrische instellingen zijn het de opnameafdelingen en de langdurige opvangvoorzieningen. In de gevangenissen werken ook verpleegkundigen, die te maken hebben met een groeiend aantal verslaafde gedetineerden. En zo kunnen vele voorbeelden gegeven worden.

In deze contacten zullen verpleegkundigen alert moeten zijn op de mogelijkheid dat ze onbewust meehelpen een verslaving in stand te houden. Dat kan ten eerste gebeuren doordat ze een verslaving niet herkennen en ten tweede doordat er te weinig mee wordt gedaan in de dagelijkse zorg. Wie kent niet het volgende voorbeeld.

Voorbeeld

In een verpleegkundige overdracht wordt een patiënt besproken. Er wordt hardop gezegd dat deze zeer waarschijnlijk verslaafd is aan de alcohol. Iedere aanwezige verpleegkundige heeft hier een mening over of geeft weer hoe de patiënt zich gedraagt en wat men ervan vindt. In de directe contacten met de patiënt wordt er verder echter niets meer mee gedaan.

Bovendien hebben verpleegkundigen die niet goed weten hoe met een verslavingsprobleem moet worden omgegaan of die in de contacten met verslaafde patiënten onzeker zijn, de neiging om de zorg met betrekking tot de verslaving af te schuiven op andere hulpverleners. Juist dit zorgt ervoor dat de cliënt vele hulpverleners aan het bed krijgt en de verpleegkundige het overzicht over de zorg verliest. In het navolgende wordt een voorbeeld van deze expertise gegeven.

Voorbeeld 1

In het door de Universiteit Utrecht uitgevoerd onderzoek (Van de Wijngaart e.a. 1997) naar de manieren van vertier en het gebruik van geestverruimende middelen op houseparty's werd geconcludeerd dat er door 64% van de bezoekers XTC wordt gebruikt. Daarnaast zijn tabak, amfetaminen en cannabis populair en gebruiken de bezoekers meerdere van deze stoffen op een avond door elkaar heen. Gedurende de avond zijn er bijna op alle party's EHBO-posten aanwezig die veelal door getrainde verpleegkundigen worden bemand. Deze verpleegkundigen inventariseerden de volgende gezondheidsklachten bij de bezoekers van de verschillende soorten houseparty's: maag- en darmklachten zoals misselijkheid en buikkrampen, klachten van het centrale zenuwstelsel zoals hoofdpijn en duizelingen en tintelingen en als laatste psychische klachten. De onderzoekers concluderen dat de verpleegkundige invalshoeken op zulke grote dansparty's de EHBO en de Safe House Campagne (onder andere het geven van voorlichting over veilig gebruik van de verschillende middelen) kunnen zijn. Zij hebben hier de benodigde expertise voor.
Van Beelen (1996) beschrijft in een artikel deze verpleegkundige zorg specifieker. De verpleegkundigen die tijdens de houseparty's hun werk doen, krijgen te maken met jonge mensen die kampen met hyperventilatie, kortademigheid, algehele malaise en braken door te veel XTC-gebruik en te weinig

rust en vocht. In de zalen zelf moeten zij mensen opvangen die gewond zijn geraakt door valaccidenten (onder andere door verwardheid) en soms door vechtpartijen. De verpleegkundigen hebben in de loop der jaren een expertise opgebouwd op het gebied van voorlichting over veilig gebruik, snel en vakkundig doorverwijzen van die mensen die niet snel genoeg opknappen. Verder is het in de gaten houden van de vitale functies van bezoekers, die vaak in kleine en volgepakte en zeer geluidsvolle ruimten liggen en zitten, een belangrijke verpleegkundige taak.

Voorbeeld 2

Een jonge drugsverslaafde (22 jaar) arriveert 's morgens op de methadonpost om zijn portie vloeibare methadon op te halen bij de verpleegkundige die die dag dienst heeft. Hij vertelt dat hij de volgende dag een gastroscopie moet ondergaan vanwege aanhoudende maagklachten. Hij heeft bij de internist aangegeven dat hij dagelijks methadon slikt en dat hij jaren geleden bij een overdosis harddrugs een acute gastroscopie heeft ondergaan die voor hem traumatisch is geweest omdat de hulpverleners hardhandig te werk gingen, zeker bij het inbrengen van de scopieslang. De arts raadt hem aan van tevoren een benzodiazepinepil in te nemen. De jongen vraagt de verpleegkundige om raad, omdat hij niet zomaar benzodiazepine kan innemen. Hij zit namelijk in een methadon-afkickprogramma en moet regelmatig urinecontroles laten doen om aan te tonen dat hij naast de methadon geen andere drugs (ook geen sederende medicatie) gebruikt.

Het advies van de arts is niet echt doordacht, want bij navraag bij de verslaafde man blijkt dat hij op zijn eigen verzoek een lichte keelverdoving kan vragen die in het ziekenhuis niet standaard wordt gedaan. Als de verpleegkundige met hem nagaat waar hij precies bang voor is en hem stap voor stap uitlegt wat er precies gebeurt bij een gastroscopie en dat het inbrengen en scopiëren zelf eigenlijk maar een kort aantal minuten duurt, geeft de man zelf aan geen valium te willen slikken omdat de keelverdoving voldoende geruststelling voor hem is.

Werkers in de gezondheidszorg, in ieder geval de verpleegkundigen, moeten zich bewust zijn van de meervoudige problematiek bij verslaving. Als de verpleegkundige een basisanamnese maakt (bij de eerste contacten met een patiënt), een periodieke anamnese (bij een hernieuwd contact met een patiënt terwijl er al gegevens bekend zijn), een crisisanamnese (bij een plotseling optredend gevaar voor het leven) of een probleemgestuurde anamnese (gegevens die bij de dagelijkse zorg van belang zijn), zal zij zich ervan bewust moeten zijn dat een verslavende stof andere medicatie kan tegenwerken en/of versterken. Medische onderzoeken kunnen worden bemoeilijkt door acuut gebruik en/of afkicken. Bij het vermoeden van een verslaving en/of dagelijks gebruik van verslavende stoffen moeten zij doorvragen en doordenken. En zeker als de persoon in kwestie zelf aangeeft verslavende middelen te gebruiken, moet men stilstaan bij de consequenties die dit kan hebben voor de medische en verpleegkundige zorg. Het stilzwijgen geeft alleen maar problemen voor de patiënten.

Verpleegkundigen vergeten door het verslavingsgedrag van een verslaafde patiënt nogal eens dat verslaafden gewone mensen zijn die normale gevoelens van angst, onzekerheid en dergelijke hebben. Zij beschouwen de verslaafde niet als een gewoon mens en mijden hem. Dat dit niet de juiste benadering is staat als een paal boven water. Maar verpleegkundigen vergeten bovendien dat de verslaafde persoon zelf een bron van kennis is wat betreft de stoffen en de werkingen hiervan, de *scene* waarin wordt gebruikt en allerlei andere zaken die met de verslaving te maken hebben. Deze mensen kunnen gewoon worden gevraagd naar onduidelijkheden die er op dat moment nog bestaan. Mijd de verslaafde niet, deze is een bron van wijsheid, zeker op het gebied van de zelfmedicatie.

Voorbeeld 1

Jacob van de Molen, IC-verpleegkundige: 'Ik merk dat verslaafden heel mondig zijn, hun eigen situatie is uitzichtloos en dat is niet zomaar gekomen, daar hebben ze jaren over kunnen nadenken. Ze hebben in de loop der jaren veel bagage meegekregen en als je de nodige kennis mist moet je gewoon je werk doen en niet de hulpverlener gaan spelen, dat werkt averechts. Je moet naar ze luisteren.'

Voorbeeld 2

Roelie is 26 jaar, heeft de HBO-V gedaan en werkt drie jaar in dit ziekenhuis. Ze heeft weinig ervaring met verslaafden, herkent ze ook niet als zodanig. Er zijn wel eens alcoholisten op de afdeling waar ze werkt opgenomen geweest. Ze herinnert ze als: veeleisende en lastige mensen, 'een beetje viezig ook'.

Ze probeerde ze altijd zoveel mogelijk te ontlopen waar ze zich ook wel eens schuldig over voelde. In haar opleiding is het onderwerp verslaving wel behandeld maar dat was toch minimaal. Zoals ze het zelf omschrijft: 'De praktijk is nu eenmaal anders.'

2.8   Literatuur

Aidsfonds, *Alles over Aids*, 1997a.

Aidsfonds, *Handboek Aids*, 1997b.

American Psychiatric Association, *DSM-IV, Diagnostic and Statistical Manual of Mental Disorders Criteria*. Washington DC 1994[4].

Beelen, A. van, 'Pappen en nathouden: verpleegkundige hulp tijdens house party's'. In: *Verpleegkunde Nieuws*, 24 oktober 1996, pp. 12-15.

Brink, W. van den, 'Etiologie en pathogenese van verslaving'. In: *Nederlands Tijdschrift voor Geneeskunde* 50, 16 december 1996.

Epen, J.H. van, *De drugs van de wereld, de wereld van de drugs*. Bohn Stafleu Van Loghum, Houten 1995.

Epen, J.H. van, *Drugsverslaving en alcoholisme, kennis en achtergronden*. Bohn Stafleu Van Loghum, Houten 1997.

Ferdinand, R., 'Het beloop van psychopathologie: van puberteit naar jong-volwassenheid'. In: *Maandblad Geestelijke Volksgezondheid* nr 3, 1997.

Geerlings, P.J. en Brink, W. van den, 'Verslaving en psychiatrische comorbiditeit'. In: *Handboek Verslaving*. B6310, p. 3-30. Bohn Stafleu Van Loghum, Houten 1995.

Geerlings, P.J., 'Populaire harddrugs'. In: *Geneesmiddelenbulletin* 32 (1998), nr. 4, pp. 39-47.

Gunning, W.B., 'Attention Deficit Hyperactivity Disorder. How to deal with vulnerability'. In: *Jellinek Quarterly* 1/2 (1997), June.

Haafkens, J., *Rituals of Silence. Long-term tranquillizer use by women in the Netherlands. A social case study*. Het Spinhuis, Amsterdam 1997.

Heine, B.G.T.J. ter, 'Relatie en relatietherapie van de alcoholist en zijn partner'. In: *Handboek Verslaving*, B4345, pp. 3-31, Bohn Stafleu Van Loghum, Houten 1998.

Herpers, P.C.M. & J.K. Buitelaar, 'De validiteit en de betrouwbaarheid van de diagnose ADHD bij volwassenen'. In: *Tijdschrift voor Psychiatrie* 30 (1996), nr. 11.

Koning, W., 'De ban van Fortuna'. In: *Verpleegkunde Nieuws/Vpn* 10 (1996), nr. 21, pp. 20-21.

Landelijk infocentrum hepatitis, *Hepatitis B*. 1997.

Linde, L., *Leven na de dope*. In voorbereiding 1999.

Mainline, TBC (strooifolder). Stichting Mainline, Amsterdam 1997.

Nederlandse Stichting tot bestrijding van sexueel overdraagbare aandoeningen, *Handboek SOA*. 1997.

Noorlander, E.A., 'Psychiatrische consequenties van verslaving'. In: *Nederlands Tijdschrift voor Geneeskunde* 50, 16 december 1995.

Overijssels Centrum voor de Geestelijke Gezondheidszorg, *Drugs eerste hulp*. 1997.

Staff, A., 'The Drackpackers'. *Nursing Times* 87 (1991), nr. 4, pp. 29-31.

Stichting SOA, *Veilige sex in werk en privé*. Utrecht 1997a.

Stichting SOA, *Folder safe sex*. Utrecht 1997b.

Trimbos-instituut, *Verslavingszorg en besmettelijke ziekten*. 1997.

Trimbos-instituut, *Dubbele diagnose. Dwalen tussen psychiatrie en verslavingszorg*. Documentatie Najaarsconferentie 8 november 1996, Ede.

Verheul, R., *The role of Diagnosing Personality Disorders in Substance Abuse Treatment. Prevalence, Diagnostic Validity, and Clinical Implications*. Thesis Publishers, Amsterdam 1997.

Weeghel, J. van, A. Elling & J. van der Marck, *Dubbele diagnose. Dwalen tussen psychiatrie en verslavingszorg*. Trimbos-instituut, Utrecht 1997.

Wijngaart, G. van de, R. Braam, D. de Bruin, M. Fris, N. Maalsté & H. Verbraeck, *Ecstasy in het uitgaanscircuit. Sociaal-epidemiologisch onderzoek naar de aard, omvang en risico's van het gebruik van XTC en andere uitgaansdrugs op house party's.* Universiteit Utrecht/Ministerie van Volksgezondheid Welzijn en Sport, 1997.

Wit, M. de, 'Codependency in relaties met druggebruikers'. In: *Vrouw & Gezondheid* (1994), augustus, pp. 6-9.

Zwart, W.M. de, 'Epidemiologie van alcoholgebruik in Nederland'. In: *Handboek Verslaving.* A 5000, pp. 3-23. Bohn Stafleu Van Loghum, Houten 1995.

Zwart, W.M. de, 'Epidemiologie van drugsgebruik in Nederland'. In: *Handboek Verslaving,* september 1996.

Zwart, W.M. de & C. Mensink, *Jaarboek Verslaving: over gebruik en zorg in cijfers.* Bohn Stafleu Van Loghum, Houten 1995.

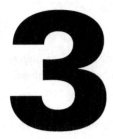

Linda Linde, Ruud Rutten, Diny Huson-Anbeek en Chris Loth

Verslavingsgedrag en verpleegkundige aandachtspunten

3.1   Inleiding

Verpleegkundigen spelen een belangrijke rol in het herkennen van verslavingsproblemen in de praktijk, in het informeren van andere hulpverleners hierover, in het doorverwijzen van mensen met verslavingsproblemen naar de juiste hulpverlening, in het geven van voorlichting over verslaving en natuurlijk in het geven van de dagelijkse zorg aan mensen die verslaafd zijn. Verpleegkundigen kunnen in al deze zaken een belangrijke rol spelen doordat zij degenen zijn die 24 uur per dag de directe zorg leveren en dus in direct contact met de cliënten staan. Als de verpleegkundige de verslaving beter onder ogen ziet kan het verplegen van een verslaafde een uitdaging worden, kan de zorg menselijk zijn en kan de verpleegkundige een betere gezondheid bevorderen.
Verpleegkundigen komen overal in de gezondheidszorg op zeer verschillende manieren mensen tegen die te kampen hebben met verslavingsproblematiek. Verslaafden in acute situaties ontmoeten zij bijvoorbeeld op de EHBO of tijdens een crisisdienst van een Riagg. Maar ook bij reguliere opnamen in de algemene ziekenhuizen en/of psychiatrische instellingen worden verpleegkundigen vaak geconfronteerd met verslaving. Soms betreft het opnamen die het directe gevolg zijn van een verslaving, bijvoorbeeld een overdosis van een middel. In andere gevallen staat de opname in indirect verband met een verslaving en zal de verslaving zelf vaak in een later stadium bekend worden doordat een cliënt gaat afkicken. Ook blijven er altijd contacten in het ziekenhuis bestaan die geen enkele relatie hebben met de verslaving.

In dit hoofdstuk gaan we verder in op verslavingsgedrag, op het vroegtijdig signaleren van verslaving en op de manier waarop er in de praktijk met verslavingsgedrag moet worden omgegaan. De opzet van dit hoofdstuk is niet alleen droge theorie. De auteurs hebben gepoogd om de theorie voor de dagelijkse praktijk inzichtelijk te maken met behulp van veel interviews met zowel verslaafde mensen zelf, als verpleegkundigen die op allerlei plekken werkzaam zijn. De auteurs zijn zich ervan bewust dat de voorbeelden niet volledig kunnen zijn. De voorbeelden zijn gekozen op herkenbaarheid en onderlinge overeenkomsten, maar soms juist ook de verschillen om een bepaalde problematiek scherper tot uitdrukking te laten komen.

> *Ze plofte met haar stevige verpleegsterskont op de rand van mijn bed. 'Hoe gaat ie?' vroeg ze.*
>
> *Mijn junkie-hersentjes registreerden haar komst en associeerden die vrijwel onmiddellijk met pillen: een wit gesteven schort betekende verzorging en verdoving.*
>
> *'Niet zo goed', klaagde ik.*
>
> *Ik voelde me eigenlijk wel goed maar dat kon over een uurtje best wel over zijn. Een paar extra pijnstillers was dus geen overbodige luxe.*
>
> *Ze keek me over haar halve brilletje streng maar liefdevol aan, en ze toverde een glimlach te voorschijn. 'Wat gaat er niet zo goed?'*
>
> *'Ik heb vreselijk veel pijn', zei ik en wees op de dekens ergens in de buurt van mijn buik, waar een vers litteken zat. Ik toonde mijn meest dramatische gezicht. Nu was daar niet zo veel inspanning voor nodig; een blik in de spiegel en ik zag alleen maar drama. Een leptosoom, uitgehold door de dope, een jong gezicht gemaakt van oude lappen. Ze bleef glimlachen en mijn trukendoos gleed langzaam naar de rand van het bed en viel tinkelend aan haar voeten stuk. Ze deed net of ze het niet hoorde en als dat wel zo was kon ze goed toneelspelen. Gebiologeerd staarde ik haar aan.*
>
> *'Kom', zei ze, 'bewegen is goed voor je', en ze sloeg de dekens terug. Ik zette mijn spillebenen naast het bed en even later liep ik, eerst ondersteund door haar en later op eigen kracht, door de ziekenhuisgang. We waren drie keer op en neer geweest toen ze me een kamertje binnenloodste.*
>
> *'Tied veur een pafke', zei ze en pootte een asbak van enorme afmetingen midden op het kleine tafeltje. Ze bood me een sigaret aan die ik met zoveel gretigheid aanvaardde en oprookte dat het gênant was.*
>
> *Ik bloosde.*
>
> *Dat had ik al jaren niet meer gedaan.*
>
> *En toen moest ik huilen.*
>
> *Ook dat was lichtjaren geleden.*
>
> *'Toe maar' zei ze, 'huil maar eens lekker'.*
>
> *Maar het was niet lekker, het was verschrikkelijk. Ik wist helemaal niet meer hoe fatsoenlijk huilen eruitzag, laat staan hoe het voelde.*
>
> *Ze kende de kunst van spreken en zwijgen op het juiste moment. Toen ik huilde zweeg ze en toen ik met een knokige knuist door m'n ogen wreef vroeg ze of ik wilde praten. Er zat een warm menselijk wezen tegenover me, ik wilde haar mijn hele verrotte leven vertellen.*
>
> *'Ik heb meer pijnstillers nodig', zei de junk.*
>
> *'Je hebt volgens mij iets anders nodig', zei de mens.*
>
> *Mijn uitgeholde ziel kromp in elkaar. 'Wat heb ik nodig dan?', vroeg ik.*

'Volgens mij weet je heel goed wat je nodig hebt', zei ze, 'denk er maar eens over na. Nog een sigaretje!'

L.L. Uit: *Leven na de dope (Linde 1999)*

3.2 Verslavingsgedrag

Als een middel of een bepaalde soort gedrag verslavend is geworden voor een persoon dan betekent dit dat alle andere zaken in het leven op de tweede plaats staan. Hieruit vloeit een aantal gedragingen voort die 'verslavingsgedrag' worden genoemd (zie hiervoor ook hoofdstuk 1). In de dagelijkse praktijk van het verplegen is het belangrijk om deze gedragingen op tijd te signaleren, wat echter niet altijd even gemakkelijk is. Als eenmaal het vermoeden bestaat dat er sprake is van een verslaving, is de volgende stap het bespreekbaar maken hiervan.

Wat is verslavingsgedrag en hoe gaat men ermee om? Ieder verslaafd mens vertoont in meer en/of mindere mate verslavingsgedrag. Dit gedrag zorgt vaak voor een moeilijke omgang met anderen en kan ruzies en achterdocht veroorzaken. De verslaafde wordt in veel gevallen uiteindelijk gemeden. Daar staat tegenover dat de meeste verslaafde mensen zich schamen voor hun verslaving en soms bang zijn hiervoor uit te komen of het heel moeilijk vinden om erover te praten met anderen. Vaak is het ook voor hen moeilijk om de klachten die ze hebben in verband te brengen met hun verslaving.

Er zijn weinig psychische problemen die zulke sterke emoties oproepen als verslaving. Door de grote belangstelling in de media heeft bijna iedereen wel een opvatting over verslaving en over de verslaafden. Het maatschappelijke oordeel is doorgaans zeer negatief. Verslaafden worden gezien als zwak, onverantwoordelijk en een gevaar voor de samenleving. Ze zijn de moderne paria's. Hierdoor zijn we al vooringenomen tegenover de verslaafde nog voordat we ons goed in hem of haar hebben kunnen verdiepen. Bovendien is dat vooroordeel vaak gebaseerd op onze ervaringen met een relatief klein en problematisch deel van de totale groep verslaafden: de zwerver in de straat, degene die almaar behandeling weigert, de junkie op Hoog Catharijne enzovoort. Anderzijds komen deze vooroordelen wel voort uit het gedrag dat een verslaafde gaat vertonen doordat hij verslaafd is. Er zijn natuurlijk verschillen in deze gedragingen, maar er zijn evenzovele overeenkomsten die hierna afzonderlijk zullen worden besproken, zoals onder andere *ontkenning, projectie, rationalisatie* en *magisch denken.*

Ontkenning

Ontkenning uit zich in liegen over het gebruik, minimaliseren van het gebruikspatroon, anderen de schuld geven van de eigen verslaving en het wegrationaliseren van de ernst van de situatie. Als een verpleegkundige een vermoeden heeft van een verslaving en hierover navraag doet bij de desbetreffende persoon, zal het vaak voorkomen dat deze man of vrouw eromheen gaat draaien en op een ander onderwerp wil overstappen. Verslaafde mensen zijn meesters in het verbergen van hun verslaving. Daarbij horen natuurlijk ook het ontkennen van het gebruik en het liegen over de gebruikte hoeveelheid van een verslavend middel (vaak doet men dit om meer pijnstillers en dergelijke te kunnen krijgen). De verontwaardiging die ze tentoonspreiden als hun wordt gevraagd of ze gebruiken of gokken, is vaak niet van echte verontwaardiging te onderscheiden. Deze verontwaardiging kan overslaan in een allesoverheersende ontkenning, soms zelfs tegen beter weten in (men schaamt zich voor de verslaving).

Terugval

Wanneer we eenmaal zover zijn dat we op een productieve manier met een verslaafde cliënt werken, dan betekent dat in de hulpverleningssituatie meestal dat hij gaat ontgiften of minder en gecontroleerd gebruiken. De cliënt zelf en diens omgeving maar ook wij als hulpverlener hopen en verwachten dat dit het begin is van een ommekeer. Cliënten die in een keer afkicken en hun verslaving overwinnen, zijn echter uitzonderingen. Ernstig verslaafd raken is een proces van jaren en uit de verslaving geraken is dat ook. Opnieuw terugvallen in middelengebruik is eerder regel dan uitzondering. Toch is het zo dat elke periode van abstinentie (onthouding) en elke poging niet of minder te gebruiken, de zelfcontrole versterkt en genezing dichterbij brengt. Desondanks brengt een terugval bij de hulpverleners vaak gevoelens van onbegrip, irritatie of zelfs boosheid teweeg. Ook de omgeving van de cliënt voelt zich verraden en in de steek gelaten en die gevoelens kunnen we maar al te goed begrijpen. Het is vaak niet zo gemakkelijk om een onderscheid te maken tussen enerzijds de grens stellen aan het gedrag van de cliënt in zijn neiging om te gaan gebruiken en anderzijds een cliënt af te wijzen wanneer hij het bijvoorbeeld niet heeft volgehouden clean te blijven. Het leren hanteren van het subtiele onderscheid hiertussen vraagt een gezonde mate van distantie en vaak ook enige ervaring. Zeker bij zeer ernstig verslaafden betekent het afkicken en onder behandeling zijn vaak in korte tijd een enorme vooruitgang, zowel in lichamelijk opzicht als in psychisch en sociaal opzicht. Een volledig verwaarloosde en onhanteerbare cliënt wordt in een paar weken tijd een aangename en goed uitziende verschijning. Met enthousiasme wordt er hard gewerkt aan vooruitgang. Wanneer het dan toch weer misgaat, kan de teleurstelling groot zijn. De neiging om dan de cliënt af te wijzen is zeer sterk. Omgekeerd levert het alsmaar accepteren en meegaan in het gedrag van de cliënt ook geen uitzicht op verbetering. Zeker ernstig verslaafden wie het niet lukt om op eigen kracht clean te worden hebben in eerste instantie een zekere druk van buitenaf nodig om van het verslaafde middel af te blijven.

Op een dag

Op een dag werd ik wakker
en besefte dat ik weer leefde
op een dag werd ik wakker
en besefte dat ik zin had in de dag

op een dag werd ik wakker
en besefte dat het een moeilijke dag zou worden
deze dag
was het begin van de rest van mijn leven
deze dag
had ik weer zin om te bestaan
om weer verder te gaan
op een dag werd ik wakker
en besefte
dat ik aan het beseffen was
ik besefte
dat ik helder was

Misha (verblijft in een afkickcentrum)

Stiekem gebruik en manipulatie

Wanneer de negatieve reactie op gebruik zeer groot is en tegelijkertijd de trek in gebruik sterk, dan ligt het alternatief om stiekem te gaan gebruiken voor de hand. Zeker chronisch verslaafden hebben zich aangeleerd om op niet al te opvallende manier toch hun middel te kunnen gebruiken. Wanneer de verslaafde gebruikt heeft en we er naderhand achterkomen dat we dat niet in de gaten hadden, dan maakt ons dat gemakkelijk boos en gefrustreerd, niet in de laatste plaats omdat we onszelf een beetje dom vinden. Dat laatste is echter onterecht. Ook ten overstaan van ervaren drugshulpverleners is het voor verslaafden eenvoudig om stiekem te gebruiken. Daarom maken zij gebruik van bijvoorbeeld urinecontroles om dit verschijnsel te bestrijden.

Wanneer een cliënt stiekem gebruikt, betekent dit niet dat de hulpverlener gefaald heeft in bijvoorbeeld zijn vermogen de situatie onder controle te houden. Toch slaagt men er vaak moeilijk in om zich aan dit gevoel te onttrekken. Dit geldt eens te meer wanneer we zijn belogen, maar het is niet altijd eenduidig vast te stellen wanneer er van liegen sprake is. Er bestaat geen duidelijke grens tussen goede bedoelingen die niet worden waargemaakt en regelrecht liegen om stiekem te kunnen gebruiken.

Projectie en rationalisatie

Projectie uit zich in het ontkennen van de eigen onacceptabele gedragingen en het projecteren hiervan op anderen. Oorzaak is vaak de angst voor de werkelijkheid. Door rationalisatie probeert de verslaafde zijn/haar eigen gedrag te verantwoorden en goed te praten. Voor de verslaafde heeft dit als doel het soms kleine beetje zelfrespect te handhaven.

Magisch denken

Van magisch denken is sprake als iemand zijn verslaving verklaart met gedachten en re-
denaties die niet op de realiteit zijn gebaseerd. De verslaafde zelf is vaak de enige persoon die ervan overtuigd is dat deze gedachten waar zijn; anderen ervaren dit niet zo
(Sullivan 1995). Voorbeelden hiervan zijn een verslaafde vrouw die telkens aangeeft dat
het allemaal wel beter zal gaan als zij eenmaal moeder zal zijn, of een man die er heilig
van overtuigd is dat zijn leven snel weer in goede banen zal zijn geleid als hij in drie weken even afkickt. Hierna volgt een voorbeeldfragment van een verslaafde vrouw.

Brief aan mijn kleintje

Je was al een paar maanden in mijn buik aan het groeien toen ik het te horen
kreeg. Mijn verslaafde wereld stortte in en ik wist me geen raad. Maar een
paar huiluren verder heb ik mijn handen op mijn buik gelegd en heb je toen
voor het eerst gevoeld. Dat was mijn allereerste contact met jou, mijn klein-
tje. Jij gaf mij de moed en de kracht om van mijn verslaving af te komen. Op
een onbewaakt ogenblik ben ik toch weer gaan gebruiken terwijl jij in mij
groeide. Dat ik koos voor de snuif ondanks dat ik zielsveel van je hield, was
omdat de verantwoordelijkheid om jou op de wereld te zetten te zwaar voor
me was. Na lang overleg met mezelf en met jou heb ik besloten je weg te la-
ten halen, ik heb echt te veel drugs gebruikt toen jij in mij groeide. Met mijn
verstand heb ik de juiste keuze gemaakt. De laatste dag dat ik je in mij
droeg heb ik je verteld waarom ik je de kans om te leven ontnam; ik heb je
weg laten halen omdat ik van je hou. Je hebt nu een beter leven en dat geeft
mij de kracht om mijn leven te verbeteren. Om van de drugs af te blijven.

Tijdens haar opname probeerde ze haar probleem (ik ben zwanger, ik ben verslaafd, ik
weet niet wie de vader is) het probleem van de hulpverleners te maken, deze moeten
maar voor haar beslissen. Ze voelt zich als een kat in het nauw, immers: als ze kiest
voor een abortus betekent dat dat ze teruggaat naar haar niet-gebruikende vriend die
uiteindelijk ook eist dat ze afkickt, terwijl ze dat eigenlijk niet wil. Of ze draagt haar
zwangerschap uit, met de onzekerheid hoe haar toekomst eruitziet met een kind, en
waarvan ze niet weet wie de vader is. Ook speelt de vraag of het kindje wel gezond zal
zijn door al haar gebruik tijdens de zwangerschap.

Het is in een team erg belangrijk om een goed behandelplan te maken en één lijn te trekken. De verpleegkundige kan haar adviseren om contact op te nemen met een abortus-
kliniek om informatie te verkrijgen en haar zodoende een weloverwogen keuze te kunnen laten maken.
Ze legt de verantwoording om zelf een keuze te maken bij iedereen (haar vriend, de
hulpverlening, de verpleging) neer en probeert zo zelf buiten schot te blijven.
Het is belangrijk om hier als verpleegkundige niet in mee te gaan, maar de onderliggende boodschap eruit te halen.

De onderliggende boodschap is: 'ik voel mij schuldig, ik draag een kind in mij waarvan ik niet weet wie de vader is, terwijl ik niet weet of het kind gezond ter wereld komt omdat ik gebruikt heb tijdens mijn zwangerschap, ik durf de verantwoording daarover niet te dragen, los mijn problemen op'.

Het is van belang om haar afkickintenties serieus te nemen en haar daarin te steunen. Hoe emotioneel je je als verpleegkundige ook betrokken kunt voelen bij een dergelijk probleem rond een zwangerschap, professionele neutraliteit is altijd belangrijk; bespreek je eigen emoties in het team.

Drugszoekend gedrag

Het meest voorkomende en snelst te herkennen gedrag van iemand die wordt opgenomen en verslaafd is, is het 'drugszoekende' gedrag. Dit uit zich in doelloos rondlopen, in alle kasten zoeken enzovoort. Andere uitingen hiervan zijn bijvoorbeeld het opsparen van medicatie, het innemen van medicatie op een niet voorgeschreven tijdstip en het innemen van medicatie met bijvoorbeeld alcohol en/of andere medicijnen. Ook daar kan men ver in gaan.

Pasero (1997) geeft een aantal voorbeelden van het drugszoekende gedrag dat kan ontstaan als mensen een tijd lang pijnbestrijdende medicatie nodig hebben. Pasero beschrijft twee soorten drugszoekend gedrag. Het pseudo-drugszoekende gedrag ontstaat ten eerste als er verkeerde pijnbestrijding wordt gegeven en mensen op zoek gaan naar meer en beter. Ten tweede kan pseudo-drugszoekend gedrag ontstaan wanneer mensen van tevoren al bang zijn dat de pijn niet zal verdwijnen bij toediening, of daarna terug zal komen. Pasero geeft duidelijk aan dat dit gedrag snel zal verdwijnen bij iemand die niet verslaafd is, wanneer de verpleegkundige op de juiste wijze ingrijpt. Als het drugszoekende gedrag niet verdwijnt lijkt een verslaving een oorzaak te zijn.

Drop-out

Met name wanneer de controle doeltreffend is en de grenzen duidelijk worden gesteld, is er het risico van de drop-out: het afbreken van de hulpverleningsrelatie. De behoefte aan gebruik is zo groot dat de cliënt de hulpverleningsrelatie ervoor opoffert, stopt met de behandeling en gaat gebruiken. Als we de hulpverleningsrelatie helder hebben gehouden en duidelijke grenzen hebben gesteld, hoeven we ons niet belazerd te voelen. Dat betekent echter niet dat er niets aan de hand is. De cliënt is namelijk wel de hulpverlening kwijt en aan zijn lot overgelaten. In de meeste gevallen betekent dat een terugval in middelengebruik en het verstrijken van tijd voordat er weer opnieuw sprake is van een hulpvraag. Wanneer de cliënt wegloopt uit de behandelsituatie geeft ons dat vaak een negatief gevoel over de cliënt dan wel over onszelf, dan wel over beide.

Zat

Ga je maar
bezuipen
als die angst je komt
besluipen
geen wapen is
gevonden
voor deze diepe
wonden
zuip je maar
ladderzat
en val maar op je zatte
gat

L.L. 1983. Uit: Leven na de dope (Linde 1999)

Grenzeloos gedrag

Verslaafden vertonen vaak 'grenzeloze' gedragingen. Hun gedrag maakt een nogal overdreven indruk en lijkt obsessief. Het achter elkaar roken van sigaretten, het eindeloos inschenken en drinken van koffie, het eten van de ene boterham na de andere zonder zichtbaar genot. Men dringt aan of doet overdreven veel moeite om iets voor elkaar te krijgen.

Zo wekken ze vaak erg veel irritatie op.

Het simuleren van een ziekte of gemis wordt eindeloos volgehouden en soms zo echt uitgebeeld, dat een verpleegkundige hierin meegaat.

Negatief zelfbeeld

Bij verslaafden is nagenoeg altijd sprake van een zeer negatief zelfbeeld. Ook al lijkt het soms anders, wanneer je goed oplet, merk je dat wanneer cliënten in nuchtere toestand verkeren zij geen hoge pet van zichzelf ophebben. Dit is niet in de laatste plaats het gevolg van de vele negatieve kritiek die ze in de loop der jaren hebben gekregen. Het paradoxale effect is dat mensen met een extreem negatief zelfbeeld vaak dingen kunnen doen die anderen irriteren. In een milde vorm is dat vergelijkbaar met mensen die bang zijn om fouten te maken: ze worden nerveus, vervolgens onbeheerst en maken ten slotte juist de fouten waar ze bang voor zijn. Zo kunnen mensen met een negatief zelfbeeld sociale onhandigheden vertonen die bij de ander irritatie oproepen. In ernstige vorm is men erg gewend geraakt aan afwijzing en gelooft men ook niet in de loyaliteit van anderen. Men gaat als het ware die loyaliteit testen door grenzen op te zoeken en negatieve reacties uit te lokken. Het paradoxale effect hiervan is dat men hierin vaak zover gaat dat de ander niet anders kan dan afwijzen, waardoor de cirkel rond is en het wantrouwen in de omgeving wordt bevestigd. De verslaafde is in principe een kwetsbaar mens en de verpleegkundige zal hiermee rekening moeten houden in al haar interventies.

> *Brief:*   *aan gevangene*
> *Afzender:* *je vriendin*
> *Reden:*   *om ons saaie cleane leven op te vrolijken*

> *Ik ben nog altijd schoon van verderfelijke geest verzuipende middelen, die vaak als manna uit de Hemel donderen om het klootjesvolk dat krijst in de barre woestenij des levens, door het aards tranendal te loodsen. Om ze niet te veranderen in zoutpilaren, doch in fonkelende pijlers van puur kristal (en dan hoef je je niet af te vragen wat voor flitsende glitterkristallen de samenstelling van die steunpilaren bepalen).*
> *Mooi gezegd eigenlijk, vind je ook niet?*
> *Af en toe kan ik er heel fanatiek tegen tekeergaan, vooral als iemand mij zo'n pakje toverpoeder aanbiedt. In elk geval regent het hier geen sterretjes meer uit de Hemel. Als het giet, dan zijn het weer de doodgewone ordinaire neergutsende pijpenstelen, die je van buiten kleddernat en van binnen laaiend van woede maken.*
> *Want waarom regent het nooit es zonnestralen of diamantjes of aardappels of smurfen. Waarom per se altijd water? Waarom kan een mens nooit es droog door de regen lopen?*

> *Uit: Leven na de dope (Linde 1999)*

Veranderende gevoelssensaties

Als men sterk onder invloed is van een verslavende stof, worden lichamelijke signalen zoals pijn anders doorgegeven. Bij pijn zal de verpleegkundige wel de fysieke klachten zoals zweten kunnen waarnemen, maar de patiënt uit geen pijn omdat hij dit niet zo voelt. Hier is duidelijk sprake van een verborgen indicator. Voor de verpleegkundige is het hierbij van belang dat goed in kaart wordt gebracht wat en hoeveel de patiënt heeft gebruikt, vanwege een eventueel narcose- of medicatiebeleid.

Het onder narcose brengen van iemand die onder invloed is van alcohol en/of een grote mate van tolerantie heeft ontwikkeld voor de alcohol kan een compleet andere reactie oproepen dan bij iemand die geen alcohol gebruikt. Dit geldt evenzo voor alle andere drugs.

In de volgende paragraaf komt de omgang van de verpleegkundige met verslavingsgedrag aan de orde. Eerst wordt beschreven dat de kern van de verpleegkundige expertise ligt in therapeutische neutraliteit, en dat de belangrijkste elementen van de benadering van de verslaafde bestaan uit grenzen stellen en structuur bieden. Vervolgens wordt gedetailleerd beschreven hoe de verpleegkundige het best kan reageren op de hiervoor besproken afzonderlijke aspecten van het verslavingsgedrag.

3.3 Verpleegkundige expertise in het omgaan met verslavingsgedrag

In een aantal boeken en onderzoeken over verpleegkundige zorg aan verslaafden wordt de expertise in het omgaan met verslaafden beschreven (American Nurses Association e.a. 1988; Chenitz 1989: Kennedy & Faugier 1989; Burns e.a. 1993; Sullivan 1995; Allen 1996). Chenitz (1989) omschrijft de kennis en kunde van de verpleegkundige als *therapeutische neutraliteit*. Dit is een neutrale vriendelijkheid zonder voorwaarden, die is gebaseerd op kennis van de verslaafde en verslaving. Verpleegkundigen moeten willen zorgen voor verslaafden. Belangrijk is bijvoorbeeld dat de verpleegkundige ook oog heeft voor de vooruitgang van een verslaafde patiënt/cliënt. Luisteren en ondersteunen zijn essentieel in het leggen van contacten en noodzakelijk om een verstandhouding te krijgen met de verslaafde cliënt. De kracht van het verplegen van drugsverslaafden ligt in een menselijke benadering van de verslaafde en niet in labelen en veroordelen van de gebruiker vanwege de verslaving.

Een voorwaarde voor de interacties met de drugsgebruiker is de positieve benadering waarin de hier-en-nu-situatie centraal staat. Uitgangspunten hierbij zijn: voldoende kennis van verslaving en verslavingsgedrag en de wil om telkens naar de eigen houding ten opzichte van de verslaafde te willen blijven kijken en luisteren (Loth 1998).

Voorbeeld

Injectienaalden

Op een vrijdagmiddag komt een allang bekende verslaafde man binnen op de methadonpost van een instelling voor verslavingszorg. Hij laat een van de verpleegkundigen zijn pijnlijke kuit zien. Hij vertelt dat hij daar een aantal dagen geleden een shot heeft gezet. Bij nadere inspectie door de verpleegkundige blijkt dat zich in de kuit een spuitabces heeft gevormd. Het is dik en zeer pijnlijk op een plek. Het abces is niet opengebroken, maar dat zal niet lang meer op zich laten wachten. Aangezien het weekeinde eraan komt stelt de verpleegkundige voor dat hij naar de EHBO van een dichtbijgelegen ziekenhuis gaat om het abces open te laten snijden. De man wordt bang, zegt dat hij bang is voor injectienaalden en wil eigenlijk niet. De verpleegkundige zegt op een harde maar duidelijke manier dat hij zelf de naald in zijn been heeft gezet en toen ook niet bang was. Verder biedt zij aan om even met hem mee te gaan. Eerst wordt hij boos om haar opmerking, dan begint hij te lachten en zegt dat hij het prettig zou vinden als zij daar tijd voor vrij zou willen maken.

Grenzen stellen, consequent blijven en direct regels en sancties vaststellen zijn de belangrijkste onderdelen van een benadering die duidelijkheid geeft voor zowel de verslaafde als het team verpleegkundigen (zie hiervoor eveneens paragraaf 3.6). Chenitz (1989) en Chenitz & Swanson (1986) beschrijven een manier om grenzen te stellen. Eerst legt de verpleegkundige de cliënt uit welke regels er zijn en bekijkt samen met de cliënt waarom het niet is gelukt om zich hieraan te houden. Vervolgens stelt de verpleegkundige vast wat de consequenties zullen zijn als de cliënt zich een volgende keer niet aan de regels houdt. In het volgende fragment wordt een voorbeeld van het stellen van grenzen gegeven, namelijk het uitvoeren van een sanctie.

Voorbeeld

Een absoluut verbod

Een verpleegkundige vertelt: 'Wat wel vaker voorkwam was dat wij iemand van de afdeling wegstuurden, dit naar aanleiding van drugs- of alcoholgebruik. Mensen konden dan direct hun koffers pakken. Dit uit zorg voor de andere groepsleden. Zij zetten zich in om clean te blijven, en moeten niet geconfronteerd worden met iemand die stoned of dronken is.'

In onze pogingen structuur te handhaven schuilt echter een gevaar. Het is niet denkbeeldig dat we alleen nog maar strak vasthouden aan de afspraken om terugval te voorkomen. Om echt te kunnen helpen is er meer nodig. We zullen ernaar moeten streven met de cliënt een open werkverhouding te creëren waarin deze zijn zorgen en problemen naar voren kan brengen: zowel de problemen met het stoppen van het gebruik als de aan de verslaving gerelateerde problemen op lichamelijk, psychisch en maatschappelijk terrein. Dat is echter gemakkelijker gezegd dan gedaan. De cliënt heeft door de jaren heen geleerd zijn verslaving en alles wat daarmee samenhangt te verbergen en te anticiperen op negatieve reacties van anderen. Deze negatieve reacties verwacht hij ook van ons. Op andere momenten wil hij weer geen echt inzicht in zijn zielenroerselen verschaffen omdat hij de ruimte wil houden om te gebruiken. Dit maakt het werken met verslaafden soms ingewikkeld en in elk geval tegenstrijdig.

Aan de ene kant maken we strakke werkafspraken over bijvoorbeeld het doen van urinecontroles om te zien of iemand niet toch stiekem gebruikt en aan de andere kant willen we een vertrouwensrelatie opbouwen waarin openhartig gesproken kan worden over de problematiek. We willen dat de verslaafde zelf kan aangeven waar de prioriteiten voor de behandeling moeten liggen. Een goede werkrelatie tussen hulpverlener en een cliënt met verslavingsproblematiek wordt erdoor gekenmerkt dat beide aspecten steeds aanwezig zijn. Krijgt een van beide te veel de overhand dan gaat het mis. Leggen we te veel nadruk op controle en de strakheid van afspraken, dan voelt de cliënt zich niet begrepen en bovendien komen wij niet toe aan echt hulpverlenen. Alleen uitgaan van goed vertrouwen maakt dat we te weinig steun bieden tegen de neiging om te gaan gebruiken.

Deze complexiteit van de werkrelatie leidt bij hulpverleners vaak tot een grote mate van onzekerheid. Het kost vaak moeite om op tijd de juiste toon en de juiste woorden te vinden, zeker wanneer we pittig in gesprek zijn met een cliënt die goed van de tongriem is gesneden. Sommige cliënten hebben veel ervaring opgedaan in het zich uit een benarde discussie met anderen te redden.

Voorbeeld

Een te sterke verleiding

Clemens is nu drie weken op de afdeling. De ontgifting liep aanvankelijk moeilijk, maar de laatste week gaat het erg goed. Hij is het toonbeeld van een goed gemotiveerde cliënt en hij werkt hard aan zijn problemen. Een van zijn problemen is dat hij al een tijdlang zwervende was; hij was door zijn vorige huisbaas op straat gezet en hij heeft geen vaste woon- of verblijfplaats. Via de maatschappelijk werker is er nu geregeld dat hij een kamer kan krijgen. Morgen kan hij de kamer gaan bezichtigen. Onderdeel van zijn behandelingsplan is dat hij, zolang hij nog in de detoxificatiefase zit, niet alleen de kliniek verlaat.

Als Clemens hoort dat er morgen geen personeel beschikbaar is om hem naar de afspraak te begeleiden wordt hij aanvankelijk erg boos. Vervolgens laat hij zijn teleurstelling blijken, om daarna opnieuw boos te worden. Hij is van mening dat we zo langzamerhand wel overtuigd kunnen zijn van zijn goede bedoelingen. Bovendien is het duidelijk hoe belangrijk deze afspraak voor hem is. Ten slotte kan er na terugkomst een urinecontrole plaatsvinden. We zijn dus in staat hem te controleren. Ruimte voor teamoverleg is er niet, want de afspraak met de nieuwe huisbaas moet vanmiddag nog gemaakt worden anders kan een en ander morgen niet op tijd geregeld zijn.

De dienstdoende verpleegkundige maakt een strakke afspraak met hem. Hij kan twee uur de kliniek verlaten en hij dient zich op tijd te melden en een urinecontrole te doen. De dag daarna gaat hij keurig naar de afspraak, maar hij keert pas vijf uur later dan afgesproken terug naar de kliniek. De dienstdoende verpleegkundige heeft de indruk dat hij gebruikt heeft. Twee dagen later blijkt de urinecontrole inderdaad positief voor opiaten.

Essentieel in het verzoek van Clemens is niet de vraag of zijn verzoek redelijk of niet redelijk is of dat het wel of niet nuttig is voor zijn behandeling. Essentieel is dat hij een zodanige afspraak voor de bezichtiging van zijn nieuwe kamer heeft gemaakt, dat er onvoldoende ruimte is voor het organiseren van een begeleiding door familie, maatschappelijk werker of een van de verpleegkundigen. Daardoor wordt de dienstdoende verpleegkundige in de positie gezet dat zij moet kiezen tussen twee kwaden. De afspraak met de nieuwe huisbaas afzeggen met alle risico's van dien voor tijdige resocialisatie, dan wel meegaan met het gevaar dat Clemens nog niet toe is aan een zelfstandig bezoek buiten de kliniek.

Wanneer in het voorgaande voorbeeld de verpleegkundige Clemens geen toestemming had gegeven, was het gevaar niet bepaald denkbeeldig dat hij uit eigen beweging de behandeling voortijdig zou hebben gestaakt. Clemens weegt af en vindt het verkrijgen van huisvesting op korte termijn belangrijker dan voortzetten van de behandeling. Hij is inmiddels al drie weken clean en denkt het verder wel zelf vol te houden. Of hij denkt in zijn achterhoofd: misschien kan ik wel weer eens een keertje gebruiken. Dit kan een dermate obsessionele gedachte bij hem zijn geworden dat het idee de volgende dag niet de kliniek uit te mogen, ondraaglijk voor hem is. Een open gesprek hierover zou de enige mogelijkheid zijn hem te ondersteunen en de obsessie te doorbreken. Strak vasthouden aan de regel zou die weg hebben afgesloten. Wanneer we dit mechanisme goed doorhebben, is het gemakkelijker om niet meteen te zwichten voor de druk en de situatie rustig met elkaar door te spreken. De afspraak blijkt toch te verzetten, een familielid of kennis is toch te bewegen Clemens te vergezellen, of desnoods wordt hij vergezeld door een medecliënt die verder gevorderd is in de behandeling.

Pas achteraf zal blijken of we goed gehandeld hebben. Dit laatste is een feit dat principieel door de verpleegkundige en vooral door haar collega's geaccepteerd moet worden. Een gezamenlijke probleemoplossende mentaliteit binnen het team is dan ook essentieel. Ook ervaren verpleegkundigen komen regelmatig terecht in dit soort dilemma's. Het openhartig doorspreken hiervan met collega's en het krijgen van feedback hierop is een onderdeel van het werken met verslaafden en bevordert adequate hulpverlening aan deze groep cliënten.

Reageren op ontkenning

Bij het verschijnsel ontkenning is het belangrijk dat de verpleegkundige een normale anamnesetechniek blijft toepassen, dat wil zeggen: vanuit professionele kennis gestuurde, objectieve vraagstelling. De verleiding kan groot zijn om een soort rechercheachtige ondervragingstechniek te hanteren. Dit gaat vaak onbewust. Indien we dit doen zal de cliënt tegendruk gaan geven. In feite versterken we dan het mechanisme van de ontkenning. Het is beter om objectieve methoden te hanteren. Wanneer een cliënt bijvoorbeeld zegt vier alcoholconsumpties per dag te gebruiken en wij hebben de indruk dat dit meer moet zijn, dan heeft het meestal geen zin om via scherpe ondervragingstechnieken meer boven tafel te krijgen. Beter is dan objectieve methoden te hanteren, bijvoorbeeld samen met een cliënt een dag door te nemen en te vragen wanneer wat gedronken wordt en dat te turven, of de cliënt een drink-dagboek bij te laten houden. Vaak blijkt de cliënt dan meer te drinken dan hij zelf in de gaten had. Ook is hij doorgaans dan meer bereid dit te bespreken met de verpleegkundige.

Naast de objectieve vraagstelling is van belang onpartijdige voorlichting te geven. Een belangrijk voorbeeld hiervan is het doornemen van de laboratoriumuitslagen. Indien de leverfuncties verhoogd zijn hoeft dat ook weer niet meteen bestempeld te worden als bewijs voor het alcoholmisbruik. Het is beter om aan de cliënt uit te leggen waarom ze verhoogd zijn en wat de mogelijke consequenties op lange termijn zijn.

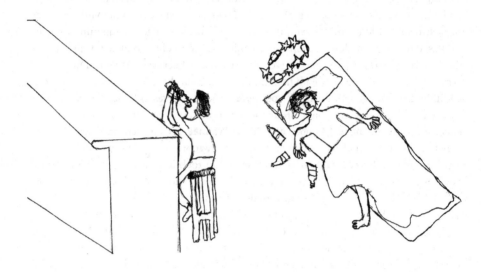

Ronald, 12 jr. (vader verslaafd aan alcohol)

Ten slotte komt het eropaan de vragen te stellen op een non-directieve manier. Pas wanneer de cliënt zelf informatie geeft over zijn middelengebruik en zijn zorgen daarover uit, kan daar dieper op ingegaan worden.
Voorbeelden van goede en foute vraagstellingen:
Wel: 'U maakt zich dus wat zorgen over uw drankgebruik?'
Niet: 'U zei zonet nog dat u te veel drinkt.'

Wel: 'Hoeveel drinkt u nu zo op een dag? Laten we eens samen zo'n dag doornemen.'
Niet: 'Hoe vaak per week bent u dronken?'

Wel: 'Uw vrouw zegt dus last te hebben van uw drankgebruik.'
Niet: 'Uw vrouw zal toch niet voor niets klagen over uw drankgebruik?'

Reageren op goede voornemens

In de bestrijding van al te goede voornemens die vervolgens niet waargemaakt kunnen worden is het ook weer van belang op de eerste plaats goede voorlichting te geven. Hoe verloopt het proces van clean worden doorgaans en hoeveel mensen lukt dat? Clean worden is een proces van vallen en opstaan en bijna niemand lukt dat zonder een paar flinke terugvallen van korte of langere duur.

Een terugval betekent niet meteen dat alles weer verloren is; er kan weer opnieuw gestopt worden en de draad kan weer opgepakt worden. Ook zijn de meeste mensen als ze net clean zijn, erg enthousiast over wat ze bereikt hebben en over het feit dat ze soms weinig drang tot gebruik hebben. Daardoor overschatten ze zichzelf echter vaak.

Informatie over de moeilijkheden van clean worden en over terugvallen moet zo neutraal mogelijk aan de cliënt gebracht worden, zodat hij ermee vertrouwd raakt en zelf keuzes kan maken. Verder is het zaak om met de cliënt concrete plannen te maken. Het eerste vrije weekend, ontslag of een doorverwijzing naar gespecialiseerde hulpverlening kan niet blijven steken in het maken van goede voornemens. Voor het weekend moeten concrete activiteiten gepland worden en alternatieven wanneer de drang tot gebruiken groot is. Als iemand met ontslag gaat, moeten er concrete vervolgafspraken en nazorgcontacten worden geregeld. Ook moeten er realistische afspraken gemaakt worden om terugval te voorkomen. Bij doorverwijzing komt het eropaan een eerste gesprek te plannen. Het beste is als het contact al heeft plaatsgehad nog voordat cliënt met ontslag gaat.

Binnen de gespecialiseerde verslavingszorg wordt ook wel gewerkt met een zogenoemde gecontroleerde terugval. Er wordt niet kost wat kost een terugval voorkomen, soms wordt deze zelfs een beetje uitgelokt. Hierdoor ervaart de cliënt de concrete spanning en wordt realistischer over zijn terugvalrisico. Na zo'n terugval lukt het vaak veel beter om de behandeling op dit soort thema's te richten. In zijn algemeenheid gaat het erom de cliënt in zijn positieve verwachtingen te stimuleren, zonder mee te gaan in overspannen succesverwachtingen. Deze moeten op een realistische manier bijgestuurd worden, of de cliënt moet de kans krijgen te ervaren hoe de vlag erbij hangt. Er moet uiteraard ook weer tegen gewaakt worden dat men de goede hoop van de cliënt niet met al te veel kritiek en negatieve verwachtingen de grond in boort.

Reageren op stiekem gebruik en manipulatie

Zeker in de beginfase van de behandeling van verslaafden geldt het aloude boekhoudersadagium: vertrouwen is goed, controleren is beter. Zoals eerder opgemerkt is het verborgen houden van middelengebruik heel gemakkelijk. Door standaard urine- en blaasproefcontroles af te spreken hoeft dat niet steeds een onderwerp te zijn waarbij het moet gaan om vertrouwen versus wantrouwen. Controle hoort dan bij de standaardwerkwijze. Verder is het bij de behandeling van verslaafden van belang om duidelijke werkafspraken te maken en onderlinge verwachtingen uit te spreken. Zoveel als kan is daarbij de eigen verantwoordelijkheid van de verslaafde uitgangspunt. Een te zorgende houding die te veel verantwoordelijkheid bij de verslaafde wegneemt, bevordert vaak op subtiele wijze een ongewenste attitude bij de cliënt. We willen een versterking van de zelfcontrole, de innerlijke motivatie en het nemen van eigen verantwoordelijkheid. Deze aspecten tasten we zelf vaak maar al te gemakkelijk aan door een te zorgende of moraliserende houding ten opzichte van de cliënt.

Reageren op drop-out

Een groot probleem in het begeleiden en behandelen van verslaafden is de gebrekkige therapietrouw. Gemiddeld genomen breekt zo'n 50% van de cliënten vroeg of laat het hulpverleningscontact voor korte of langere tijd af.

Drop-out heeft verschillende oorzaken. Allereerst is er de drang om te gebruiken zelf. Iemand die ernstig verslaafd is kan op allerlei momenten sterk de drang hebben om te gaan gebruiken. Dat is vaak niet te combineren met een hulpverleningscontact, zodat de verslaafde het contact verbreekt.

Een tweede reden is het feit dat een verslaafde vaak lang in een leefsituatie heeft verkeerd waarbij het zich prettig voelen op korte termijn wordt nagestreefd. Dit gaat ten koste van doelen op langere termijn die juist op de korte termijn de nodige inspanningen vragen. Deze manier van leven tast de stress- en frustratietolerantie aan. Om die reden wordt vaak een hulpverleningscontact verbroken, bijvoorbeeld wanneer er onenigheid is met de behandelaar of regels niet goed uitkomen, zoals in de casus van Clemens aan het begin van deze paragraaf.

Ten derde gebeurt er ook van de kant van de hulpverlening vaak iets wat ten koste gaat van de duurzaamheid van het contact. Regelmatig spraken we al over de neiging om te gaan moraliseren. Verslaafden en verslavingsproblematiek roepen vaak de moraliserende ouder of de schoolmeester in ons op. Dit kan zelfs het hele hulpverleningsklimaat op een afdeling gaan domineren.

De eerste manier om drop-out te bestrijden is dan ook te zorgen dat er sprake is van een cliëntvriendelijk afdelingsmilieu en een hulpverlening van goede kwaliteit. Op de tweede plaats is het gezien de aard van de problematiek belangrijk te zorgen voor goede voorlichting, duidelijke werkafspraken en een heldere inzichtelijke werkwijze. Ook de hulpverleningsdoelstellingen moeten concreet, beperkt en overzichtelijk zijn. Dit lijkt vanzelfsprekend, maar is in de praktijk niet altijd gemakkelijk. Ook in de gespecialiseerde verslavingszorg komt het voor dat te grote doelen gesteld worden die in de tijd ver weg liggen. De meeste verslaafden bezitten niet het vermogen om op langere termijn aan abstracte doelen te werken, wat onder meer samenhangt met de eerdergenoemde frustratietolerantie.

Een derde belangrijk aspect van drop-out-bestrijding is dat men juist niet koste wat kost doorgaat met een hulpverleningscontact. De eigen verantwoordelijkheid van de cliënt moet uiteindelijk centraal blijven staan. Wanneer cliënt niet toe is aan behandeling of deze niet in het desbetreffende team of de afdeling vindt, dan is het zaak op tijd de behandeling af te bouwen. Te lang doorgaan met een improductieve werkrelatie tast het geloof in de hulpverlening bij de betrokken cliënt aan, en zo dat al niet het geval is, dan toch bij medecliënten die dit proces waarnemen.

Een vierde belangrijk punt is natuurlijk het voorkomen van terugval. Een belangrijke voorwaarde hiervoor is dat we de cliënt leren openhartig te praten over zijn behoefte om te gebruiken. Pas wanneer we weten dat de cliënt grote behoefte heeft om te gebruiken en dit bespreekbaar maakt, kunnen wij hem daarbij helpen. Het onderkennen en bespreken van craving is dan ook belangrijk in de drop-out-bestrijding.

Ten slotte: het is al vaker gezegd dat het doorbreken van de verslaving een langdurig proces is, van vallen en opstaan. Wanneer een cliënt het niet volhoudt en de behandeling afbreekt, is het van belang hem er bij het afscheid nemen van te doordringen dat hij welkom is wanneer hij opnieuw hulp zoekt. Reeds bij het afronden van een hulpverlening moet geanticipeerd worden op een volgend contact.

Reageren op negatief zelfbeeld

Het is een aloud cliché dat je niet van iemand anders kunt houden wanneer je niet van jezelf houdt. Maar zoals vele clichés is deze uitspraak een cliché geworden omdat er een kern van waarheid in zit. Wanneer cliënten zich vervelend en negatief naar de staf gedragen, moeten we dit goed in gedachten houden. Iemand die gedemoraliseerd is heeft weinig te geven en is niet geneigd tot een positieve instelling.

De motivatie en houding van cliënten keert vaak ten goede wanneer we ondanks hun gedrag voldoende ruimte houden voor positieve feedback en onze negatieve reacties weten te doseren. Uit onderzoek blijkt bovendien dat negatieve kritiek alleen werkt bij mensen met een positief zelfbeeld. Zo kan kritiek van de coach bij een topsporter voldoende scherpte geven om de wedstrijd toch nog te winnen. Bij verslaafden is het negatieve zelfbeeld vaak echter zeer dominant en werkt negatieve kritiek alleen maar demoraliserend of leidt tot drop-out. Belangrijk is dat de cliënt in staat wordt gesteld positieve ervaringen op te doen. Een eventuele therapie of activiteitenprogramma moet dan ook zo zijn ingericht, dat er veel ruimte is om stap voor stap successen te boeken.

De algemene benadering van de verslaafde: grenzen stellen

Het geheel samenvattend kunnen we zeggen dat het in onze benadering van belang is dat we duidelijk zijn en hulp verlenen in een structuur biedend kader, dat we objectiverend en doelgericht met de cliënt kunnen werken zonder te vervallen in moraliseren of negatieve kritiek geven. Ten slotte moeten we ervoor zorgen dat de cliënt voldoende eigen verantwoordelijkheid kan blijven dragen, en in kleine overzichtelijke stappen werken.

Alle aandachtspunten die hiervoor zijn beschreven hebben te maken met het stellen van grenzen, een van de belangrijkste verpleegkundige interventies in verband met de verslaafdenzorg. Deze verpleegkundige interventie is opgenomen in de Nursing Interventions Classification (McCloskey & Bulechek 1997) en wordt hierna uitgewerkt.

Label: Grenzen stellen

Definitie: De cliënt duidelijk maken welk gedrag wenselijk en aanvaardbaar is.

Activiteiten:
- Bespreek met de cliënt eventuele problemen met zijn gedrag.
- Stel (eventueel in overleg met de cliënt) vast welke gedragingen van de cliënt ongewenst zijn.
- Bespreek indien van toepassing met de cliënt welk gedrag wenselijk is in een bepaalde situatie of omgeving.
- Stel vast wat u, rekening houdend met de situatie en de cliënt, redelijkerwijze van de cliënt mag verwachten.
- Bepaal (eventueel in overleg met de cliënt) welke maatregelen u kunt nemen als de cliënt al dan niet het gewenste gedrag vertoont.
- Bespreek de gedragsverwachtingen en eventuele consequenties met de cliënt, in voor hem begrijpelijke en niet-bestraffende bewoordingen.
- Bespreek de gedragsverwachtingen en daaraan gekoppelde maatregelen met de overige betrokken zorgverleners.
- Treed niet met de cliënt in discussie over de gedragsverwachtingen en daaraan gekoppelde maatregelen.
- Help de cliënt zo nodig de gewenste gedragingen te vertonen.
- Pas de gedragsverwachtingen en daaraan gekoppelde maatregelen zo nodig aan wanneer de situatie van de cliënt verandert.
- Reageer op de met de cliënt besproken wijze op gewenst/ongewenst gedrag.
- Stel minder strenge grenzen naarmate het gedrag van de cliënt het gewenste gedrag dichter gaat benaderen.

Deze interventie kan op elke afdeling worden toegepast, zowel bij het vermoeden van een verslaving als wanneer een verslaving al duidelijk is geworden.

3.4 De attitude van de verpleegkundige

Naast een adequate reactie op verslavingsgedrag is natuurlijk ook een juiste attitude van de verpleegkundige belangrijk. In deze paragraaf behandelen we in het kort twee aspecten die meer bij de verpleegkundige zelf liggen.

Herkenning

Bij elke vorm van hulpverlening speelt dat we onszelf en de cliënt kunnen herkennen. Zijn probleem is het onze of zou het onze kunnen zijn, dan wel we vrezen ooit dat probleem te zullen hebben. In geval van verslaving geldt dit vooral sterk wanneer we in onze naaste omgeving veel te maken hebben gehad met iemand die verslaafd is. Zeker wanneer het een ouder of een eigen kind betreft is het niet altijd eenvoudig als professional met verslaafden in aanraking te komen. In de meeste gevallen betekent het dat de hiervoor beschreven probleemsituaties zich in versterkte mate voordoen. De onmacht, de woede dan wel de zorgzaamheid, worden overdreven sterk. Ook kan er groot onbegrip zijn voor collega's die zakelijk, afstandelijk of afwijzend op de cliënt reageren. De eigen betrokkenheid kan te groot zijn, maar omgekeerd kan een afwijzende houding van collega's ook pijnlijk zijn om mee te maken.

Durven doorvragen

De afdelingsverpleegkundige zal moeten leren verslavingen te herkennen, waarbij ze zich niet te snel moet laten afschrikken. Zo heeft 20% van de opnamen die op een EHBO binnenkomen te maken met een verslaving. Dit aantal zal niet veel afwijken voor een verpleegkundige die werkzaam is op een interne en/of chirurgische afdeling. Het bespreekbaar maken van een vermoeden van een verslaving lijkt soms een waagstuk, maar vergt heus niet zoveel moed. Doe het gewoon en laat de verslaafde niet in de steek. Ook verslaafden hebben recht op kwalitatief goede zorg. Doorvragen, niet te snel afhaken en blijven opletten zijn belangrijke acties om meer te weten te komen.

Doorvragen en confronteren zijn dus essentiële onderdelen in de zorg voor verslaafden. Afhaken, niets meer vragen en een te snel oordeel vellen zijn uitingen van lafheid. Een afkeer van een 'junkie' omdat de eigen autoradio net die week uit de auto is gestolen, is bepaald geen professionele verpleegkundige houding. Een vrouw die aan de alcohol is verslaafd en zich niet meer verzorgt kan natuurlijk altijd minachting oproepen, maar een professionele verpleegkundige mag daar niet aan toegeven. Een manier om dergelijke gevoelens te overwinnen is deze te bespreken in het team.

3.5   Praktijkvoorbeelden

3.5.1   Algemeen ziekenhuis

De verpleegkundige vertelt

Jacob van de Molen werkt in het Martini Ziekenhuis te Groningen op de intensive care. Hij is A- en IC-verpleegkundige en werkt er reeds dertien jaar. Op de IC werken in totaal twintig verpleegkundigen. Overdag werken er vier verpleegkundigen, 's avonds drie en 's nachts ook drie. De afdeling telt zeven bedden. Het team kent weinig verloop. Opnamen duren gemiddeld 12-48 uren.

Zowel tijdens de A- als tijdens de IC-opleiding kwam het onderwerp verslaving niet of nauwelijks aan de orde. Jacob heeft privé geen vooroordelen ten opzichte van verslaafden, maar in de werksituatie ligt dit toch anders. 'Je bekijkt het allemaal somatisch, verslaving heeft hier geen plaats en krijgt hier ook geen plaats. Er is onder de verpleegkundigen geen ruimte voor de achterliggende problematiek, daar zijn anderen voor. Het lijkt wel of we het er niet bij kunnen hebben. Het klinkt bikkelhard, maar de patiënt/cliënt is altijd binnen hooguit 48 uren vertrokken. Wij zorgen ervoor dat de vitale functies weer genormaliseerd zijn en dan is het voor 'ons' einde verhaal en volgende patiënt.'

In zijn privé-leven heeft Jacob echter veel verslaafden van nabij meegemaakt en daardoor heeft hij ook de nodige kennis opgedaan. 'Het begrip verslaving krijgt een andere dimensie, het komt heel dichtbij en gaat "leven". We hebben op de IC erg veel te maken met suïcidepogingen, waarvan 95% zonder daadwerkelijke doodswens. De piek ligt tussen 20-35 jaar en in de meeste gevallen gaat het om de combinatie alcohol en pillen of om een overdosis heroïne.'

Een voorval uit Jacobs dagelijkse praktijk

Een zelfmoordpoging

Op de spoedpoli brengt de ambulancedienst een 34-jarige man binnen. De heer K. is gescheiden en woont alleen, hij gebruikt overmatig alcohol. Hij heeft via zijn huisarts 3 maal 10 mg Seresta® voorgeschreven gekregen. Nadat hij een stuk of acht biertjes en een halve fles whisky heeft gedronken, heeft hij vijftien tabletten Seresta® geslikt. Vervolgens heeft hij zijn exvrouw gebeld om te vertellen dat hij 'er een eind aan maakte'. De vrouw belt de politie die vervolgens de ambulance waarschuwt.

Bij binnenkomst is meneer K. comateus, met een langzame diepe ademhaling. Hij reageert niet op geluid, wel op pijnprikkels, pupillen zijn +5+5. Pols, tensie en hartslag worden gemeten en er wordt bloed geprikt. Hij blijkt een alcoholpromillage van 2,7 te hebben. De ambulancedienst heeft de verpakking van de Seresta® meegenomen. Er wordt een infuus ingebracht en besloten tot een maagspoeling 'actieve kool'. In verband met zijn verlaagde bewustzijn wordt hij geïntubeerd. Daarna volgt overplaatsing naar de IC voor beademing en bewaking van de vitale functies. Na acht uren volledige beademing ontwaakt de heer K., waarop hij wordt overgezet op een ondersteunende beademing. Hij is onrustig en beweeglijk, ondanks de uitleg over de huidige situatie. De arts komt langs en besluit om te ex-intuberen. Dit gaat prima en zodra meneer in staat is tot praten geeft hij aan onmiddellijk weg te willen. Na enige overredingskracht staat hij uiteindelijk een gesprek met de psychiater toe. Uiteindelijk is hij voor verdere behandeling overgebracht naar de PAAZ-afdeling.

Volgens Jacob van de Molen kan er wel het een en ander verbeteren. 'Er is op de IC weinig kennis en ervaring ten aanzien van verslaving, ook is er geen beleid of protocol. Dit ervaar ik als knelpunt, bijna als handicap. De psychiater is de "grote man" en wij zijn er puur voor de somatiek. Het onderwerp verslaving is niet aan de orde. Jammer. Ondanks alles is het werken op de IC boeiend en verre van saai, anders houd je het geen dertien jaren vol.'

Interview

Geen contact

Joop is 25 jaar en is de afgelopen drie jaar een keer of vier opgenomen geweest in een ziekenhuis wegens een overdosis van harddrugs. Hij is nu bijna een jaar clean en kan zich de gang van zaken nog haarscherp voor de geest halen.

Niet de binnenkomst: 'Want na enkele seresta's, een flinke portie heroïne en 30 milligram methadon werd ik door een ambulance van de stoep geschraapt en kwam in het ziekenhuis weer bij mijn positieven.'

Wel hoe de opvang en de behandeling was: 'Ronduit bedroevend, dat zou ik toen nooit zo bekeken hebben, maar nu ik er met mijn nuchtere verstand op terugkijk, durf ik dat rustig te stellen. Het verplegend personeel wist niks en vroeg niks, liet me links liggen. De onuitgesproken boodschap was in elk geval duidelijk: "Deze jongen moeten we zo snel mogelijk zien te lozen."

"Een epileptische aanval", was het enige wat ik te horen kreeg van de arts. Er werd niet gevraagd of ik alcohol of drugs gebruikt had. Omdat je de onverschilligheid en de desinteresse voelt, houd je je maar van de domme.

Ja, ik had best willen praten als er kennis van zaken was geweest. Uiteindelijk schreeuw je keihard om hulp als je zo een ziekenhuis binnengebracht wordt.'

De taak van de verpleegkundige is vooraleerst een goede anamnese af te nemen. Zodoende kan er duidelijk in beeld gebracht worden wat en hoeveel Joop heeft gebruikt. Verder is het uit den boze dat een verpleegkundige een onuitgesproken boodschap uitzendt. Je laat hiermee de verslaafde in de steek, terwijl wel het probleem gesignaleerd wordt maar er vervolgens niets concreets mee gedaan wordt. Joop vertaalt de onmacht en onkunde van de verpleging als desinteresse en onverschilligheid en voelt zich afgewezen als persoon.

Interview

Een vaste klant

Simon is 26 jaar en was een polydruggebruiker. Hij is sinds anderhalf jaar clean met een korte terugval van een paar maanden. Hij is talloze keren opgenomen geweest in ziekenhuizen, meestal na een overdosering heroïne.

De eerste keer was na een mislukte suïcidepoging; veel heroïne en cocaïne. 'Ik viel neer op de metrorails in Amsterdam en daarna werd ik wakker in een ziekenhuis, doodziek. Omdat ik was gevonden met een spuit in m'n arm wisten ze wel dat ik drugsgebruiker was, maar daar werd geen aandacht aan besteed.

Er werd me verteld dat ik een middel had gekregen tegen een overdosis en dat was dat. Zij waren van het gezeur af en ik kreeg wat ik als junk wilde. Ze zeiden het niet met zoveel woorden, eigenlijk helemaal geen woorden: "Rot maar op."

Maar de bediening in de ziekenhuizen beviel me zo goed dat ik moeite deed om opgenomen te worden en vooral te blijven. Dat betekent dat je geen psychisch gestoord gedrag moet vertonen, want dan ga je naar een inrichting en een beetje junk weet dat.

Ik beukte net zolang met m'n kop tegen een muur dat ik hevig bloedend een ziekenhuis binnengedragen werd, zo was ik vrij zeker van een opname. Wat voor mij zoveel betekende als: een bed, aandacht (hoe dan ook) en de benodigde pillen (wat dan ook).

Ik had een keer onder invloed, in pure wanhoop, net zolang met m'n vingers op straat gebeukt, dat ik ze gebroken had. Daarna heb ik een flinke shot gezet zodat ik dramatisch ter aarde stortte. De ambulance bracht me in een ziekenhuis ergens in Zaandam waar ik een paar nachten kon blijven. De eerste nacht op IC en daarna op zaal, een infuus met valium, heerlijk. Ik vertelde een verpleegster dat ik verslaafd was aan harddrugs. "Ach", zei ze, "hoe kan een jongen als jij nou verslaafd zijn?"

Wat ik nooit zal vergeten was een uitspraak van een arts toen ik weer eens met een overdosis binnengebracht was en nog een beetje lag bij te komen. "Het bed waar jij nu in ligt kan ik beter gebruiken voor mensen die niet lopen te kloten en hun leven kapotmaken zoals jij. Ik wil genezen en jij bent niet te genezen door mij. Ga echte hulp zoeken."

Dat waren misschien keiharde woorden, maar ze kwamen wel binnen. Niet in één keer, maar ze bleven zogezegd hangen.'

Doordat Simon binnengebracht wordt met een overdosis (de spuit nog in z'n arm) is hier geen sprake van enige onduidelijkheid van de kant van Simon.

Ook hier wordt het probleem gesignaleerd maar niet daadwerkelijk aangepakt. Bemoederende woorden vallen hem ten deel waar hij geen kant mee uit kan.

Het doodzwijgen van een zichtbaar probleem, in dit geval Simon als suïcidale verslaafde, is een kwalijke zaak. Beter is het gewoon te benoemen wat je ziet en niet bang te zijn de verkeerde dingen te zeggen. (Ik zag dat je binnengebracht werd met een overdosis, kun je vertellen wat er precies gebeurd is?) Een luisterend oor is vaak genoeg. Durf gerust te vragen welke hulp hij nodig heeft op dit moment. Vraag opnieuw als het antwoord je niet duidelijk is of kom er op een ander moment op terug.

Dat Simon zichzelf beschadigt kan ook helder in beeld gebracht worden en als feit meegenomen worden in de anamnese.

In een verpleegkundig overleg of een multidisciplinair overleg kan zodoende een behandelplan opgesteld worden of kan een doorverwijzing plaatsvinden.

3.5.2 Psychiatrische ziekenhuizen en PAAZ-afdelingen

Een psychiatrisch verpleegkundige vertelt

Wilma Meyer wist weinig van verslaving af toen ze zeven jaar geleden als verpleegkundige kwam werken in de psychiatrie. In de loop der jaren heeft het haar belangstelling gewekt en is ze er boeken over gaan lezen.

'Dan pas bekijk je de cliënten met andere ogen en herken je ook meer en meer verslavingsgedrag. Maar meer dan signaleren en begeleiden deed je uiteindelijk niet, je kon er ook niks mee omdat het amper ter sprake kwam op de afdeling. Als er een weekendevaluatie was en iemand vertelde zich niet aan zijn afspraken gehouden te hebben – veel in bed gelegen, veel gedronken enzovoort – dan werd er hooguit gevraagd of ze hun drankgebruik onder controle konden houden.'

Wilma is een paar jaar geleden gestopt met de psychiatrie, om verschillende redenen. Een ervan had te maken met het feit dat er zo ongelooflijk veel medicijnen verstrekt werden.

'Dat was niet alleen op de afdeling waar ik toen werkte, maar ook waar ik stage gelopen heb. Het is daar zo vanzelfsprekend, voor alles was er een pil, met als gevolg dat cliënten de hele dag suf en afwezig zijn. Natuurlijk is medicatie soms goed en nodig, maar ik vond het de spuigaten uitlopen. De cliënten zag je binnen de kortste keren totaal afhankelijk van de pillen worden. De problematiek bleef verborgen en zo zou je kunnen zeggen dat er onderbehandeld werd. De psychiater schreef voor en als verpleegkundige moest je er alleen op letten of de medicijnen aansloegen en of ze er ook suf van werden. Ik weet dat het negatief klinkt, toch denk ik dat medicijngebruik binnen de psychiatrie een groot probleem is waar een enorm taboe op rust. Het voorschrijfgedrag en de kennis bij psychiaters en artsen omtrent drugs en hun werking is ronduit slecht. Ik denk dat als je een doorsnee psychiater of huisarts zou vragen hoe een joint eruitziet en wat de effecten zijn na gebruik, dat ze het antwoord schuldig blijven. Terwijl de meesten heel goed weten wat het effect is van twee cognacjes en een goede sigaar.'

Interview

Cliëntengedrag

Anne is 24 jaar en was polydruggebruiker, naast pillen veel drank. Ze is nu twee jaar clean. Voordat ze zich liet opnemen in een therapeutische gemeenschap, liep ze de psychiatrische instellingen plat.

Ze was een wanhopig en verward meisje van 16 jaar toen ze een handvol pillen slikte uit haar moeders voorraad, lang niet genoeg om plat te gaan maar dat was ook helemaal niet de bedoeling, alhoewel ze het wel simuleerde toen ze door een tante gevonden werd en met spoed naar een ziekenhuis gebracht werd. Nadat haar maag leeggepompt was werd haar door een psychiater gevraagd of ze opgenomen wilde worden op de PAAZ. Dat wilde ze maar al te graag, dat was de hele opzet van het spel. Immers, haar moeder was al lange tijd opgenomen in een psychiatrisch ziekenhuis en door in haar voetsporen te treden zou ze misschien iets van haar moeders ziekte begrijpen en een beetje kunnen snappen waarom ze niet de liefde en aandacht kreeg waar ze zo wanhopig naar verlangde.

Uiteindelijk verbleef ze er twee maanden en kreeg medicatie voor haar depressie, om in te slapen en door te slapen en om overdag rustig te blijven. Er was een jongen op de afdeling met wie ze samen blowde. 'Als ik een beetje suffig overkwam viel dat niet op. Door al die medicijnen die ik kreeg liep ik toch al als een zombie rond.'

Ze vertelt verder: 'Er waren op die afdeling twee verpleegsters bij wie ik me erg fijn voelde, ze bemoederden me en daar had ik nou net behoefte aan. Na twee maanden moest ik daar weg, had daarna nog drie keer in de week een gesprek met een psychiater. Al vrij snel daarna volgde de tweede opname nadat ik mezelf flink beschadigd had met een stuk glas, onder invloed van drank en pillen. Ze konden er op de PAAZ niet mee omgaan, vonden het te zwaar en verwezen me door naar een psychiatrisch ziekenhuis.'

Het heeft nog een hele tijd geduurd voordat ze daar uiteindelijk terechtkwam. Toen had ze zich al verminkt met snijden in haar lichaam en was het gebruik van verdovende middelen excessief toegenomen.

'Tijdens mijn opname blowde en dronk ik veel', vertelt Anne. 'Een keer is er door een verpleger gevraagd of ik blowde, wat ik ontkende. Pas toen een andere cliënt, die met ontslag ging, vertelde dat er geblowd werd, moest ik op non-actief. Dat betekende dat je tien dagen weg moest. Daarna kon ik terugkomen en ik beloofde niet meer te blowen.

Die verpleger zal ik nooit vergeten: een dikke macho, die machtsspelletjes speelde met de cliënten, ook dreigde hij: "Ik hou je in de gaten" en "Ik trap je eruit als je weer blowt". Toen werd het een sport om te blowen en niet gesnapt te worden door hem, zo kon ik mooi het spelletje meespelen. Ik was zo doorzichtig, hadden ze maar ontdekt wat ik allemaal uitspookte, hadden ze maar de tijd genomen om door te vragen, waren ze maar niet zo onwetend geweest.

> Het zijn voor mij verloren jaren geweest. Pas toen ik helemaal aan het eind van mijn latijn op de detox-afdeling van de therapeutische gemeenschap kwam en om aandacht smeekte en bedelde kreeg ik een trap onder m'n kont. Ik moest maar eens stoppen met dat cliëntengedrag, werd er letterlijk tegen me gezegd. Toen pas kwam de vechtlust, gezonde vechtlust. Ik zou ze wel eens laten zien wie hier de cliënt was. Ik dus niet meer.'

Het feit dat er op de PAAZ-afdeling zoveel medicatie verstrekt werd aan Anne maakt het helder krijgen van haar problematiek (waarom doet een meisje van 16 een suïcidepoging) niet echt eenvoudig. Haar gevoelens worden gedempt door al die medicijnen, ze doet er zelfs nog een schepje bovenop door te gaan blowen.

Toen ze opgenomen werd in een psychiatrische instelling had een goede anamnese naar een duidelijk behandelplan geleid, hetgeen haar structuur had kunnen bieden. Nu dit ontbreekt gaat Anne op zoek naar grenzen en belandt in een machtsstrijd met de verpleging. Dit is een uitputtingsslag en resulteert altijd in frustratie voor beide partijen.

Waren daarentegen Anne duidelijke grenzen aangeboden, bijvoorbeeld door middel van urinecontroles die bij een positieve uitslag sancties inhielden (die van tevoren met haar doorgesproken en schriftelijk vastgelegd waren) dan was het in ieder geval helder geweest en had de verpleegkundige niet uit onmacht hoeven dreigen.

Als verpleegkundige is het belangrijk dat je als team handelt en niet als persoon. Zo kun je ook je collega's aanspreken op hun gedrag naar cliënten toe.

3.5.3 Thuiszorg

De wijkverpleegkundige vertelt

Jannie Dijkhuis is verpleegkundige bij de Thuiszorg, afdeling Zorg volwassenen. Nadat ze haar diploma's verpleegkundige A en B had behaald, heeft ze de opleiding maatschappelijk werk gedaan. Ze werkt nu twaalf jaar bij de Thuiszorg Groningen, soms voor enkele maanden gedetacheerd in een andere wijk maar verder altijd in haar eigen wijk met een vast team. Het team heeft erg weinig verloop, de leden zijn goed op elkaar ingespeeld, werken veelal in de sociaal zwakkere wijken en schrikken niet zo van een alcoholist meer of minder. Ze zijn als het ware de *diehards* van de Thuiszorg.

Jannie heeft een redelijke kennis van drugs, kan wel zien dat iemand 'stoned' is van hasj of heroïne: 'Meestal zie je aan een bepaald uiterlijk of gedrag dat er iets niet klopt, je ervaring zegt je dat. Met alcohol ligt het duidelijker: je ziet het aan het gedrag, je ruikt het en meestal liggen de flessen voor het oprapen.'

Jannie en haar team krijgen in de wijk het meest met alcoholverslaving te maken en in mindere mate met drugsverslaving. Over vooroordelen zegt ze: 'Als je net komt kijken als verpleegkundige heb je ze wel, alhoewel ik nu denk dat het meer angst is voor het afwijkende. Vooroordelen spelen in ons team niet, het zijn meer feiten rondom verslaving: onbetrouwbaarheid, ze zijn vaak niet thuis. De junk is over het algemeen lastiger dan de alcoholist, gejaagder, grilliger. In principe zijn we niet op de hoogte van een verslaving, de intake wordt centraal geregeld, er wordt terzijde gevraagd naar medicijn- en drankgebruik. Een cliënt reageert dan vaak met: "U drinkt toch ook wel eens een borreltje, zuster?" en verder wordt er nauwelijks over gepraat. Van sommige mensen in de wijk is hun verslaving bekend omdat je daar vaker geweest bent, bij anderen is het toch een kwestie van deels ervaring en deels het signaleren van bepaalde dingen, soms kom je er nooit achter en soms bij toeval.'

Een voorval uit Jannie's dagelijkse praktijk

'Ik kwam al enkele weken iedere ochtend een beenwond verzorgen bij een man van 50 jaar. Hij had altijd de koffie klaar en ik dronk, nadat ik hem had verbonden, altijd een kopje met hem mee. Hij had een gezellige babbel en z'n huis was netjes. Tot ik op een keer 's morgens niet kon komen en 's middags bij hem langskwam: hij zat te midden van drankflessen op de bank, laveloos, was amper aanspreekbaar.

Hij bleek al jaren een fors alcoholprobleem te hebben, maar wilde dit voor de buitenwereld verborgen houden. Hij is er later wel bij mij op teruggekomen, deels uit schaamte maar ook omdat hij wel wilde praten. Het was een trieste man achter een vrolijke façade. Ik heb hem wel dringend verzocht om hulp te gaan zoeken bij het CAD.

Of hij het ook gedaan heeft? Ik zou het niet weten. Op een gegeven moment is de beenwond genezen en dan houdt het voor ons op.

Bespreekbaar maken van verslavingsproblemen? Ik schroom niet om het bespreekbaar te maken met de persoon in kwestie, durf de rechtstreekse confrontatie wel aan, dat leer je wel in de loop der jaren. Je merkt snel genoeg of iemand praten wil of niet. Als hij praten wil, neem ik daar de tijd voor als het kan en anders maak ik een afspraak om eens te praten. Toch moet je duidelijk je grenzen weten: een luisterend oor is erg belangrijk maar uiteindelijk verwijs ik ze altijd door naar hun huisarts of een hulpverlenende instantie. Wil de persoon er niet over praten en is er toch sprake van forse verslavingsproblematiek, dan breng ik de huisarts op de hoogte.'

De opvattingen van Jannie over het werken met verslaafden: 'Knelpunten bij het verplegen van een verslaafde? Ze zijn niet zo therapietrouw, vergeten medicijnen in te nemen, houden zich niet aan afspraken, doen de deur niet open of zijn niet thuis. Maar verder zijn het ook mensen die je dagelijkse werkzaamheden kleur kunnen geven: het geeft er een extra dimensie aan'.

Nog een voorval uit Jannie's dagelijkse praktijk

'Zo werd bij ons eens een man van 69 jaar aangemeld. Hij kwam uit een verpleeghuis en had thuiszorg nodig omdat hij slecht ter been was en omdat hij 's ochtends en 's avonds medicijnen moest hebben. Van de huisarts hoorden we dat hij regelmatig te veel dronk en dat bleek al snel. Hij begon steeds meer te drinken, kon al snel helemaal niet meer lopen en kwam z'n bed niet meer uit. Hij kreeg van de thuiszorg bedverpleging, maar de situatie liep helemaal uit de hand: flessen drank door het hele bed, incontinent van zowel urine als ontlasting, overal ongedierte. Ten slotte hebben we de hulp ingeroepen van de afdeling ouderenzorg van de Riagg. Dat resulteerde in een gezamenlijk overleg met de dochter van de man, zijn huisarts, Riagg ouderenzorg en thuiszorg. Er werd besloten om de man voor de keus te stellen: een vrijwillige of een gedwongen opname in een verpleeghuis. Mede door het kordate optreden van de huisarts is het tot een gedwongen opna-me gekomen.'

Interview

Bep

Bep is een 69-jarige diabetespatiënt en woont in hartje Amsterdam. Ze heeft nu acht jaar hulp van de thuiszorg vanuit verschillende disciplines. Ze is steeds afhankelijker geworden van de thuiszorg mede omdat ze zichzelf en haar huis verwaarloost, geen dag- en nachtritme heeft en daarnaast alles wat eetbaar is eet.

Bep maakt een suffige en verwarde indruk maar geeft desalniettemin vrij duidelijke antwoorden op de gestelde vragen. Ze schaamt zich niet voor haar eetverslaving, die zo'n tien jaar geleden is begonnen. 'Ik was erg eenzaam en eten gaf me troost, Amsterdam is een eenzame stad voor een oude vrouw als ik'.

Als ze een eetbui had, at ze alles op wat er op dat moment in huis was. Of het nu drie potten jam waren of drie potten augurken, het ging moeiteloos naar binnen. De buren hadden haar een keer versuft op de galerij gevonden en de politie gebeld. Via de huisarts heeft ze thuiszorg gekregen. Eerst alleen om haar te spuiten, ze bleek diabetes te hebben, later kwam daar ook de gespecialiseerde gezinszorg bij. Ze woont weliswaar nog thuis maar eigenlijk is ze totaal verhospitaliseerd. Ze ligt door haar corpulentie meestal in bed en de televisie staat altijd aan. 'Dat vind ik gezellig, geeft me afleiding.' Vijf jaar geleden is, in overleg met Bep en de thuiszorg, besloten om een slot op de koelkast te doen. Alles wat eetbaar is gaat de koelkast in, zodat ze er zelf niet kan aankomen. Ze is wel tevreden met deze regeling, maar, gniffelt ze: 'Ze vergeten in hun haast ook wel eens het slot!'

Het lijkt erop dat het Bep wel erg gemakkelijk gemaakt wordt door de thuiszorg, deze heeft haar in de loop der jaren alle verantwoordelijkheden uit handen genomen. Ze had duidelijke voorlichting moeten krijgen omtrent diabetes en voeding en op de consequenties gewezen moeten worden, dat als ze zich niet aan deze voorschriften zou houden, door bijvoorbeeld overmatig te gaan eten, ze haar gezondheid ernstig in gevaar brengt. De verpleging kan een diabetesverpleegkundige uitnodigen om Bep nogmaals op de leefregels te wijzen.

De verpleging gaat mee in 'het op de zielige toer gaan' van Bep en stelt haar hierin geen grenzen. Er wordt een slot op de koelkast geplaatst. Haar huis wordt schoongemaakt. Bep wordt niet meer tegemoet getreden als een gezonde volwassen vrouw die verantwoordelijk gesteld kan worden voor haar eigen keuzes. Daarentegen wordt ze behandeld als een zwaar zieke en hulpbehoevende cliënte, terwijl ze verslaafd is aan eten en diabetes heeft.

De verpleging zou het behandelplan samen met Bep moeten bespreken en in 'stappen' gaan werken. Ook hier is het weer belangrijk om als team de cliënt te bespreken en ook één lijn te trekken in de benadering.

Eenzaamheid speelt in het geval van Bep een grote rol. De verpleging moet ook kritisch kijken welke rol de thuiszorg speelt om haar eenzaamheid op te vullen. Er zou samen met Bep gekeken kunnen worden welke mogelijkheden er zijn om bijvoorbeeld eens de deur uit te gaan zoals een dag in de week naar een activiteitenclub binnen een verzorgingshuis.

3.5.4   Penitentiaire inrichting

De verpleegkundige vertelt

Els Lie-Piang-Nieuwenhuizen werkt als verpleegkundige in de penitentiaire inrichting 'Esserheem' in Veenhuizen en is contactpersoon aids binnen de hele inrichting. Esserheem is een gevangenis voor 238 langgestrafte, gemeenschapsgeschikte gedetineerden. De gedetineerden zijn verplicht halve dagen te werken. De andere helft van de dag is bestemd voor activiteiten en behandeling. Doet men daar niet aan mee dan wordt men ingesloten. Maximaal vier keer per week is er bezoek toegestaan, waarbij bezoek zonder toezicht mogelijk is, zij het minder vaak.

Els is goed op de hoogte van de verslavingsproblematiek. Dat is ook nodig, want er worden binnen de muren van de gevangenis meer drugs verhandeld en gebruikt dan in een drukbezocht drugspand. 'Het is niet tegen te houden', aldus Els.

Binnen 'Esserheem' werken vier fulltime en twee parttime verpleegkundigen. In het team zijn duidelijke afspraken gemaakt omtrent drugsgebruikers, ze werken op één lijn. Er worden cursussen gevolgd en ze blijven in gesprek met de verslaafde, om zo hun kennis up-to-date te houden.

Els heeft elke dag spreekuur en krijgt dan meestal de mensen te zien die aan het afkicken zijn. 'Vaak komen ze met vage klachten: slaapproblemen, diarree, rillerigheid of grieperigheid. Ze vermijden als het even kan om je aan te kijken en eigenlijk willen ze allemaal maar één ding: pillen, zoveel mogelijk, zeker de gedetineerden die voor de eerste keer op het spreekuur komen. Het is de kunst om deze signalen op te vangen als verpleegkundige.

Vaak weet ik ook niet of iemand al dan niet verslaafd is voordat ik hem zie. De meeste gedetineerden melden het niet bij binnenkomst. Het is dan maar net wie je voor je hebt en of hij openstaat voor een gesprek.

Ik werk vanuit mijn ervaring en kennis en probeer altijd een opening te vinden om met hen in gesprek te komen. Ik schroom er niet voor om mijn vermoedens omtrent gebruik uit te spreken, ben ook niet bang om de confrontatie aan te gaan. Als ze aangeven dat ze gebruiken neem ik hen serieus. Je moet trouwens altijd serieus omgaan met lichamelijke klachten. Ik geef ze tips in de vorm van: vaak douchen, veel drinken en sporten en als ze echt blijven vragen om medicatie dan geef ik ze valeriaan, een homeopathisch middel, en/of iets tegen diarree.

Als ze blijven drammen of agressief worden vertel ik dat ik daar zit voor hun gezondheid en niet om ze naar de mallemoer te helpen. Als ze vaker op het spreekuur komen kun je iets van een vertrouwensrelatie opbouwen, alhoewel die mogelijkheid wel beperkt is, want eigenlijk zie ik ze alleen binnen de muren van de spreekkamer. Ik kan goed luisteren, maar stel wel grenzen: de mentor is de aangewezen persoon om hen te begeleiden in mentaal opzicht en de arts voor het behandelen van ernstige lichamelijke aandoeningen.'

'Op straat kapotgaan is nog pijnlijker' (interview)

IJsbrand is 22 jaar en noemt zichzelf een criminele drugsverslaafde. Hij vertelt: 'Ik zat op mijn veertiende al tussen de grote criminelen. Voor hen verkocht ik drugs en heelde gestolen goederen. Een jaar daarvoor had ik mijn moeder verloren. Tussen deze grote jongens en door het roken van hasj voelde ik me beschermd, het vulde een gemis.'

Hij was zestien toen hij al over veel geld beschikte door het dealen en hij begon zelf ook heroïne te gebruiken. 'Ik dacht dat er een wereld voor me opening maar ik gleed met een rotvaart de afgrond in.'

Hij kwam in de gevangenis terecht en heeft drie jaar van z'n jonge leven vastgezeten alvorens hij naar het IMC (Intra Muraal Motivatie Centrum) ging en van daaruit gekozen heeft voor een langdurige therapeutische behandeling. 'Om door pijnlijke dingen heen te gaan is allesbehalve leuk, maar op straat langzaam kapotgaan is nog veel pijnlijker.'

Interview

Geen pillen van de verpleegkundigen

Frank is 28 jaar en heeft in zijn kindertijd zo ongeveer wel de helft van alle kindertehuizen en internaten in Nederland gehad. Toen hij ouder werd kwamen daar nog de jeugdgevangenissen en later de Huizen van Bewaring en de gewone gevangenissen bij. Hij heeft meer binnen de muren dan buiten de muren geleefd en sinds vier jaar heeft hij het roer volledig en definitief omgegooid. Hij gaat over twee weken trouwen, ze wonen samen in een schitterend pand en binnenkort openen ze een zaak. Buiten het feit dat je een heel klein beetje geluk moet hebben om zover te komen, moest er keihard geknokt worden en dat heeft Frank gedaan.

Als er iemand is die iets kan vertellen over het leven binnen de muren van een gevangenis, dan is hij het en dat wil hij wel.

'Dope en gevangenissen? Kun je in een adem noemen, duidelijker kan ik er niet over zijn. In alle gevangenissen wordt gebruikt en gedeald om het leven, alhoewel in de ene meer dan in de andere, dat ligt veelal aan het regiem, de sancties, de frequentie van de urinecontroles, de omkoopbaarheid van de bewakers en de penitentiaire inrichtingswerkers die een oogje dichtknijpen als het gaat om de handel en wandel rond drugs in de bajes. Het standpunt "dan zijn ze lekker rustig" wordt al te snel ingenomen. Vaak geven ze je het gevoel een hopeloos geval te zijn. Met de verpleegkundigen knoop je snel een soort kameraadschap aan, omdat je juist hen nodig hebt voor je medicatie als je aan het afkicken bent. Je kunt ze beter te vriend houden. Verpleegkundigen kun je snel intimideren, ze zijn te snel bang en geven dan maar medicatie om van je gezeur, maar dus eigenlijk gemanipuleer, af te zijn.

Ja, achteraf durf ik rustig te zeggen dat ze zich veel harder en duidelijker moeten opstellen. Daar ben je dan misschien wel opstandig over op zo'n moment, maar je weet wel waar je aan toe bent.'

Er was één gevangenis waar ze dat wel deden, vertelt Frank. "Nee was nee". Ze waren duidelijk naar verslaafden toe: "Geen methadon, niets van dat alles." Je kreeg het advies meer aan sport te doen en zo. 'Nu kijk ik daar toch wel met respect op terug, ook al was zitten daar geen pretje en je mocht hopen dat je daar geen tweede keer kwam.'

'Verpleegkundigen kun je snel intimideren, zijn snel bang en geven dan maar medicatie' zo stelt Frank. Als een verpleegkundige kennis van zaken heeft omtrent drugsgebruik, in dit geval in de gevangenis, en weet wat afkickverschijnselen zijn, waarom zou ze dan bang zijn? Een verpleegkundige weet hoe belangrijk het is om duidelijk te zijn naar een verslaafde en hem grenzen durft te stellen: 'We verstrekken geen medicatie tegen de afkickverschijnselen, als je echt ernstige klachten krijgt kun je een consult met de arts aanvragen'. Zo laat ze zich niet manipuleren.

3.5.5   Riagg

De Riagg-verpleegkundige vertelt

Brigitte Reukers heeft zes jaar gewerkt binnen de verslavingszorg voordat ze bij de Riagg ging werken. Daardoor heeft ze al de nodige kennis en ervaring opgedaan in het werken met verslaafden. Haar taak binnen de Riagg bestaat voornamelijk uit het huisbezoek bij ouderen, die via de huisarts worden aangemeld en in geestelijke nood verkeren. Ook wordt haar hulp vaak ingeroepen door een verzorgingshuis.

Zelf heeft ze geen vooroordelen ten aanzien van verslaafden maar ze merkt het wel om zich heen. Niet zozeer bij haar collega's, maar meer in haar contacten met verpleegkundigen en verzorgenden. Brigitte: Je hoort vaak dingen in de trant van:

- 'Ach, laat die oudjes toch hun borreltje drinken.'
- 'Die oudjes vallen toch niet meer te helpen.'
- 'Ze liggen toch niet in de goot?'
- 'Laat hun kinderen dat maar oplossen.'

Ze heeft in haar werk met ouderen het meest te maken met alcohol- en benzodiazepinenverslaving. De oudere mens kent vaak een grote drempel als het gaat om bespreekbaarheid, ze kennen erg veel schaamte en er rust een groot taboe op verslaving. De problematiek is ook anders dan bij jongeren. Bij ouderen gaat het vaak om zaken als verlies, rouw, eenzaamheid en dementie.

'Je moet toch een extra zintuig ontwikkelen als het gaat om verborgen verslaving, wat veel voorkomt bij ouderen. Zeker als het gaat om medicijnverslaving, die is immers voorgeschreven door de huisarts en ook de weekendarts schrijft vaak zonder te vragen een nieuw recept, dus legitiem. Als het gaat om medicijnverslaving zie je vaak een overdreven net huis, houterige motoriek, fletse ogen en een bleek gelaat. Bij alcoholverslaving is het vaak wat duidelijker, alhoewel er ook veel stille drinkers en drinksters zijn.'

Een voorbeeld uit Brigittes dagelijkse praktijk

Via de huisarts werd een vrouw van 70 jaar aangemeld bij de crisisdienst van de Riagg. Haar kinderen hadden de huisarts ingeschakeld; moeder was suïcidaal en dronk nogal veel. Het ging volgens de huisarts om een zwakbegaafde vrouw. De dienstdoende crisismedewerker constateerde dat de vrouw inderdaad veel had gedronken, ze kon echter gekalmeerd worden en haar dochter bleef die nacht bij haar slapen. De dag daarop kwam de Riagg ouderenzorg voor een gesprek. In de loop van het gesprek bleek dat de vrouw allesbehalve zwakbegaafd was, maar erg in de knoop zat met haar verleden.

Er volgden vele gesprekken waarin de vrouw stukje bij beetje dingen losliet. Haar man was een jaar geleden overleden, ze behoorde erg verdrietig te zijn, het was volgens de kinderen 'een lieve vader, moeder had een mooi leven met hem gehad'. Maar de werkelijkheid was anders: vader was een stevige drinker geweest die haar tijdens het huwelijk talloze keren verkrachtte. Ze had acht kinderen gekregen en vele miskramen, ze was erg blij geweest met haar kinderen, maar ze waren niet in liefde verwekt en lang niet allemaal gewenst. Nu dronk ze dus als reactie op de pijn en verwarring die na zijn dood aan de oppervlakte kwamen. Ze heeft nu eenmaal in de week een gesprek met de Riagg, ze drinkt niet meer, drank was in haar geval een verkapt loyaliteitsgevoel tegenover haar alcoholische man. Ze krijgt antidepressiva, het gaat nu redelijk, maar ze blijft suïcidaal.

Brigitte vertelt verder

'Knelpunten van de ambulante hulp aan oudere mensen met een verslavingsprobleem?' Die zijn er, maar de hulp vormt ook een uitdaging, aldus Brigitte. 'Het is moeilijk om de vinger aan de pols te houden omdat je ze maar af en toe ziet. Je moet afgaan op wat de mensen je op dat moment vertellen, het blijft een momentopname. (...) Manipulatie? Leuk! Dat is toch een wezenlijk onderdeel van het spel, het heeft alles te maken met overleven. En het geeft ook een spanningsveld waar je van moet houden.

Natuurlijk ken ik ook momenten van teleurstelling, maar boven alles staat je professionaliteit. Ouderen kunnen je ook prima om de tuin leiden, ze hebben immers vele jaren meer ervaring hierin, dan de doorsneejunk. Waardevolle contacten kunnen verloren gaan als je niet alert blijft.'

Tips voor de verpleegkundige in opleiding heeft ze zeker. 'Sluit je ogen niet voor de werkelijkheid, verslaving is dichterbij dan je denkt. Verslaving is een uit de hand gelopen gewoonte, onderken je eigen gewoonten maar eens en dan zul je zien dat het heel dichtbij kan zijn'.

Interview

Suf, uitzichtloos en moe

Elsmieke komt uit een gezin van vijf kinderen, ze is 50 jaar. Ze heeft vier zussen die net als zij verslaafd zijn. Er is een heroïneverslaafde, twee alcoholverslaafden, een eetverslaafde en zelf is ze verslaafd aan de kalmerende middelen. Zelf zegt ze erover: 'We zijn allemaal redelijk begaafde en creatieve meiden, ieder is op haar eigen manier in verval geraakt'.

Haar ouders zijn erg gelovige mensen, die niet roken of drinken. 'Mijn medicijngebruik is begonnen in een periode toen ik overspannen raakte in een drukke en verantwoordelijke baan. De huisarts schreef kalmerende middelen voor en die werkten! Ze gaven me precies wat ik op dat moment nodig had, namelijk rust in m'n kop.'

Het recept werd gecontinueerd en Elsmieke zou de laatste zijn die daarover klaagde. Ze ontdekte ook nog een extraatje: de borrel die ze regelmatig dronk sloeg sneller aan. Ze had van de huisarts een doorverwijzing naar de Riagg gekregen, waar ze, na een lange wachttijd waarin ze in haar overspannenheid excessief kalmerende middelen slikte, wekelijks een gesprek had.

'Ik was inmiddels totaal afhankelijk van de pillen en liep er als een zombie bij, maar er is tijdens die gesprekken nooit een woord over gesproken. Er werd probleemgericht gesproken in de trant van: ik moest maar iets vinden waar ik lol in had, een leuke dagindeling maken. Maar ik voelde me, mede door de pillen, suf, uitzichtloos en moe.

Soms kwam ik helemaal niet opdagen, daar hadden ze alle begrip voor. Uiteindelijk ben ik met de gesprekken gestopt, ik had geen zin meer in loze kreten en holle woorden.

Nu zit ik in een impasse, teleurgesteld in de hulpverlening enerzijds en aan de andere kant niet wetend hoe ik verder moet. Ook ontbreekt me de energie om iets te ondernemen. Ik weet dat ik zo niet door kan gaan, en mijn grootste angst om uiteindelijk in de psychiatrie te belanden hangt als het zwaard van Damocles boven m'n hoofd.'

Als de verpleegkundige kennis van zaken omtrent medicijngebruik had gehad dan waren haar verschillende dingen aan Elsmiekes gedrag en houding opgevallen en had ze dat in het gesprek kunnen benoemen. ('Ik merk dat je erg afwezig en suf bent. Gebruik je medicijnen?')

Ook hier geldt uiteraard weer de noodzaak van het afnemen van een goede anamnese. Het overmatige medicijn- en alcoholgebruik van Elsmieke was dan duidelijk geworden en men had haar gerichte hulp kunnen bieden of haar kunnen doorverwijzen naar een ontwenningskliniek waar meer gespecialiseerde hulp aanwezig is.

3.5.6 Spoedeisende hulp

De verpleegkundige vertelt

Tineke Boelman is twintig jaar verpleegkundige en werkt sinds negen jaar op de spoedeisende hulp van het academisch ziekenhuis in Groningen. Ze doet daar de verpleegkundige operationele bedrijfsvoering, wat betekent 50% op de werkvloer en 50% aansturing van de werkvloer. Het team kent erg weinig verloop en de teamleden zijn goed op elkaar ingespeeld, wat een absolute noodzaak is op een afdeling waar alle noodgevallen binnenkomen. In haar inservice-opleiding tot A-verpleegkundige kwam het onderwerp verslaving niet aan de orde. Nu is dat inmiddels wel enige tijd geleden, maar ze hoort van haar jongere collega's dat er nog steeds niet of nauwelijks aandacht aan besteed wordt.

Over de verslaafdenproblematiek zegt Tineke: 'Natuurlijk heb ik vooroordelen ten opzichte van verslaafden, maar ik neem ze nooit mee in beslissingen. Hier moet je snel en accuraat beslissingen nemen, zonder aanziens des persoon, het gaat vaak om leven en dood.

Ik blijf op de hoogte door artikelen te lezen, klinische lessen te volgen en te praten met de gebruiker. Ze zijn vaak erg open, je kunt er veel van opsteken. Een XTC-gebruiker is meestal lawaaiig, vrolijk, beweeglijk en komt vaak met uitdrogingsverschijnselen binnen. Dat zijn toch de labels waar je mee moet werken op deze afdeling. Je leert dat door ervaring.

Je krijgt hier veel te maken met overdosis en met suïcidepogingen waar drank, medicijnen en drugs veelal de oorzaak van zijn. Je doet wat je moet doen: Narcan® toedienen bij een overdosis harddrugs, maagspoelen bij een overdosis medicijnen. Soms gaan ze dood. Toch vaak jonge mensen die je niet kent. Dat zijn trieste dingen, maar je ervaring leert je ook hier professioneel mee om te gaan.'

Een voorval uit Tinekes dagelijkse praktijk

Er wordt een zwerver door de ambulance binnengebracht. Hij heeft een flinke slok op en stinkt een uur in de wind. Het is geen agressieve man, hij kreunt af en toe en is amper aanspreekbaar. Daar de man wel vaker in kennelijke staat bij de spoedeisende hulp was binnengebracht, wordt er aanvankelijk weinig aandacht aan hem besteed en niemand staat te springen om hem uit te kleden en te onderzoeken. Hij heeft een warrig verhaal dat hij geslagen is, maar dat verhaal vertelt hij wel vaker. Het is bekend dat hij wel vaker ziekten simuleert.

Uiteindelijk ziet een verpleegkundige die hem uitkleedt en wil wassen dat hij onder de blauwe plekken zit. Er wordt nader onderzoek verricht en hij blijkt een aantal ribfracturen, een schouderfractuur en bovendien een fikse longontsteking te hebben.

Tineke stelt: 'Je moet altijd iedereen serieus nemen op medisch gebied. Hoe moeilijk dat soms ook is bij junks en alcoholisten. Je hebt psychiatrische voorkennis nodig en die verwerf je het best in de praktijk. Eerlijk, duidelijk, concreet en consequent in je gesprekken en houding en beslist niet bang zijn om door te vragen. Het kan van levensbelang zijn.'

3.5.7   Opvang van het gezin en begeleiding van het systeem

De gezinstherapeut vertelt

Gerjan Timmerman werkt als gezinstherapeut binnen de Kuno van Dijk Stichting in Groningen/Friesland. Hij heeft de HBO-J, de VO en onlangs de driejarige opleiding tot gezinstherapeut afgerond.

Zodra er in de Kuno van Dijk Stichting iemand op de detox-afdeling zit en de anamnese is afgenomen, volgt er meestal een gezinsgesprek. Dit gesprek dient vooral als eerste kennismaking. Soms blijft het daarbij en haakt de bewoner af. Komt het tot een langdurige behandeling in bijvoorbeeld de therapeutische gemeenschap, dan volgen er meerdere gesprekken. Er wordt gewerkt met genogrammen: het visueel maken van een verzameling feiten in de vorm van een stamboom.

'Je inventariseert zo breed mogelijk het netwerk rond de verslaafde en als het hele systeem in kaart gebracht is, begin je samen naar de patronen binnen een gezin te kijken. Je laat de familie er als het ware bovenop kijken. Vaak spelen er enorme schuldgevoelens over en weer, er zijn gezinsgeheimen, trauma's enzovoort. Door deze dingen te externaliseren zet je de problemen in een breder kader en dat geeft vaak duidelijkheid en opluchting binnen het gezin'.

'Contact herstellen kan een moeizaam proces zijn, de verslaafde vervult vaak een functie binnen een gezin (de lastpost en/of het slachtoffer). Iedereen is altijd maar met hem bezig geweest. Nu hij die functie niet meer vervult, worden de andere gezinsleden vaak geconfronteerd met hun eigen problemen, het stootkussen is weg.

Wat heel essentieel is voor het contact herstellen is het "ontschuldigen". Simpel gezegd: elkaar vergeven en over en weer schulden inlossen'.

'Ouders of verzorgers komen een keer per maand bij elkaar in de zogenoemde *oudergroepen*. Daar krijgen ze de gelegenheid om samen met andere ouders te praten en ervaringen uit te wisselen. Vaak is het voor hun de eerste keer dat ze met andere ouders van verslaafde kinderen in contact komen. Als ze niet kunnen komen doordat ze te ver weg wonen geven we het adres van de Landelijke vereniging voor ouders van drugsverslaafden (LVOVD)'.

Een voorval uit de dagelijkse praktijk van Gerjan

Er waren twee gezinsgesprekken geweest waar vader, moeder en hun opgenomen zoon bij aanwezig waren. De ouders zagen er keurig uit en deden zichtbaar hun best om ook zo over te komen. Er werd geen onvertogen woord gezegd over het wangedrag van hun verslaafde zoon in het verleden. Alles was wat hun betrof weer 'koek en ei', vergeven en vergeten, zand erover.

De zoon vertoonde de eerste maanden van zijn opname soortgelijk gedrag. Hij werd hier steeds vaker door andere bewoners op gewezen en kwam daardoor steeds meer in het nauw. Uiteindelijk moeten alle bewoners de keuze maken om naar hun gedrag te kijken en zich afvragen waarom ze dat gedrag vertonen. Eerst vertelde hij dat hij zijn broertjes miste (die nog jong waren, namelijk 6 en 9 jaar), maar na een tijdje bleek dat hij zich zorgen maakte omdat vaders handen nogal loszaten. Hij bleek jarenlang zwaar mishandeld te zijn en was bang dat zijn twee broertjes nu de volle laag kregen. Bij het volgende gezinsgesprek werd het hele gezin uitgenodigd. In dit gesprek kwam naar voren dat de vader zelf vroeger ook was mishandeld. Door deze 'openbaring' van vader kwam de bezorgdheid die de opgenomen zoon over zijn broertje had, in een geheel andere context te staan.

Gerjan vertelt naar aanleiding hiervan: 'Het is erg belangrijk om duidelijk en helder te zijn in gesprekken, de feiten te benoemen en te zeggen wat je ziet, zonder de schuld bij iemand neer te leggen. Soms is het bekend dat de ouders zelf verslaafd zijn, of vang je signalen op die daarop wijzen. In dat geval stel je duidelijke grenzen.

Het is de kunst om te schipperen, niet de strijd met ze aan te gaan, ze niet af te wijzen of te veroordelen, ze los van alles te steunen, in het belang van hun kind.

Als de bewoner zelf kinderen heeft ga je ook eerst inventariseren: zit het in een pleeggezin, wie heeft de voogdij enzovoort. Ook hier geldt weer: proberen het contact te herstellen. Op een vaste dag in de week is er een uur de *kindertelefoon*, dan kunnen ze met hun kind bellen of het kind kan zelf bellen. Gaat dit goed dan mogen ze hun kind af en toe zien. Vaak is het contact erg verstoord of afwezig en ook speelt schuldgevoel een rol. Verantwoordelijkheid was meestal een woord wat niet in een woordenboek van de verslaafde voorkwam. Wat ik erg belangrijk in dit werk vind, is zicht op jezelf te hebben, op je eigen gezin van herkomst en je plek daarin. Verslaafd zijn is uiteindelijk geen individueel gebeuren, zo wordt het nog te vaak gezien'.

Interview

Oorlog in de tweede graad

'Ik was een jaar of zeven en had iets gedaan wat schijnbaar niet oké was. Althans in de ogen van mijn moeder. Ze zweeg. Ze zweeg een hele week, een hele godvergeten week negeerde ze me volkomen. Haar mond een strak streepje. Ik voel nu de onbegrijpelijke pijn nog. Ik wrong me in bochten en bochtjes, probeerde op mijn kleine-meisjes-manier het haar naar de zin te maken; deed extra werkjes waar ze blij van zou worden. Plukte bloemen uit de tuin en zette ze op een vaasje naast haar bed. Mijn god wat wilde ik behagen om het zwijgen te stoppen. Toen de tijd daar was sprak ze weer. Gewoon, zonder er ooit een woord weer aan vuil te maken en ik waagde dat al helemaal niet, want het kon een nieuwe zwijgperiode inhouden.

Toen ik ouder werd deed ik vaker dingen die in haar ogen niet oké waren en de zwijgperiodes duurden langer. Ik bleef weliswaar behagen maar vocht ook terug. Met haar eigen wapen: zwijgen.

Mijn zus was zo anders in die dingen, bij haar kwamen al snel de tranen. Ze huilde lekker openlijk, stampvoetend, hysterisch en dan had mijn moeder haar doel bereikt. Mijn zus was geen partij voor haar.

Ik sloot me meer en meer op in mijzelf, de langste zwijg-periode was een halfjaar. Ik was dertien. Een eenzaam en bitter halfjaar. Het was de oorlog tussen mijn moeder en mij. En mijn zus had de taak op zich genomen de kogels op te vangen. Triest, dat mijn moeder dat toeliet in haar gezin. In haarzelf. Uiteindelijk, achteraf, vocht ze de nooit gewonnen oorlog uit met haar moeder, via mij. En in de tweede graad met de rest van het gezin.'

Uit: *Leven na de dope* (Linde 1999)

3.6 Vuistregels voor de benadering van verslaafden

Uit alle voorbeelden die in de voorgaande paragraaf gegeven zijn, blijkt dat er in de verslaafdenproblematiek veel benaderingen mogelijk zijn. Hierna volgen vuistregels die op iedere afdeling en in iedere instelling (semi-, trans- en intramuraal) toepasbaar zijn. De regels zijn een nadere uitwerking van de verpleegkundige interventie: grenzen stellen. De auteurs zijn ervan overtuigd dat zowel de verslaafde patiënt/cliënt als het team verpleegkundigen veel baat kunnen hebben bij deze acties.

Vuistregels voor een goede benadering van verslaafden

- Voor de zorg is het belangrijk om een volledig overzicht te hebben. Vraag door bij onduidelijke antwoorden en neem de verslaafde hierbij serieus.
- Ga geen lange discussies aan en wees duidelijk en kort.
- Controleer bij de opgenomen verslaafde cliënt of de inhoud van het gesprek is begrepen.
- Als de verslaafde onder invloed is, is het niet verstandig om een lange intake te doen. Kom liever later terug en doe de anamnese in gedeelten.
- Vertel zo weinig mogelijk persoonlijke dingen (kans op emotionele chantage).
- Maak geen uitzonderingen op afspraken indien dit niet echt nodig is. Is een uitzondering onvermijdelijk, dan is het belangrijk dat iedereen de uitzondering en de reden ervan weet en waarom en of het een eenmalige uitzondering is of blijvend (leg de afspraken schriftelijk vast).
- Verzand niet in de strijd met iemand en begin nooit te dreigen en/of te waarschuwen als deze uitingen niet worden waargemaakt.
- Neem verslaafde mensen serieus in hun afkickintenties, maar vertrouw nooit uitlatingen over het gebruik. Vraag hierover door en bied zo nodig urinecontroles aan.

3.7 Literatuur

Allen, K.M., *Nursing Care of the Addicted Client*. Lippincott, Philadelphia 1996.

American Nurses Association & National Nurses Society on Addictions, *Standards of Addictions. Nursing Practice with Selected Diagnoses and Criteria*. Kansas City, Missouri 1988.

Burns, E., A. Thompson & J.K. Ciccone, *An Addiction Curriculum for Nurses and Other Helping Professionals. Volume Two: The Graduate Level: Advanced Knowledge and Practice*. Springer Publishing Company, New York 1993.

Chenitz, C.W., 'Managing Vulnerability. Nursing Treatment for Heroin Addicts'. In: *Image. Journal of Nursing Scholarship* 21 (1989) nr. 4, pp. 210-214.

Chenitz, C.W. en Swanson, J.M., *From Practice to Grounded Theory, Qualitative research in nursing*. Addison-Wesley Publishing Company, California 1986.

Epen, J.H. van, *De drugs van de wereld, de wereld van de drugs*. Tweede herziene druk. Bohn Stafleu Van Loghum, Diegem 1988.

Epen, J.H. van, *Drugsverslaving en Alcoholisme. Kennis en achtergronden voor hulpverleners*. Bohn Stafleu Van Loghum, Houten/Diegem 1997.

Kennedy, J. & J. Faugier, *Drug and Alcohol Dependency Nursing*. Heinemann Nursing, Oxford 1989.

Linde, L., *Leven na de dope*, in voorbereiding, 1999.

Loth, C.A., *Verplegen op methadonposten vanuit de doorgeefluik-positie*, in voorbereiding, 1998.

McCloskey, J.C. & G.M. Bulechek, *Verpleegkundige interventies.* Elsevier/De Tijdstroom, Maarssen 1997.

Ministerie van Justitie. *Cursusboek verslavingsproblematiek.*

Sullivan, E.J., *Nursing Care of Clients with Substance Abuse.* Mosby, St Louis 1995.

Pasero, C.L., 'Paincontrol: When Does Drug-Seeking Behavior Signal Addiction?' In: *American Journal of Nursing,* 97 (1997), nr. 5, pp. 17-18.

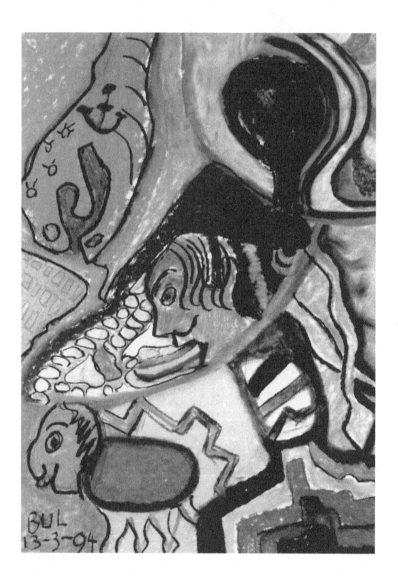

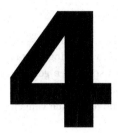

Linda Linde, Chris Loth en Ruud Rutten[1]

Verslavingszorg in Nederland

4.1 Inleiding

Het is voor een leek niet eenvoudig wegwijs te worden in de verslavingszorg in Nederland en duidelijkheid te krijgen over de manier waarop deze in elkaar steekt en hoe alles geregeld is. Als je 'gewone' lichamelijke klachten hebt, liggen de zaken duidelijk. Je gaat naar de huisarts en komt zo nodig via doorverwijzing van de huisarts in een ziekenhuis terecht. Er volgen onderzoeken, er wordt een diagnose gesteld en je komt op een bepaalde gespecialiseerde afdeling waar men over de juiste kennis en apparatuur beschikt om een bepaalde aandoening te behandelen.

Mensen met verslavingsproblematiek komen helaas nog vaak in een grijs gebied terecht waar ze jarenlang in ronddwalen en van de ene instantie naar de andere 'shoppen', zonder echte hulp te krijgen.

In de jaren zeventig schoten allerlei alternatieve 'hulpverleningsprojecten' voor verslaafden als paddestoelen uit de grond. De een trachtte te helpen vanuit een christelijke doelstelling, de ander organiseerde keiharde overlevingstochten en weer een ander stelde zijn huis en hart beschikbaar voor opvang. Dit alles was erg nobel en meestal met de beste bedoelingen, de verslaafde was dan wel van zijn lichamelijke verslaving af maar gespecialiseerde en professionele hulp bleef uit.

De verslavingszorg heeft in Nederland een enorme groei doorgemaakt en is nog steeds volop in ontwikkeling, wat ook absoluut noodzakelijk is. De instellingen voor verslavingszorg zijn onderling in hoog tempo aan het integreren. Eerst gingen vooral de CAD's (Consultatiebureaus voor Alcohol en Drugs) samen met instellingen voor maatschappelijke drugshulpverlening en vanaf eind jaren tachtig zijn ook ambulante en klinische functies gecombineerd in een aantal grotere verslavingscentra. De verslaafde heeft op deze wijze als het ware een deur gekregen waar hij aan kan kloppen voor hulp en waarachter zich ook daadwerkelijk hulp bevindt: van ambulante zorg tot een opname voor

1 De auteurs van dit hoofdstuk willen de heer G. Verhoef (GGZ Nederland) hartelijk danken voor zijn bijdrage met betrekking tot de organisatie van de verslavingszorg in Nederland.

langdurige behandeling, plus alles wat daartussen zit. De hulp in de verslavingszorg is vooral gericht op abstinentie en *harm reduction* (terugdringen van sociale en gezond-heidsschade) en daarnaast is er in samenwerking met justitie een aantal projecten opge-zet om verslaafden die in aanraking zijn geweest met justitie goed op te kunnen vangen (Van Gageldonk e.a. 1997).

In de paragrafen 4.2 en 4.3 komen het Nederlandse drugsbeleid en de verslavingshulp-verlening aan de orde. In de daaropvolgende paragrafen behandelen we drie therapeuti-sche stromingen die een grote invloed hebben gehad op de hulpverlening aan verslaaf-den tot nu toe. Dit zijn de hiërarchische therapeutische gemeenschap, de gedragsthera-pie en de zelfhulp. De laatste jaren is er veel aandacht voor de overlastbestrijdende func-tie van de hulpverlening. Deze komt in paragraaf 4.7 nader aan de orde.

Interview

Marcel (29):
'Ik ben tijdens mijn detentie terechtgekomen op het IMC om mij te oriënte-ren voor een vervolgbehandeling. Tijdens mijn detentie heb ik contact ge-had met mensen van 'de Hoop' en ik ben daar ook wezen kijken. Mijn on-dervinding was dat ze last hadden van godsdienst en bekeringswaanzin. Ook heb ik informatie opgevraagd van 'de Stap' waar je gezamenlijk een behandelplan opstelt, maar ik weet dat ik het zo manipuleer dat er weinig aan mijn gedrag zal veranderen. Ik ben op een 'woon-werkproject' wezen kijken waar ze me vertelden dat je 'in overleg' ook wel mag blowen en drinken, dus ik zag de bui al hangen.
Uiteindelijk heeft het IMC me doorverwezen naar een HTG (hiërarchische therapeutische gemeenschap). Ik mocht er een kijkje nemen en wat mij di-rect opviel was de ontspannen sfeer daar. Ik ben uiteindelijk precies op de plek gekomen waar ik stad en land voor had afgereisd om er niet te komen'.

4.2   Het alcohol- en drugsbeleid in Nederland

De centrale doelstelling van het Nederlandse alcohol- en drugsbeleid is het beperken van de risico's van het gebruik van deze middelen voor de gebruiker, diens omgeving en de maatschappij als geheel. Het alcohol- en drugsbeleid valt onder het beleidsterrein van drie ministeries, te weten:
• het ministerie van vws (Volksgezondheid, Welzijn en Sport), dat eerstverantwoorde-lijke is voor de hulpverlening en het preventiebeleid;
• het ministerie van BiZa (Binnenlandse Zaken), dat verantwoordelijk is voor de be-stuurlijke preventie;
• het ministerie van Justitie, dat verantwoordelijk is voor de reclassering en voor het beperken van overlast door verslaafden.

De recente Kwaliteitswet Zorginstellingen die per 1 april 1996 in werking is getreden, biedt de verslavingszorg kaders om zichzelf verder te verbeteren en zich voortdurend aan te passen aan de veranderende omstandigheden in de zorg. Allang voor die verplichting ontwikkelde het kwaliteitsdenken in deze sector zich gestaag. De wet maakt onderdeel uit van een totaal aan 'kwaliteitswetten', waarvan ook deel uitmaken: de Wet BIG, de Wet Klachtenrecht Cliënten Zorgsector, de WGBO, de BOPZ, de Wet Persoonsregistratie en de Arbeidsomstandighedenwet. Iedereen die werkzaam is in de verslavingszorg heeft zich in de uitvoering van zijn taken hieraan te houden.

Het overlastbeleid van rijksoverheid en gemeenten (sinds 1993) heeft een belangrijke impuls gegeven aan vernieuwing in de verslavingszorg. Ter bestrijding van de overlast door criminele verslaafden met een hoog recidief (terugval), wordt de zogeheten 'dwang-en-drang'benadering toegepast. De verslaafde kan (een deel van) zijn justitiële straf ontlopen door een behandeling te volgen. Voor de uitvoering van het overlastbeleid is een aantal klinische, ambulante en justitiële voorzieningen uitgebreid. Het gaat om:

- vroeghulp-interventiesystemen (VIS) bij de reclassering;
- taakstraffen voor verslaafden;
- drugsvrije afdelingen in penitentiaire inrichtingen;
- intramurale motivatiecentra (IMC's);
- Forensische Verslavingskliniek (FVK);
- dubbel-diagnoseprojecten.

In paragraaf 4.4 zal hierop verder worden ingegaan.

4.3   Aanbod in de verslavingszorg

De gespecialiseerde verslavingszorg in ons land telt ongeveer vijftig instellingen, die zijn verdeeld in:

- ambulante verslavingszorg: het Consultatiebureau voor Alcohol en Drugs heeft ongeveer 130 vestigingen in Nederland verspreid over de regio's;
- instellingen voor maatschappelijke drugshulpverlening;
- verslavingsklinieken.

De hulp omvat:

- vroeghulp en veldwerk, bedoeld om verslaafden in contact te brengen met de hulpverlening;
- opvang en zorg voor verslaafden, zoals huiskamerprojecten, inloopcentra en dag- en nachtopvang;
- crisishulpverlening;
- begeleiding bij het maatschappelijk functioneren, onder andere reclasseringsbegeleiding;
- voorzorg en introductie op klinische behandeling;
- activiteiten op verslavingsbegeleidingsafdelingen in penitentiaire inrichtingen;
- behandeling (klinisch, deeltijd of ambulant) gericht op het opheffen van de verslaving;

- nazorg na klinische behandeling om terugval te voorkomen;
- maatschappelijke herstelprogramma's, onder andere leer-werkprojecten en begeleid wonen;
- consultatie aan derden over hulp aan verslaafden;
- casemanagement en trajectmanagement.

Behalve op het terrein van de directe hulp, zijn de instellingen voor verslavingszorg actief op het gebied van deskundigheidsbevordering (trainingen en cursussen), preventie (spuitomruil en condoomverstrekking) en voorlichting (bijvoorbeeld in jeugdcentra en scholen). Ook zijn er speciale hulpverleningsvormen ontwikkeld voor doelgroepen zoals allochtone verslaafden en verslaafde vrouwen.

In de ambulante hulpverlening hebben verpleegkundigen voornamelijk een rol op de methadonposten, waar de aan heroïne verslaafde cliënt de methadon krijgt uitgereikt. Er zijn 73 methadonposten in ons land, waarvan er een klein aantal via een apotheek methadon verstrekken, hetgeen betekent dat hiervoor geen verpleegkundigen worden ingezet. Bij een inventariserend onderzoek (Loth 1998) bleek dat 75% van deze methadonposten tezamen ongeveer 135 verpleegkundigen in dienst hebben. De dienstverbanden lopen van 4 uren in de week tot 36 uren per week. De meeste verpleegkundigen hebben al een jarenlange ervaring in de gezondheidszorg en hebben verschillende basis- en vervolgopleidingen in de verpleegkunde gedaan.

De taken die de verpleegkundigen op methadonposten uitvoeren zijn heel divers: van het uitdelen van de potjes/tabletten methadon tot het monitoren van de gezondheid van de cliënt, waarbij huisbezoeken en het regelen van buddy's tot de vaste taken behoren. De plaats in de organisatie en de erkenning van het verpleegkundige werk is mede afhankelijk van de cultuur en structuur van een instelling. Binnen de laagdrempelige projecten, dat wil zeggen de projecten die gemakkelijk zijn te bereiken voor de verslaafden en toegesneden op hun levenswijze en zorgbehoeften, blijkt de verpleegkundige zorg een belangrijke plaats in te nemen en hebben de verpleegkundigen over het algemeen een breed en gevarieerd takenpakket.

In de klinische zorg werken eveneens verpleegkundigen. Vaak hebben zij naast de verpleegkundige taken in de behandeling van de individuele cliënt ook een belangrijk aandeel in de groepstherapieën als sociotherapeut/groepswerker.

Het heroïnemonster

Diep verborgen
in een onbewoond
hoekje
van mijn ziel
sluimer jij
en wacht
op mij
je zwijgt

noch
spreekt
ik heb je
eigenhandig
klinisch dood
gemaakt

Soms even
kom je
onverwacht
tot leven
ik schrik me dood
je rekt je uit
gaapt
en slaapt weer
door

L.L., 1998. Uit: Leven na de dope (Linde 1999)

4.3.1 De Therapeutische Gemeenschap[2]

De klinische behandeling van met name drugsverslaafden kreeg in de jaren zestig een belangrijke impuls met het stichten van hiërarchische therapeutische gemeenschappen in de Verenigde Staten. De eerste therapeutische gemeenschap, Synanon genaamd, werd opgericht door een ex-zakenman en ex-alcoholist. De vorm binnen dit zogenoemde zelfhulpprogramma was gebaseerd op een sterk gestructureerde aanpak, waarbij men elkaar aansprak op en confronteerde met het aanwezige oude verslavingsgedrag. Dit gebeurde op een manier die sterk afweek van de vriendelijke, begrijpende en accepterende manier die destijds gebruikelijk was binnen de reguliere hulpverleningsinstellingen.

De werkers binnen deze therapeutische gemeenschap waren vooral ex-verslaafden die zelf het programma hadden doorlopen en het van binnen en buiten kenden. Deze aanpak bleek vooral succesvol bij heroïneverslaafden en kreeg belangstelling bij hulpverleners binnen en buiten Amerika.

In Europa werden begin jaren zeventig de eerste therapeutische gemeenschappen opgericht, soms ontstaan uit ontwenningsklinieken, maar ook naar het voorbeeld van de therapeutische gemeenschappen voor psychiatrische patiënten (psychotherapeutische gemeenschappen naar het model van Maxwell Jones). Gebleken was dat zowel de ontwenningsklinieken als de psychotherapeutische gemeenschappen te democratisch van opzet waren. Om die reden werden ook in Europa de zelfhulpprincipes en de sterk gestructureerde aanpak overgenomen van het Amerikaanse model.

In Nederland werd de eerste hiërarchische therapeutische gemeenschap opgericht in

---

2 Deze subparagraaf is geschreven door Sipke van der Ploeg, Klaas Bouma, Wiep Kroes en Gerda Kolen

1972 (Emiliehoeve). Vanaf de oprichting van deze eerste HTG in Nederland is er gewerkt met een team van hulpverleners dat bestond uit een mix van professionele werkers en ex-bewoners in de rol van begeleider en therapeut.

Uit de nog korte historie van de therapeutische gemeenschappen voor verslaafden kan de conclusie worden getrokken dat er hiermee een waardevol systeem is ontwikkeld om een zelfdestructief verslavingspatroon te doorbreken. De behandeling is in dit geval de therapeutische gemeenschap zelf.
Een belangrijk behandelprincipe binnen een dergelijke gemeenschap is de groep. De groepsmatige aanpak heeft een aantal essentiële aspecten:
• de groepsdynamische psychotherapeutische aspecten in engere zin, voornamelijk de groei van de persoonlijkheid;
• de ontwikkeling van de sociale vaardigheden en interactionele vaardigheden op een meer praktisch niveau;
• de structuur en de opbouw van de samenleving binnen de gemeenschap. Deze combinatie van regels, voorschriften en functies biedt een ideale mogelijkheid tot resocialisatie;
• het werken binnen het gezinsmodel;
• het zelfhulpprincipe.

De laatste jaren hebben de verschillende instellingen voor verslavingszorg keuzes gemaakt om de langdurige behandeling binnen de HTG's om te buigen naar een gedifferentieerd aanbod van middellange en kortdurende programma's. Er zijn ook instellingen die de zelfhulpprincipes wel handhaven maar programma's gaan ombuigen naar de vraagstelling van deze tijd. In de praktijk komt deze ombuiging neer op het verkorten van het behandelprogramma en een directere koppeling naar de resocialisatiefase. Hedendaags onderzoek toont aan dat het aanbod van de therapeutische gemeenschappen geen achterhaalde zaak is, maar voor een grote groep verslaafden nog steeds de omslag kan betekenen naar een leven waarin het afhankelijk zijn van een bepaald middel geen rol van betekenis meer heeft.

Vluchten

Vluchten, vluchten
het vechten ben ik moe
ik ga wel ver vandaan
ik weet niet waar naar toe

vluchten, vluchten
wat blijft er over om te doen
alles heb ik geprobeerd
van vroeger naar nu van heden naar toen

vluchten, vluchten

wat maakt het nu nog uit
wat is er wezenlijk veranderd
om mij heen dezelfde huid

vluchten, vluchten
weg wil ik van hier
ik wil mezelf vergeten
ober, nog een glas bier.

Gea (alcoholiste die nu een jaar van de drank af is), 1998

De werkwijze

Het programma bestaat uit verschillende fasen:
- hechtingsfase: kennismaken en leren hoe het systeem in elkaar zit;
- behandelfase: omslag in het omgaan met problemen en verslavingsgedrag;
- losmakingsfase: eindfase waarin het afscheid nemen en de stap naar zelfstandigheid centraal staat.

Naast dit aanbod van het groepswerk en werkprojecten zijn ook het maatschappelijk werk (puinruimen, orde op zaken stellen) en gezinstherapie belangrijke onderdelen van de behandeling.

Regels

Regels zijn belangrijk binnen de therapeutische gemeenschappen, ze maken dat bewoners zich veilig voelen. Ze hebben voor hun opname veelal in een situatie geleefd die verre van veilig was en waar het recht van de sterkste gold. Je afspraken nakomen en je aan de regels houden is de basis waarop de verdere toekomst van de ex-verslaafde moet worden neergezet. De drie hoofdregels zijn:
1 geen drugs, alcohol of medicijnen;
2 geen geweld of dreigen met geweld;
3 geen onderlinge seksuele relaties.

Verder zijn er tal van afspraken die de bewoners een kader bieden om op een veilige plek met hun problemen aan de slag te gaan. Met name in het begin hebben de bewoners behoefte aan een zekere afscherming van de buitenwereld. De bewoners zijn vaak een lange periode onder invloed van middelen geweest en op de therapeutische gemeenschap lopen ze voor het eerst weer clean in een sociale omgeving rond. Van belang is de ervaring die dan wordt opgedaan: waar loop ik tegen aan, wat vind ik moeilijk en wat wil ik anders? In de eindfase is er de mogelijkheid tot scholing, werkstages en hobby's. In die eindfase wordt het contact met de buitenwereld dus weer geïntensiveerd.

De privacy is in de meeste gevallen beperkt, zeker in het begin van de opname, wanneer een bed en een kast het enige eigen plekje van de bewoner is. De groepen zijn meestal groot en de beschikbare woonruimte moet worden gedeeld. Bij nieuwere projecten zijn een- of tweepersoonsslaapkamers wel aanwezig.

Therapeutische gemeenschappen zijn 24-uurs settings. Het meeste personeel is aanwezig tussen 09.00 en 18.00 uur, de avonden en nacht is de aanwezigheid beperkt tot een begeleider of bereikbaarheidsdienst, afhankelijk van de organisatie en locatie van de afdeling. Het zelfhulpkarakter komt hiermee duidelijk naar voren.

Het was op een moment zover: de pijn sijpelde gewoon door de verdoving heen, er was niet meer tegen te gebruiken. Ze kwam aan de oppervlakte en vertaalde zich in waanzin en paranoia.

Afgebeuld door de spuit tot 39 kilo sleepte ik m'n botten de drempel van de kliniek over. Het was niet de eerste keer, wel de laatste. De afkick stelde niks meer voor: een beetje grieperig, een beetje snot hier en daar, een beetje van alles wat, meer niet. Smerige cellen op het politiebureau, jankende dagen van pijn, die overvloeiden in panische en stikdonkere nachten in de hel. Pijn, waanzin, ellende en vooral: zin in dope, veel, heel veel dope. Ik was zo ongelooflijk ziek geweest, dat afkicken in de kliniek daarmee vergeleken peanuts was. Ik ging iedere ochtend trouw naar de overkant, waar in een gebouwtje de introductie gegeven werd door twee bewoners en een staflid van de TG.

Na een week mocht ik mee. Alles wat ooit gejat was mocht niet mee als bagage. Er bleef verrekte weinig over. Met m'n plastic tasje met enkele kledingstukken onder m'n ene arm en m'n ziel onder de andere stapte ik de witte streep over. Die symboliseerde 'binnen/buiten'. Ik stapte er dapper overheen en zag een lange laan met aan weerskanten een beukenhaag. In de verte stond een grote boerderij, de septemberzon scheen als een sprookje op de witgepleisterde muren. Het gaf er een fabelachtige dimensie aan welke niet klopte met mijn ideeën over zoiets weerzinwekkends als een 'therapeutische gemeenschap'.

Ik moest me douchen (het oude leven afspoelen) en daarna op een houten bankje gaan zitten. Het bankje droeg ook een symboliek; het was de plek om na te denken over je gedrag, om keuzes te maken die op dat moment aan de orde waren. De keus die ik nu moest maken was: wil ik hier komen wonen of wil ik dat niet?

Ik wilde het niet.

Maar om nu zomaar weer te vertrekken was ook nogal een gedoe en wat meer was: waar moest ik heen? Met terneergeslagen ogen zat ik mijn lot af te wachten en schrok me het apelazerus toen er iemand voor m'n neus stond.

'Je kunt meekomen', zei ze. Als een strakke zombie liep ik achter haar aan. We kwamen in een ruimte waar vijf mensen in een halve cirkel op kussens zaten. Het zesde kussen lag voor hen en daar moest ik op zitten.

'Wat kom je hier doen?' vroeg iemand. Ik antwoordde keurig zoals ik dat op

de introductie geleerd had.
'Wat heb je nodig?' vroeg een ander.
'Hulp', zei ik braaf. Dat moest ik dan maar duidelijk maken.
'Help me', riep ik. 'Help me', schreeuwde ik.
Zo strak als een deur.
'We zullen je helpen', zeiden ze alle vijf.
Toen was ik binnen.
Buiten was het oorlog en in m'n kop lag alles overhoop.
Maar ik was binnen.

Uit: Leven na de dope (Linde 1999)

4.3.2   Gedragstherapie

Inleiding

Uit evaluatiestudies van behandelingen van verslaafden komt steeds weer naar voren dat gedragstherapeutische interventies relatief succesvol zijn (Lindström 1992; Van Gageldonk e.a. 1997).

Binnen de gedragstherapeutische aanpak van verslaving wordt ervan uitgegaan dat er geen principieel verschil is tussen verslaafden en niet-verslaafden. Er is sprake van graduele verschillen. Iedereen kan in principe verslaafd worden. De schaal van abstinentie, gebruik, misbruik en verslaving kent vele grijstinten. Een tweede uitgangspunt is dat gedrag zich in de loop van het leven ontwikkelt, met andere woorden geleerd is en derhalve ook weer af te leren. De verslaving wordt niet als een ziekte gezien maar als functioneel gedrag waarmee men bepaalde doelen probeert te bereiken. Een probleemoplossende strategie dus; weliswaar één die op lange termijn zelf tot een probleem wordt en bovendien de oorspronkelijke problemen niet oplost, maar die op korte termijn toch een functie vervult zoals het reduceren van angst of somberheid. Het maakt daarom ook niet zoveel uit waaraan iemand verslaafd is, maar meer wanneer iemand gebruikt, met welk doel en met welke verwachtingen. Ontwenning wordt niet gezien als een alles-of-niets-gebeurtenis maar als een stap-voor-stap-proces, met vallen en opstaan. Geleidelijk neemt de functionaliteit van het gebruik af en neemt de zelfcontrole toe. Logische consequentie van deze visie is ook dat niet voor iedere verslaafde genezing alleen kan bestaan uit totale abstinentie. Voor sommigen geldt dat men opnieuw voldoende zelfcontrole kan aanleren om een middel weer sociaal te gebruiken (Cramer & Schippers 1994). Binnen de gedragstherapeutische visie op verslaving staat het versterken van de zelfcontrole dan ook centraal.

In de leertheorie wordt er dus van uitgegaan dat er bij excessief middelengebruik of verslaving sprake is van sociaal verworven gedrag. Dit aangeleerde gedrag wordt vervolgens door talloze fysieke, sociale en psychologische factoren instandgehouden. Zo kan iemand bijvoorbeeld binnen een bepaalde jongerencultuur tot een relatief hoog niveau van alcoholconsumptie komen. Vervolgens kan iemand ervaren dat hij onder invloed van alcohol soepeler sociaal gaat functioneren. Het kan ook zijn dat de stemming verbetert, angst afneemt, maar ook dat een kater of ontwenningsverschijnselen afnemen. Zo ontstaan er verschillende patronen die het gebruik bekrachtigen. Enkele jaren later kan de groep of het netwerk waarbinnen men veel consumeerde uit elkaar vallen door militaire dienst, relatievorming, studie of werk en in de meeste gevallen leidt dit soort veranderingen tot afname van de excessieve consumptie. Bij een enkeling die de oude levensstijl voortzet kan het consumptieniveau hoog blijven. Er ontwikkelt zich dan een sterke gewenning. In de loop van het leven kan dit al dan niet, als reactie op verdere problematiek, uitgroeien tot een verslaving.

De mini-ontwenning

De ervaring van gebruiken koppelt zich aan allerlei situaties, ervaringen, emoties, verwachtingen en gedachten. Het gevolg is dat in deze versterkte trek in gebruik van het middel kan ontstaan; bijvoorbeeld blowen voordat men iemand probeert te versieren. Ook wanneer men al enige tijd abstinent is kan men plotseling overvallen worden door een sterke behoefte om te gaan gebruiken. Zo kan een roker die al enige tijd gestopt is en wiens dagelijkse behoefte aan nicotine is afgenomen, plotseling in een situatie komen waarin zich een heftige behoefte aan roken voordoet. De omstandigheden roepen lichamelijke reacties op die aanvoelen als trek om te gebruiken en zo een terugval uitlokken. Het lichaam prepareert zich min of meer op het naderende gebruik en er treedt als het ware een mini-ontwenning op. Deze reactie gaat binnen korte tijd vanzelf over. Het probleem is echter dat de betrokkene het gevoel heeft dat het pas overgaat door te gebruiken en dat men daar zelf geen controle over heeft. Gedragstherapeuten vinden dit het gevolg van de veelal moralistische of medische visie op verslaving. De opvatting dat men karakterloos is, of leidt aan een dwang waar men geen controle over heeft, zijn door de verslaafde meestal zelf ook geïnternaliseerd. Dit is echter een zichzelf waarmakende voorspelling. De positieve gedachten en verwachtingen die men heeft van gebruik vallen tegen, waardoor men extra meer gaat gebruiken en sterker terugvalt in middelengebruik. Of men schaamt zich en is negatief over het feit dat men is teruggevallen en gaat om die reden de negatieve gevoelens bestrijden door weer meer te gebruiken. De verslavingscyclus komt zo weer op gang. Het is van belang in therapie dit proces te leren herkennen en adequaat te reageren en zo terugval te voorkomen. Het hier beschreven mechaniek is het gevolg van klassieke conditionering zoals dat door Pavlov is beschreven (Lindström 1992).

De functionaliteit van het gebruik

De verslaafde dempt zijn sociale angst met alcohol, verdrijft verveling met drugs en houdt negatieve emoties in de hand met pillen. Deze functies van het middelengebruik kunnen ten grondslag liggen aan de verslaving, maar zij kunnen er ook het gevolg van zijn. Vooral bij mensen die op zeer jonge leeftijd verslaafd zijn geraakt aan harddrugs zien we op latere leeftijd dat ze essentiële sociale en probleemoplossende vaardigheden niet geleerd hebben. Net als bij pubers is dan sprake van een geringe frustratietolerantie; eigen emoties en gedachten worden slecht herkend en ook slecht gerelativeerd. Conflicten worden niet goed opgelost en het ontbreekt aan sociale vaardigheden. Ook ontbreekt het aan probleemoplossing. Onder invloed van de verslaving is men geneigd geraakt problemen heel snel te willen oplossen en er anders voor weg te lopen. Er wordt niet aan langetermijnoplossingen gewerkt en men kan moeilijk het noodzakelijke geduld opbrengen. De therapie bestaat dan ook uit het leren van vaardigheden en leren het leven beter te overzien en te plannen. Was er bij de mini-ontwenning sprake van klassiek conditioneren, hier gaat het om operant conditioneren. Operant conditioneren is een vorm van sociaal leren waarbij gedrag wordt beïnvloed door uitlokkende dan wel remmende omstandigheden en positieve en negatieve gevolgen van het gedrag, dan wel het afzien van dat gedrag. Het gaat hier om zowel fysiologische, psychologische als sociale factoren. Bijvoorbeeld de prettige lichamelijke effecten van de drug, de positieve waardering door de groep waarbinnen men gebruikt, de negatieve reacties die men van anderen ervaart in nuchtere staat, de negatieve lichamelijke ontwenningsverschijnselen en het negatieve zelfbeeld waarvan men zich bewust is wanneer men even nuchter is.

De rol van verwachtingen

Belangrijk is ook de verwachting die men heeft ten aanzien van het middel en de effecten van het gebruik daarvan. Hetzelfde geldt voor de verwachtingen die men heeft ten aanzien van het nuchter zijn en zowel van de voor- en nadelen van het gebruiken als de voor- en nadelen van het nuchter zijn. We gaan er al te gemakkelijk van uit dat een verslaafde wel weet wat er verkeerd is aan de verslaving en hoe goed het is om nuchter te zijn. Dit is echter allerminst het geval. Het is dus belangrijk verslaafden objectieve voorlichting te geven over hun eigen toestand, maar ook over algemene principes van verslavingen en de risico's voor welzijn en gezondheid. De rol van verwachtingen bij middelengebruik is pregnant te noemen. Zo blijken mensen die denken alcohol te krijgen bij een verkeerstest slechter te gaan rijden. Alcoholisten gaan bij een test naar controleverlies (een van de uitgangspunten van het medisch model) meer drinken (het kenmerk van controleverlies) ook wanneer ze zonder het te weten alcoholvrije drankjes kregen (Lindström 1992).

De gedragstherapie als behandelmethode

De eerste stap in het gedragstherapeutisch behandelen van verslaafden is de cliënt motiveren zo goed mogelijk aan de therapie mee te doen. Essentieel onderdeel hiervan is samen met de cliënt uit te zoeken wat de positieve en negatieve verwachtingen zijn van het gebruik en wat de positieve en negatieve verwachtingen zijn van het clean zijn. Hiervan vormt psycho-educatie een belangrijk onderdeel. Objectieve informatie over verslaving en middelengebruik en ook over de eigen toestand van de cliënt zijn essentiële aspecten van het therapierijp maken van de cliënt. Een begin maken van het loslaten van het negatieve zelfbeeld en het idee van machteloosheid staan dan centraal. De nadruk komt te liggen op eigen mogelijkheden en eigen verantwoordelijkheid.

Daarna wordt inhoudelijk de basis voor de behandeling gelegd door een goede analyse te maken van de situaties waarin men gebruikt en de factoren die dat gebruik mede bepalen. Hiertoe wordt een zogenaamde functionele analyse van het middelengebruik gemaakt. De behandeling is dan vervolgens tweeledig. Enerzijds wordt door het bespreken van de uitlokkende factoren (cues), maar ook door het blootstellen daaraan (cue-exposure) de gevoeligheid voor die uitlokkende factoren verminderd. Men ontwent als het ware zijn gebruikssituaties. Minstens zo belangrijk is echter het tweede facet, het opbouwen van adequate vaardigheden om situaties beter aan te kunnen. Een belangrijk deel van de therapieën bestaat dan ook uit sociale vaardigheidstraining en het aanleren van verschillende probleemoplossende vaardigheden. De derde fase van de behandeling bestaat eruit terugval te voorkomen. Men moet leren risicosituaties te herkennen en ook leren er adequaat op te reageren. Aan zowel intrapersoonlijke als interpersoonlijke factoren wordt veel aandacht besteed. Voorbeelden van intrapersoonlijke factoren die een terugval in middelenmisbruik uitlokken zijn negatieve emoties en lichamelijke ongemakken, maar ook positieve emoties, en de behoefte het eigen vermogen tot controle te testen. 'Ik wou kijken of ik er tegen kon', '...of ik na eentje kon stoppen' zijn vaak gehoorde uitspraken. Voorbeelden van interpersoonlijke risicofactoren zijn: conflicten, sociale druk om te gebruiken of verkeren in prettige sociale omstandigheden, bijvoorbeeld een feest of viering van een heugelijk feit (Marlatt & Gordon 1985).

4.3.3   Zelfhulp bij verslavingsproblematiek

Zelfhulpgroepen zijn gespreksgroepen waarin mensen met een vergelijkbaar probleem ervaringen uitwisselen, steun zoeken bij elkaar en gezamenlijk zoeken naar oplossingen. Iemand met een verslavingsprobleem is niet zomaar in die situatie terechtgekomen, vaak zijn er jaren van misère en wanhoop aan voorafgegaan. Hij of zij heeft meestal door eigen gedrag een belangrijke bijdrage geleverd aan de huidige situatie. Mogelijk is dat de verklaring voor het feit dat je bij vrijwel alle mensen met verslavingsproblemen vroeg of laat in een behandeling stuit op schaamtegevoelens, zelfverwijt en een gebrek aan eigenwaarde. Ondanks de grote verschillen in persoonlijkheid en problematiek komen alle (ex-)verslaafden op dit punt overeen.

Als je door eigen gedrag in de moeilijkheden bent geraakt, is het logisch dat je er ook op eigen kracht weer uit wilt komen. Steun zoeken bij lotgenoten en wederkerige steun geven komt in belangrijke mate tegemoet aan de behoefte om het zelf te doen. Het is dan ook begrijpelijk dat verslaafden zelfhulpgroepen voor elkaar hebben ontwikkeld, die inmiddels een belangrijke bijdrage aan de verslavingszorg leveren. Ieder heeft zijn zwakke momenten maar die momenten komen niet gelijktijdig, zodat het adagium luidt: vandaag help je mij en morgen help ik jou. Er is wederzijdse herkenning, de krachten worden gebundeld en er kan een hecht groepsverband ontstaan met grote solidariteit. 'Ik weet wat het is' geeft direct iets vertrouwds en er is geen reden tot schaamte; je hebt elkaar niets te verwijten. Voorzover de ander over jou oordeelt, oordeelt hij ook over zichzelf. Ze kennen het probleem van binnen uit en praten daardoor niet 'volgens het boekje'.

De bekendste zelfhulpgroep is de AA (Anonieme Alcoholisten) die in Nederland ruim vijftig jaar actief is. Partners van probleemdrinkers kunnen terecht bij Al Anon (Alcoholist Partner Anonymous) en voor kinderen met drinkende ouder(s) zijn er Alateen en ACA-groepen (respectievelijk Alcoholist Anonymous Teenager en Adult Children Alcoholics). Ook voor drugsverslaving (Narcotics Anonymous), voor gokverslaving (Gamblers Anonymous) en voor medicijnverslaving (Stichting Phoenix) zijn er zelfhulpgroepen opgericht. De AA en aanverwante groepen zijn verspreid door heel Nederland.
Ouders van drugsverslaafden hebben zich verenigd in de LSOVD (Landelijke Stichting Ouders Van Drugsverslaafden). Deze Stichting heeft bijvoorbeeld een telefonische hulpdienst voor ouders wier kinderen te maken krijgen met een HIV-infectie. Voor de drugsgebruiker zelf is er het LSD (Landelijk Steunpunt Druggebruikers). Iedere zes weken schrijft het LSD een vergadering uit voor haar leden, het Landelijk Overleg Gebruikersgroep.
We beperken ons tot het noemen van deze groepen; alleen de AA beschrijven we hierna wat uitgebreider. Er zullen ongetwijfeld nog veel meer zelfhulporganisaties en groepen zijn. Zij zijn het beste te vinden in het telefoonboek en/of in de regionale dagbladen onder de hulpdiensten.

De AA is een groep mannen en vrouwen die hun ervaring, hun kracht en hun hoop bundelen om zo hun gemeenschappelijke probleem de alcoholverslaving op te lossen en anderen te helpen bij het herstel van hun alcoholisme. Het voornaamste doel is nuchter blijven en andere alcoholisten te helpen nuchterheid te verwerven. Het enige vereiste voor het lidmaatschap is 'het verlangen op te houden met drinken'. Het AA-lidmaatschap kent geen contributies, de kosten worden betaald uit eigen bijdragen. AA staat los van alle kerken, sekten, politieke partijen, organisaties en instellingen. Zij wenst zich niet in controversies te begeven en steunt of bestrijdt geen enkel doel.
De AA werkt met de 'twaalf stappen' en gaat ervan uit dat alcoholisme een ziekte is en het vragen en aanvaarden van hulp pas mogelijk is zodra 'de zieke heeft erkend ziek te zijn'. De twaalf stappen worden gezien als geneesmethode en vormen tezamen de gedachtewereld van waaruit de alcoholist zich een nieuw leven kan opbouwen.

Voorbeeld

Eerste stap:

'Wij erkenden dat wij tegenover de alcohol machteloos stonden en dat daardoor ons leven stuurloos was geworden.'

Achtste en negende stap:

'Wij maakten een lijst met de namen van allen die door ons schade en leed hadden ondervonden en verklaarden ons bereid om dit aan hen allen weer goed te maken. We hebben waar het mogelijk was dit rechtstreeks weer bij zulke mensen goedgemaakt, behalve wanneer dit hen of anderen zou kwetsen.'

Iedereen legt uit vrije wil deze bekentenissen af, te beginnen met stap 1, en werkt in eigen tempo alle stappen door. De een doet er een jaar over en de ander twee jaar. Per bijeenkomst (een of twee keer in de week) bespreekt men een stap. Nadat iemand de twaalf stappen heeft doorlopen mag hij een functie binnen de AA vervullen. De AA in Nederland heeft duizenden leden, uiteraard niet geregistreerd maar anoniem.

Ervaringen van een AA-lid

'De vorige avond was ik helemaal door het lint gegaan, straalbezopen was ik in m'n bed gelazerd en toen ik wakker werd met een kop vol spijkers bedacht ik dat ik twee dingen kon doen. Ofwel ik maakte er ter plekke een eind aan of ik ging hulp zoeken. Aangezien ik te schijterig was voor het eerste pakte ik de telefoon en belde het nummer van de AA.

Op de een of andere manier had ik dat nummer bewaard, bewust denk ik achteraf, want ik wist al heel lang dat er iets gebeuren moest. Ik kon de hoorn amper vasthouden, zo trilde ik van de afkick. De stem aan de andere kant van de telefoon was vriendelijk maar beslist. Ik mocht morgenavond komen, mits ik niet gedronken had.

Ik kreeg het adres en ben vervolgens op bed gaan liggen, alwaar ik tot de volgende avond bleef liggen. Ik kwam er alleen uit om naar het toilet te gaan of wat te eten en te drinken (water!). Op de een of andere manier viel het me mee; misschien kwam het doordat ik een beslissing had genomen, ik weet het niet.

Om half acht schuifelde ik doodsbang het zaaltje binnen, trillend als een espenblad. Er kwam meteen een man op me af die me een kop koffie aanbood, die ik rammelend en kletterend naar binnen werkte. Om acht uur zocht iedereen (er waren een stuk of twintig mensen) een stoel in de kring op. De 'voorzitter' heette ons welkom en legde uit wat er die avond zou gebeuren. We kregen allemaal gelegenheid om ons voor te stellen en iets te vertellen over dat wat je op dat moment bezighield.

Het was voor mij het begin van een alcoholvrij leven. Na verloop van tijd ben ik in therapie gegaan, omdat ik erachter kwam dat ik 'nuchter' wel even anders tegen mijn problemen aankeek dan met een flinke slok op. Nu ben ik zelf actief binnen de AA.'

4.3.4 Het toekomstige heroïne-experiment versus de dwang-en-drang-projecten in Nederland

Dwang, drang, vermindering van overlast en de verslavingszorg

Harddrugsverslaafden veroorzaken door hun veelvuldige kleine en grote criminele vergrijpen maatschappelijke overlast. In het begin van de jaren tachtig heeft de Nederlandse politiek besloten de overlast te verkleinen door de wetsovertreders met meer dwang te bewegen om hulp te zoeken voor hun verslavingsproblemen. De 'Nota Dwang en Drang' die de regering in 1988 uitbracht (wvc 1988; Van Alem & Schippers 1993) maakt een onderscheid tussen *drang*, waarbij men de verslaafde veel ruimte laat om te kiezen voor een bepaalde hulp en/of bestraffing en *dwang*, waarbij de verslaafde geen keuze gelaten wordt. Op drie wettelijke terreinen is een aantal instrumenten voorhanden:

- Gezondheidszorgwetgeving (publiekrechtelijke dwangverpleging), met als voorbeelden de rechterlijke machtiging (rm) en/of de inbewaringstelling (ibs). De Wet Bijzondere Opnemingen Psychiatrische Ziekenhuizen (bopz) geeft als belangrijkste criterium het gevaarscriterium.
- Wetgeving op het gebied van strafrecht (straf vervangende behandeling), waarbij de rechter bijvoorbeeld bij een overtreding de overtreder voor de keuze stelt: straf, vervolging of behandeling.
- Maatregelen binnen het gevangeniswezen. Hier spreekt men van drangprojecten: de verslaafde kiest in de gevangenis voor een behandeling. Binnen de gevangenissen is een steeds groter hulpaanbod, van alleen detoxificatie tot drugsvrije afdelingen. Binnen de gevangenis zijn aparte afdelingen afgescheiden, waar door technische middelen gebruik van drugs en alcohol kan worden gecontroleerd en waar men een samenwerking heeft opgezet met Consultatiebureaus voor Alcohol en Drugs. De straf vervangende behandeling is hierin veruit de meest gebruikte vorm.

In het Nederlandse drugsbeleid heeft tot nu toe niet een dwangbehandeling, maar een drangbehandeling als uitgangspunt gediend. In 1993 kwam het ministerie van wvc met de 'Nota Vermindering Overlast ten gevolge van Drugsverslaving'. Hierin werd het beleid tegen overlast ten gevolge van drugsverslaving uitgestippeld. Uit deze nota ontstond het werkplan 'Drang op Maat' (Noyon & Hospens 1997). Het werkplan heeft als doelstelling: het uitzetten van trajecten voor individuele justitiabele verslaafden voor sociaal herstel, waarbij drangmiddelen worden ingezet teneinde hen ertoe te bewegen zorg te ondergaan.

De hulpverleningsinstanties hebben een aantal mogelijkheden voor speciale zorg op maat in het leven geroepen:

1 Binnen de verslavingszorg zijn de Intra Murale Motivatie Centra (IMC's) opgericht. Dit zijn klinische voorzieningen die laagdrempelig zijn en de opgenomen cliënten rijp proberen te maken voor een vervolgbehandeling. Men legt er de nadruk op het veranderen van het leefpatroon en het motiveren.

2 Samenwerkingsprojecten tussen politie, justitie en verslavingszorg die de hulpverlening aan de individuele cliënten zo soepel mogelijk moeten laten verlopen: de Vroeghulp Interventie Systemen, oftewel de VIS-projecten. Een VIS-voorbeeld is het GAVO (Geïntegreerde Aanpak van Verslavingsproblematiek en Overlast) project van het Centrum Maliebaan. Verslaafden krijgen een schorsing van hun straf mits zij zich intramuraal laten behandelen; de hulp begint dan meestal in het IMC.

3 Projecten van de Verslavingsbegeleiding Afdeling, oftewel de VBA-projecten, ook wel de 'drugsvrije afdelingen' in de gevangenis genoemd. Deze afdelingen hebben tijdens de detentie ook een dagbehandelingsprogramma en urinecontroles. Het behandelprogramma bestaat uit twee delen: de behandeling tijdens de detentie in de gevangenis en daarna een behandeling in een verslavingskliniek.

4 De forensische verslavingskliniek. Hier gaat het om intensieve behandelingen die gericht zijn op verslaafden die sterke banden hebben met de criminaliteit en/of langere tijd in detentie hebben doorgebracht, maar waarbij de verslavingsproblematiek toch zeer dominant is. Het gaat om een langdurige behandeling, te beginnen in een besloten atmosfeer en eindigend in begeleid wonen en werken. Rutten, directeur behandelzaken van het Instituut Verslavingszorg Oost Nederland, beschrijft de behandeling, die in drie fasen verloopt, als volgt. In de eerste fase start justitie de behandeling via een drangmaatregel. De motivatie wordt tijdens deze fase ontwikkeld. De tweede fase, de maatschappelijk georiënteerde vervolgbehandeling, vindt plaats in de verslavingskliniek. De derde fase staat in het teken van resocialisatie door middel van scholing, werken en wonen (Rutten 1997 en 1998).

5 De (nacht)opvang en behandeling met woonvoorzieningen. Deze opvang is gecombineerd met een zinvolle dagbesteding waarbinnen andere soorten van hulpverlening zijn geïntegreerd, met als doel een verslaafde nadat de behandeling is afgerond zo snel mogelijk terug te laten keren in de maatschappij en tegelijkertijd de nazorg te regelen.

6 De Maatschappelijke Reïntegratie Projecten. Binnen deze opvang werken de Verslavingszorg, de Sociale Dienst en het Arbeidsbureau nauw met elkaar samen, zodat een verslaafde zo snel mogelijk in een arbeidstraject wordt opgenomen.

7 De Meld- en Regelpunten. Deze voorzieningen zijn erop gericht de overlast die door de bewoners in bepaalde wijken wordt ervaren, zo snel mogelijk en zo nauwkeurig mogelijk aan te pakken. Men kan de overlast rapporteren en de overheid laat tevens zien dat er iets mee wordt gedaan en met welk effect.

Heroïne-experiment in Zwitserland en in Nederland

In Zwitserland is van 1 januari 1994 tot en met 31 december 1996 een project met een experimentele opzet uitgevoerd, waarmee men wilde testen of een dagelijkse door de hulpverlening verstrekte hoeveelheid heroïne een gunstig effect zou hebben op de verslaafde. De uitkomsten van het onderzoek zijn veelbelovend. De gezondheidstoestand van de verslaafden aan wie heroïne werd verstrekt, verbeterde aanzienlijk. De voedingstoestand verbeterde en er werd een afname van de huidziekten geconstateerd. Er traden minder depressies en angsttoestanden op. Daarnaast bleek dat de verslaafden die HIV-positief waren en/of aids hadden veel beter te behandelen waren, doordat zij afspraken regelmatiger nakwamen. Ditzelfde gold voor verslaafden die te kampen hadden met huidinfecties, verslaafden met hepatitis B en C, verslaafde vrouwen die zwanger waren en voor hen die inmiddels een kind hadden gekregen.
Naast de verbeterde gezondheidstoestand werd een teruggang in het gebruik van verslavende middelen geconstateerd. De drugsverslaafden begonnen al snel minder illegale heroïne en cocaïne bij hun 'dagelijkse portie' te gebruiken. Het gebruik van benzodiazepinen werd langzaam minder en het gebruik van alcohol en cannabis nam niet meer toe. Wat de sociale integratie betreft verbeterde de woonsituatie van de verslaafde, namen de arbeidsmogelijkheden toe, nam hun hulpbehoefte af (men had minder hulpcontacten nodig). Ten slotte daalde de criminaliteit drastisch.

De opzet en uitvoer van het hiervoor beschreven Zwitserse onderzoek staat model voor het experiment dat in Nederland zal starten. De minister van Volksgezondheid, Welzijn en Sport, mevrouw Borst, heeft de Centrale Commissie Behandeling Heroïne-verslaafden (CCBH) gevraagd een gefaseerde aanpak van het heroïne-experiment mogelijk te maken. De VVD had hierom gevraagd, omdat dan de gevolgen van deze manier van behandeling eerst goed geëvalueerd kunnen worden voordat het totale experiment van start gaat. Overigens is het CDA tegen en zijn PvdA en D'66 voor.
De verslaafden die mee gaan doen, worden geselecteerd op de volgende criteria: men moet door de hulpverlening als onbehandelbaar worden beschouwd, minstens één jaar verslaafd zijn, in de laatste vijf jaar gedurende ten minste vier aaneengesloten weken minimaal 60 mg methadon per dag te hebben gebruikt en niet illegaal in Nederland verblijven. In de totale groep zijn zowel verslaafden die de heroïne injecteren, als die de heroïne roken (chinezen). Als men mee gaat doen, zal men zich drie keer daags moeten melden bij de hulpverlening en zich aan strenge regels rondom verdere hulpverlening houden. Tijdens de verstrekking krijgt de verslaafde tien minuten om de heroïne te spuiten en/of te roken. Voor het chinezen van de heroïne tijdens het experiment wordt een speciaal pijpje ontwikkeld. De locaties van waaruit men het onderzoek gaat uitvoeren, zullen via de GGD en/of CAD's worden georganiseerd.
Het hele onderzoek vindt plaats naast de gewone hulpverlening. Er zullen speciale staf-medewerkers worden geselecteerd en opgeleid zodat er zo weinig mogelijk vermenging gaat plaatsvinden. De plaatsen waar de heroïne zal worden uitgedeeld, zullen een aantal keren per dag een aantal uren open zijn. Men gaat overal met hetzelfde protocol werken. Net zoals in Zwitserland wordt het effect van de regelmatige heroïneverstrekking op de

psychologische, sociale en medische toestand van de verslaafde gemeten. De urinecontroles zullen worden gebruikt om na te kunnen gaan wat verslaafden er eventueel bij gebruiken. De onderzoekers beschouwen de eerste fase van het onderzoek als geslaagd, als er na een jaar bij de verslaafden die meededen een verbetering van twintig procent is opgetreden.

De reacties tot nu toe zijn wisselend, maar uitgesproken. De verslaafden zelf zijn duidelijk voor of tegen. Niet iedereen ziet heroïne als oplossing voor de eigen verslaving. Sommige verslaafden voelen zich bijvoorbeeld opgegeven. Anderen zien zich geconfronteerd met hun grootste vijand, namelijk heroïne. Terwijl weer anderen juist graag rust willen en graag heroïne zouden willen krijgen. En als laatste is er een groep die wel zou willen meedoen, maar die bezwaren heeft tegen de nu al vaststaande regels rondom de verstrekking ervan. Deze mensen voelen zich niet serieus genomen en verzetten zich bijvoorbeeld tegen het drie keer daags moeten verschijnen.

De verslavingshulpverleners zijn over het algemeen positief over het experiment. Zij zien dat de huidige hulpverlening voor veel verslaafden niet de juiste oplossing is. De reacties uit de samenleving zijn wisselend. Er heerst bijvoorbeeld de angst voor nog meer overlast en voor een erg grote toeloop van verslaafden. Daarnaast reageert men boos, omdat junks al het geld en deze aandacht niet waard zijn.

De rol van de verpleegkundige in de verschillende projecten

Bij de drangmaatregelen heeft de verpleegkundige in elk geval een rol binnen de muren van de gevangenis waar de verslaafde in detentie wordt gehouden. In hoofdstuk 2 en 3 is beschreven dat de verslavingsproblemen in gevangenissen nog steeds groeiende zijn. Het herkennen van verslavingsgedrag en allerlei gezondheidsproblemen, het omgaan hiermee en het anticiperen hierop zijn in de gevangenis van groot belang. Verder zal de verpleegkundige meer in de rol van bewaker op de aparte afdelingen moeten fungeren, als zij in de gaten moet houden of er wordt bij gebruikt. De verpleegkundigen hebben op deze afdelingen ook een taak als begeleider; in dat opzicht gaat het werk veel op dat van een verslavingsverpleegkundige lijken.

Met name verpleegkundigen die in psychiatrische instellingen werken, zullen te maken krijgen met tegen hun zin opgenomen verslaafden die afkicken en zullen proberen om uitzonderingen te verkrijgen. Ook hier is de rol van bewaker belangrijk, met vragen als: wat heeft iemand gebruikt, hoe verloopt de afkick, en in hoeverre gebruikt iemand bij?

Rechters kunnen zoals gezegd een verslaafde min of meer verplichten tot een behandeling in een bepaalde instelling. Vaak maakt een cursus verplicht deel uit van de behandeling. De gedachte hierachter is dat de verslaafde zo een beter inzicht verkrijgt in het eigen gebruik en de gevolgen hiervan. Deze cursussen worden mede opgezet en uitgevoerd door de verpleegkundigen die in de desbetreffende instelling werken. Deze verpleegkundigen krijgen vaak te maken met mensen die niet altijd even gemotiveerd zijn. Het is een hele klus om zo'n groep mensen te boeien en om eventuele negatieve gedra-

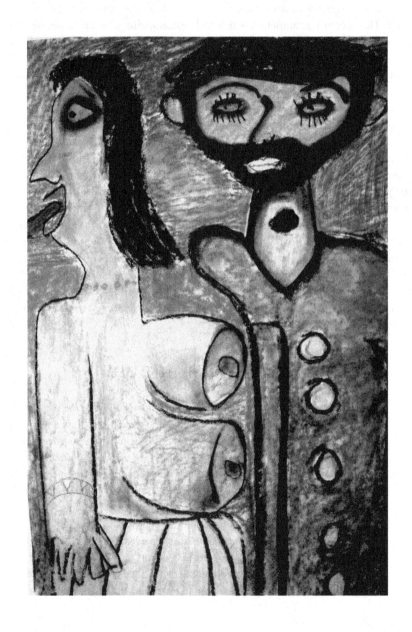

gingen voor te zijn en/of ter plekke aan te pakken. Ook krijgen verpleegkundigen te maken met mensen die zich schamen, voor wie dan behandeling nodig is.

In de IMC's en de forensische kliniek heeft de verpleegkundige binnen het multidisciplinaire team een eigen verantwoordelijkheid in de dagelijkse zorg voor de opgenomen cliënten. Het accent ligt binnen de IMC's op laagdrempelige opvang en het bevorderen van de motivatie. Men krijgt veel te maken met verslaafden die in een slechte lichamelijke en psychische toestand verkeren. Het boeiende hierin is echter dat er van hieruit contacten kunnen worden gelegd en behouden. In de vervolgbehandelingen ligt het accent veel meer op de toekomst en resocialisatie.

De verpleegkundigen die gaan meewerken aan het heroïne-experiment, zijn zowel gegevensverzamelaars als uitvoerders van de maatregelen. Zij zullen een aantal uren per dag op uiteenlopende tijdstippen aanwezig zijn in een soort behandelruimte, om de verslaafden die meedoen aan het experiment op te vangen. Heel nauwkeurig dienen zij een aantal gegevens vast te leggen van iedere individuele cliënt (Van Beelen 1998). Daartoe behoren ook de verzamelde urinemonsters en de bijbehorende administratie. Ook krijgen de verpleegkundigen te maken met verslaafden die een slechte gezondheidstoestand hebben. Zij zullen bijvoorbeeld een shot willen zetten met de verkregen heroïne. Als de aderen van deze verslaafde dan heel slecht zijn, komen moeilijke vragen op. Moet de verpleegkundige zo iemand dan laten aanmodderen, of hem helpen bij het zetten van een shot? Is er wel tijd voor dergelijke individuele behandeling, naast alle voorlichting die iedere verslaafde telkens weer moet krijgen en alle preventieve activiteiten die dagelijks moeten worden verricht?

Ervaringen van een medewerker

Een verpleegkundige die meewerkte aan het experiment in Zwitserland vertelde het volgende over het project: 'Diegenen die de eerste twee weken of soms een maand bleven om even niet te gebruiken en om weer even tot rust te komen en aan te sterken, hielpen we vaak om de financiële zaken weer wat op een rijtje te zetten. Dozen vol ongeopende rekeningen en andere post heb ik uitgezocht en gesorteerd en daarna uren rondgebeld hoe de schulden konden worden gesaneerd, dit uiteraard samen met de cliënt. Ook hielpen we vaak met het opknappen van de woning. (...)

Een aparte categorie waren de mensen die naast het psychiatrische beeld en de drugsverslaving ook geïnfecteerd waren met het HIV-virus. Dit vond ik een extra moeilijke groep om te begeleiden. Velen waren depressief en ongemotiveerd om af te kicken: het heeft toch allemaal geen zin meer.'

4.4   Literatuur

Alem, V.C.M. van en Schippers, G.M., 'Dwang, drang en drugshulpverlening in Nederland'. In: *Handboek Verslaving*. Bohn Stafleu Van Loghum, Houten 1993.

Beelen, A., Wel eerst handen wassen voor het gebruik, vpn, 19 maart 1998, pp. 28-31.

Cramer, E.A.S.M. en G.M. Schippers, *Zelfcontrole en ontwenning van harddrugs*. Nijmegen 1994.

Gageldonk, A. van, W. de Zwart, J. van der Stel & M. Donker, *De Nederlandse verslavingszorg. Overzicht van de kennis over aanbod, vraag en effect*. Trimbos-instituut, Bohn Stafleu Van Loghum, Houten 1997.

Jongsma, T., *Wegwijzers in de verslavingszorg*. Dekker & Van de Vegt, Assen 1996.

Linde, L., *Leven na de dope*. In voorbereiding, 1999.

Lindström, L., *Managing Alcoholism. Matching clients to treatment*. Oxford, 1992.

Loth, C.A., *Verpleegkundigen in de ambulante methadonverstrekking. Een inventariserend onderzoek*. Universiteit Utrecht 1998.

Marlatt, G.A. & J.R. Gordon, *Relapse Prevention*. New York/London 1985.

Rutten, R.J.Th., 'De Forensische Verslavingskliniek. In de voetsporen van Piet Roorda'. In: *Overlast-post*, vol. 3, 1997.

Rutten, R.J.Th., 'Ervaringen bij de start van een imc: Enkele stereotypen tegen het licht gehouden'. In: *Tijdschrift voor alcohol, drugs en andere psychotrofe stoffen*, vol. 23, 1998.

wvc, Dwang en drang, nota. Ministerie van wvc, Uitgeverij sdu, Den Haag, 1988.

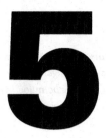

Chris Loth en Diny Huson-Anbeek

Verslavingsverpleegkunde

5.1   Inleiding

In hoofdstuk 5 beschrijven we in vogelvlucht de verpleegkundige verslavingsexpertise: de verslavingsverpleegkunde. Eerst schetsen we in het kort een theoretisch kader voor de verslavingsverpleegkunde. Daarbij passen we de algemene verpleegkundige uitgangspunten toe op de verslavingszorg, bespreken we kort het verpleegkundig proces en geven we ten slotte de meest voorkomende verpleegkundige diagnoses en interventies in de verslavingszorg.

Het leeuwendeel van dit hoofdstuk bestaat echter uit de beschrijving van een aantal concrete werkterreinen in de verslavingszorg. Daarbij krijgen de belangrijkste verpleegkundige functies in die werkterreinen inhoud met behulp van een telkens terugkerend raamwerk. In totaal komen acht werkterreinen/instellingen aan de orde; de auteur is telkens een verslavingsverpleegkundige die in de desbetreffende instelling werkzaam is.

5.2   Verslavingsverpleegkunde: theoretische achtergrond

De verpleegkundige die na haar opleiding kiest voor het werk in de verslavingszorg zal in de loop der jaren een niet te verwaarlozen expertise in de zorg voor verslaafden opbouwen. In de Nederlandse situatie is hier tot nu toe bitter weinig van terug te vinden in de literatuur. Er is zelfs nog geen eenduidige omschrijving van verslavingsverpleegkunde, hoewel inmiddels begonnen is met de ontwikkeling van een functieprofiel (Loth 1996). Hieronder wordt een poging gedaan dit profiel verder uit te werken. Het Verpleegkundig Beroepsprofiel (NRV 1988) geeft de volgende definitie van verplegen:

> 'Beroepsmatig verplegen is het herkennen, analyseren, alsmede advies en
> bijstand verlenen ten aanzien van feitelijke of dreigende gevolgen van licha-

melijke en/of geestelijke ziekteprocessen, handicaps, ontwikkelingsstoornissen en hun behandeling voor de fundamentele levensverrichtingen van het individu. Verpleegkundig handelen houdt tevens in het zodanig beïnvloeden van mensen, dat menselijke vermogens worden benut met het oog op het instandhouden en bevorderen van de eigen gezondheid.'

We kunnen deze definitie/omschrijving van verplegen toepassen op het werk in de verslavingszorg. Dat levert de volgende omschrijving voor de verslavingsverpleegkunde op:

Beroepsmatig verplegen van verslaafden is het herkennen, analyseren, alsmede advies en bijstand verlenen ten aanzien van feitelijke of dreigende gevolgen van verslaving, verslavingsgedrag en de behandeling en de begeleiding van de fundamentele levensverrichtingen van de verslaafde en zijn omgeving. Verpleegkundig handelen ten aanzien van de verslaafden houdt tevens in het zodanig beïnvloeden van deze mensen, dat hun menselijke vermogens worden benut met het oog op het instandhouden en bevorderen van de eigen gezondheid.

5.2.1 Verpleegkundige diagnostiek, resultaten en interventies: methodisch werken bij verslavingsproblematiek

In het verpleegkundig proces gelden een aantal centrale uitgangspunten die een belangrijke rol spelen bij de opvattingen over verpleegkundige zorg. Deze uitgangspunten zijn:
* de cliënt is uitgangspunt van het verpleegkundig handelen;
* het verpleegkundig handelen moet effectief en efficiënt zijn;
* het verpleegkundig handelen moet inzichtelijk zijn voor de cliënt;
* de verpleegkundige zorg moet gedurende het gehele proces controleerbaar zijn en op afgesproken wijze gegeven worden.

Het verpleegkundig proces verloopt in twee fasen: de diagnostische fase en de uitvoering van de zorg. Deze fasen bevatten achtereenvolgens de volgende onderdelen (Stevens 1995; Gordon 1995; Albersnagel & Van der Brug 1997):
* *Diagnostische fase*:
  – gegevens verzamelen;
  – gegevens clusteren;
  – formulering van de verpleegkundige diagnose.
* *Uitvoeringsfase*:
  – vaststellen van het resultaat: kortetermijn- en langetermijndoelen en de criteria;
  – vaststellen van de interventie;
  – evalueren.

In de praktijk verloopt het verpleegkundig proces niet zo stapsgewijs als de theorie weergeeft. In de dagelijkse praktijk van het verplegen van een verslaafde mens vinden verpleegkundige processen plaats die heel snel verlopen vanwege levensbedreigende situaties. Bovendien is het verpleegkundige proces een cyclisch gebeuren: de fases lopen in elkaar over en overlappen elkaar. De navolgende voorbeelden illustreren dit.

Voorbeeld 1

Een spoedopname

Tijdens een nachtdienst in een detoxificatiekliniek krijgt de daar werkende verpleegkundige via de crisisdienst van de Riagg een nieuwe opname aangemeld. Het is een 40-jarige man met een BAC (bloed-alcoholwaarde) van 3,8 promille. Op het moment dat de man wordt binnengebracht, moet de verpleegkundige inschatten hoe de situatie is. De meeste handelingen die zij gaat verrichten zijn gericht op snelle en volledige informatie-inwinning, zodat een beeld verkregen wordt van de manier waarop de man de komende 8 uren gaat afkicken van de hoeveelheid alcohol in zijn bloed. Belangrijke eerste handelingen zijn snel de bloeddruk meten, bepalen of er sprake is van levensgevaar en bepalen of er de noodzaak is tot snelle toediening van Librium®. Daarnaast moet zij aan de hand van een aantal anamnesevragen de psychische toestand van de man in kaart brengen, met andere woorden: hoe is zijn oriëntatie in tijd, plaats en persoon? Als laatste zal zij de directe naasten van deze man op de hoogte moeten stellen van zijn huidige situatie, van de verwachtingen voor die nacht en niet te vergeten informatie verstrekken over de gang van zaken in de kliniek.

Voorbeeld 2

Een mogelijke complicatie

Op een methadonpost komt tijdens de verstrekking van de potjes methadon een 28-jarige man binnen die klaagt over een bobbel in zijn lies die daar ontstond toen hij een shot zette van heroïne gemengd met cocaïne. Hij geeft aan de laatste tijd onzorgvuldig te spuiten hoewel hij wel schone spuiten gebruikt. De man klaagt ondanks de grote hoeveelheid verdovende middelen in zijn lichaam over een toenemende pijn. Hij loopt moeizaam.

De op de post werkzame verpleegkundige moet tijdens het overhandigen van de methadon stilstaan bij datgene wat de cliënt haar vertelt. Zij schat snel in of de cliënt overdrijft of niet. Ze weet dat het de komende dagen weekeinde is en dat als de situatie verergert, de cliënt moeilijk een dokter kan bereiken die goed op de hoogte is van zijn toestand. Daarom stelt ze voor dat de cliënt zijn been even laat zien in de behandelkamer. Daar moet zij op basis van wat zij ziet en voelt en hoort een inschatting van de ernst van de situatie maken. Zij stelt vast dat het een opkomend spuitabces is en dat de cliënt 's middags nog naar het artsenspreekuur in het inloopcentrum moet gaan.

Uit de voorgaande voorbeelden blijkt dat de verpleegkundige een aantal onderdelen van het proces zeer snel doorloopt. Ze verzamelt een aantal gegevens tegelijkertijd, stelt ondertussen een diagnose en zet interventies uit, met in haar achterhoofd de resultaten die zij wil bereiken. Hieronder passeren de verschillende onderdelen van het verpleegkundig proces in vogelvlucht.

Verpleegkundige anamnese

Bij hun eerste contacten met een verslaafde moeten verpleegkundigen een indruk krijgen van de bestaande gezondheidstoestand en problemen die eventueel in de toekomst kunnen optreden. Net zoals elders in de gezondheidszorg gebruiken verslavingsverpleegkundigen hiertoe een anamnese. In de verslavingszorg zijn de laatste jaren een aantal instrumenten ontwikkeld die op een snelle en accurate wijze de (verslavings)problemen van iemand in kaart kunnen brengen. Een voorbeeld hiervan zijn de ASI (Addiction Severity Index) en de EuropASI (European Addiction Severity Index (Van Ooyen-Houben & De Groen 1997). Beide zijn ooit ontwikkeld om als onderzoeksinstrument een toestand van een respondent te kunnen beoordelen. Inmiddels wordt de ASI steeds vaker gebruikt als instrument om een intake bij een verslaafde te doen.
Een meer verpleegkundig voorbeeld is de anamnese die is gebaseerd op de 11 gezondheidspatronen van Gordon (1995). Deze anamnese is goed in staat om een totale situatie waarin een cliënt zich bevindt, met daarin opgenomen de disfunctionele en de functionele gezondheidsgedragingen, in kaart te brengen.

TABEL 5.1 DE CATEGORIEËN VAN DE ASI TEN OPZICHTE VAN DE FUNCTIONELE GEZONDHEIDSPATRONEN VAN GORDON

Addiction Severity Index	Functionele gezondheidspatronen
• lichamelijke gezondheid/medisch functioneren • arbeid, opleiding en inkomen/beroepsmatig functioneren • alcohol en drugs (binnenkort ook gokken) • justitie en politie/wet • familie/sociale relaties/sociaal functioneren • psychische en emotionele klachten/psychiatrische problematiek	• gezondheidsbeleving en -instandhouding • voedings- en stofwisselingspatroon • uitscheidingspatroon • activiteitenpatroon • slaap-rustpatroon • cognitie- en waarnemingspatroon • zelfbelevingspatroon • rollen- en relatiepatroon • seksualiteits- en voortplantingspatroon • stressverwerkingspatroon • waarden- en levensovertuigingenpatroon

Hoewel de ASI steeds meer gebruikt wordt, zijn ook de functionele gezondheidspatronen een goed uitgangspunt om een basisverslavingsanamnese te maken. De verslavingsverpleegkundige moet zich dan bij elk patroon afvragen welke specifieke vragen ze extra moet stellen om, naast de algemene gezondheidstoestand, de gevolgen van de verslaving en ernst van de verslaving in kaart te brengen. Daarnaast zijn de patronen een prima uitgangspunt om de probleemgestuurde anamnese en de crisisanamnese te sturen.

Diagnose

Een verpleegkundige diagnose is:

> '*Een klinische uitspraak over de reacties van een persoon, gezin of groep op feitelijke of dreigende gezondheidsproblemen en/of levensprocessen. De verpleegkundige diagnose is de grondslag voor de keuze van verpleegkundige interventies, voor de resultaten waarvoor de verpleegkundige aansprakelijk is.*'
> *(Gordon 1995)*

De verpleegkundige diagnose bestaat uit de volgende drie onderdelen:
• P: De probleemomschrijving door middel van een label en een definitie.
• E: De etiologie, de oorzaken of de factoren die het probleem instandhouden.
• S: De subjectieve en objectieve kenmerken die bij de cliënt (verslaafde) aan te wijzen zijn.

Een voorbeeld van een verpleegkundige diagnose bij iemand met een verslavingsprobleem zou kunnen zijn:
• P: Label: dreigend gevaar voor weefseldefect.
  Definitie: dreigende beschadiging van het oppervlakkige en dieperliggende weefsel.
• E: Voortgaand gebruik van intraveneus drugsgebruik, voortgaand gebruik van versneden drugs, gebruik van vuile spuiten en spuitattributen, verkeerde manier van injecteren, slechte conditie van de huid door aanhoudend slechte voeding en door de leefwijze.
• S: Rode huid, huid niet goed doorbloed, ontstaan van een onderhuids depot met pus, opgezetheid, naar boven lopende rode strepen.

De resultaten

Stevens (1995) omschrijft resultaten als:

> '*De op basis van de verpleegkundige anamnese, diagnose en interventie nagestreefde uitkomsten van de verpleegkundige zorg, die bij de verpleegde in de termen van meetbare effecten vastgesteld kunnen worden.*'

Een resultaat van de verpleegkundige zorg bestaat uit twee onderdelen:
* de doelstellingen waarmee vooruit kan worden gekeken;
* de criteria waarmee terug kan worden gekeken om de zorg te evalueren.

Door de formulering van een resultaat kijkt de verpleegkundige eerst naar dat wat haalbaar is voor die cliënt: de prognose. Vervolgens gaat ze aan de slag (voert ze de geplande interventies uit), waarbij ze bij elk contact met de cliënt aan de hand van de vastgestelde criteria beoordeelt of de zorg het gewenste effect heeft. Zo niet, dan moet de zorg, de interventie worden bijgesteld.

Een voorbeeld van een te bereiken resultaat in de verslavingszorg is het volgende:
* Label: vermindering van de afkickverschijnselen.
* Doelstellingen:
  - de bloeddrukwaarden mogen niet boven de 200/100 stijgen;
  - er mogen geen psychotische verschijnselen optreden.
* Criteria:
  - binnen 24 uur normale bloeddrukwaarde;
  - vermindering van braken, trillen en zweten vergeleken met binnenkomst.

De verpleegkundige interventie

De verpleegkundige interventie is volgens McCloskey en Bulechek (1997):

> *'Iedere vorm van rechtstreekse zorgverlening die door de verpleegkundige ten behoeve van een patiënt wordt verricht. De directe zorgverlening omvat de door de verpleegkundige ontwikkelde en uitgevoerde activiteiten, op basis van de verpleegkundige diagnosestelling en gericht op verwezenlijking van wenselijke resultaten. Eveneens kan de directe zorgverlening gebaseerd zijn op medische diagnostiek en voorschriften, of op activiteiten gericht op belangrijke, dagelijkse doelstellingen die de verpleegde niet (zelfstandig) kan verwezenlijken.'*

Een verpleegkundige interventie is opgebouwd uit een label, een definiëring en een aantal activiteiten die door de verpleegkundigen worden uitgevoerd (McCloskey & Bulechek 1997). Een algemeen voorbeeld (nog niet toegesneden op een individuele cliënt) is de verpleegkundige interventie Grenzen stellen, die in hoofdstuk 3 is uitgewerkt.

De meest voorkomende diagnoses bij verslavingsproblematiek

In de verslavingszorg zien we bepaalde verpleegkundige diagnoses en interventies telkens terugkeren. De tabellen 5.2 en 5.3 bevatten een inventarisatie van diagnoses en interventies die naar onze mening vaak voorkomen bij mensen met verslavingsproblemen. Deze inventarisatie is gebaseerd op onze eigen verpleegkundige verslavingspraktijk en een aantal Amerikaanse boeken (Sullivan 1995; Allen 1996; Mcfarland e.a. 1997). Uiteraard is deze lijst niet volledig en kan men niet stellen dat zij een voldoende basis vormt voor het werken in de verslavingspraktijk. De hier genoemde diagnoses en interventies dienen als richtlijn te worden gebruikt.

TABEL 5.2   VEELVOORKOMENDE VERPLEEGKUNDIGE DIAGNOSES BIJ VERSLAVINGSPROBLEMEN (ALLEEN LABELS)

- gevaar voor letsel
- gevaar voor op zichzelf gericht geweld
- ontoereikende opname van voedsel en vocht
- ineffectieve probleemhantering
- stoornis van het zelfbeeld: weinig gevoel van eigenwaarde
- onvoldoende kennis
- wijziging in de waarneming
- geestelijke nood
- machteloosheid
- dreigend gevaar voor weefseldefect

TABEL 5.3   VEELVOORKOMENDE VERPLEEGKUNDIGE INTERVENTIES BIJ VERSLAVINGSPROBLEMEN (ALLEEN LABELS)

- grenzen stellen
- behandeling bij middelengebruik: overdosis en ontwenning
- huid- en wondverzorging
- zorg voor voeding
- bevorderen van activiteiten
- ondersteuning van de persoonlijke zorg
- bevorderen van communicatie
- cliënten/patiëntenvoorlichting
- ondersteuning bij probleemhantering
- bevorderen van het psychische welzijn
- omgaan met crisissituaties
- zorg voor kinderen, partners en andere belangrijke anderen van de verslaafde

5.2.2   Multidisciplinaire samenwerking

In de verslavingszorg bestaan er diverse projecten waarin de verpleegkundigen intensief samenwerken met hun collega's uit de algemene ziekenhuizen, GGD's en psychiatrische instellingen. Deze multidisciplinaire opzet is van essentieel belang voor de cliënten, en niet te vergeten voor het werkplezier van de verpleegkundigen zelf. Deze intensieve samenwerking vereist het maken van goede afspraken, onder andere om het uitspelen van de verschillende begeleiders door de cliënt te voorkomen, en om tot een goede samenwerking te komen. Een goede registratie van de verschillende afspraken, een open communicatie in het team zelf en met andere werkers, het uitspreken van twijfels en het durven erkennen van een gemaakte fout, ten opzichte van zowel collega's als van de patiënten/cliënten, is daarbij essentieel.

Het werk in de verslavingszorg is divers en de verpleegkundigen werken derhalve in verschillende soorten functies. In de eerste plaats natuurlijk in het primaire proces als 'verpleegkundige op de werkvloer', in de tweede plaats als kwaliteitsmedewerkers, als stafmedewerkers, als managers en sporadisch als onderzoekers.

5.3 Verslavingsverpleegkunde: de praktijk

In de verslavingszorg bestaan er vele soorten opvang voor verschillende verslavingsproblemen. Dat betekent dat er op zeer diverse plaatsen verpleegkundige functies worden vervuld, onder andere in de directe patiëntenzorg, in staffuncties en in het management. In deze paragraaf worden acht concrete terreinen binnen de verslavingszorg beschreven, waarbij ook telkens een aantal klinische verpleegkundige functies aan de orde komen. De contacten met de verslaafde patiënten/cliënten staan hierin centraal.

Bij elk werkterrein dat in deze paragraaf aan de orde komt, worden eerst kort het type zorg en de setting beschreven. Vervolgens worden het verpleegkundig proces en de verpleegkundige coördinatie voor dit werkterrein geschetst. Centraal in de beschrijving van elk werkterrein staat telkens een casus en de manier waarop de verpleegkundige diagnoses en interventies bij deze casus concreet vorm krijgen.

5.3.1 Ambulante methadonverstrekking

Inleiding

Methadon is eenvoudig synthetisch te bereiden, heeft een aanmerkelijk langere halfwaardetijd dan heroïne en geeft daarom langer effect (24 in plaats van 6 uur), en is legaal door artsen voor te schrijven. In de ambulante verslavingszorg in Nederland werd methadon aanvankelijk vooral voorgeschreven in reductieprogramma's. Dit moest ertoe leiden dat de verslaafde stopte met het gebruik van heroïne. Toen dit in de ambulante praktijk nauwelijks bleek te lukken, ontstonden er steeds meer onderhoudsprogramma's ('methadonverstrekking'). Deze hadden tot doel contact te leggen met heroïneverslaafden om zo tot stabilisering van het drugsgebruik te komen, de cliënt onafhankelijker van de *drugscene* te maken en de gezondheidsrisico's te verminderen. Minjon (1994) beschrijft de doelstellingen van de methadonverstrekking voor de cliënt als volgt: opbouwen en onderhouden van contacten tussen drugsgebruiker en hulpverlening, verminderen van onthoudingsverschijnselen, verminderen en voorkomen van de achteruitgang van de fysieke en/of de psychosociale conditie van de drugsgebruiker en het opbouwen van een geregeld leven. Verwezenlijking van deze doelstellingen zal gepaard gaan met vermindering van criminaliteit en overlast voor de samenleving. Als functies van de methadonprogramma's noemt deze auteur nog: contacten onderhouden met de doelgroep, contactbegeleiding om verslechtering te voorkomen, onderdeel uitmaken van een individueel hulpverleningsaanbod, integratie van harddrugsgebruikers en doorsturen van gebruikers naar de reguliere hulpverlening.

Hierna volgt een aantal interviewfragmenten uit het NRC-Handelsblad van 16-1-1998. Het zijn uitspraken van een heroïnegebruiker tegen een redacteur.

> *'Spuiten geeft je het gevoel dat alles is zoals het moet zijn: warm, fijn en veilig.' (...)*
> *'Spuiten schept een band met andere gebruikers.' (...)*
> *'De meeste junks worden in bed geboren. Het is een select clubje, maar ze proberen er altijd anderen bij te betrekken. Geliefden het eerst. Het is heerlijk om samen high te worden.'*

De casus

Margriet zit sinds 1980 in de methadonverstrekking op een onderhoudsdosering. Zij is 39 jaar en heeft twee kinderen. Een dochter van 23 jaar met wie ze heel weinig contact heeft en een zoon van 8 jaar die direct na de geboorte in een pleeggezin geplaatst is. Zij woont samen met een drugsgebruiker in een pand waar veel gebruikt en gedeald wordt. Sinds haar zestiende gebruikt Margriet drugs. Ze heeft alleen tijdens haar zwangerschappen afkickpogingen gedaan, wat beide keren mislukt is. Naast haar dosis methadon, die zij dagelijks ophaalt bij de methadonverstrekking, krijgt zij twee tabletten oxazepam 50 mg verstrekt. Verder krijgt zij bij de methadonpost de anticonceptiepil verstrekt. Op allerlei manieren probeert zij meer benzodiazepinen te krijgen, wat haar ook regelmatig lukt. Haar drugs gebruikt zij intraveneus, wat de laatste tijd steeds moeilijker gaat en haar flinke spuitabcessen oplevert. Op dit moment heeft ze een groot abces op haar enkel. Een afspraak om samen te zoeken naar de oorzaken van haar spuitabcessen is zij niet nagekomen.

Zij is een labiele, kwetsbare vrouw, die goed kan manipuleren maar zelf nog veel meer gemanipuleerd wordt. Op dit moment is haar beste vriendin terminaal, zij heeft aids en wordt thuis verpleegd door haar familie. Margriet gaat de laatste tijd bijna niet meer bij haar vriendin op bezoek. Met de verpleegkundige op de methadonpost praat zij af en toe over haar angst ook besmet te zijn en over haar schuldgevoelens ten opzichte van haar vriendin.

De setting

De setting waarin de methadon wordt verstrekt, is een methadonpost. Methadonposten bevinden zich in CAD's, in afdelingen van gemeentelijke gezondheidsdiensten (GGD's) of in inloopcentra/huiskamerprojecten. Elke methadonpost heeft basale huisregels, zoals geen gebruik van geweld en geen gebruik van drugs. Per methadonproject verschillen de eisen die aan cliënten worden gesteld. De verschillen zijn gebaseerd op de cultuur van de instelling waartoe de post behoort (laag-, middel- of hoogdrempelig).

Methadonposten zijn ambulante hulpverlenende instellingen en zijn geopend tussen 9.00 en 17.00 uur, met uitzondering van de avondverstrekkingen en de weekeindeverstrekkingen. De regie en uitvoering van de methadonverstrekking is in handen van verpleegkundigen. De directe omgeving van de methadonverstrekking, te weten de post zelf met de balie, is hygiënisch schoon, prettig om binnen te treden en niet klinisch. Het overhandigen van het potje/bekertje methadon kan via een luik of via een open balie. Soms is er wegens herhaald optreden van geweld beveiligd glas. Ten behoeve van de privacy van de individuele cliënt is een aparte ruimte waar hij of zij desgewenst met een hulpverlener kan praten. De meeste posten hebben een aparte verbandkamer voor de eventuele verpleegtechnische handelingen. Er is een toilet, soms is er een douche voor de cliënten. Er is de mogelijkheid tot het omruilen van gebruikte spuiten en er worden condooms verkocht of verstrekt. Sommige posten verstrekken de methadon in een setting waarin de cliënten de gelegenheid hebben koffie te drinken en onderling te praten.

Binnen de hiervoor genoemde instellingen kunnen twee verschillende soorten methadonposten aanwezig zijn:

- De vaste methadonpost: deze voorziening is inpandig en afgescheiden van de andere voorzieningen binnen de instanties.
- De methadonbus: deze mobiele methadonpost staat op vaste tijden en op vaste plaatsen in dorpen en/of steden. De bus heeft slechts beperkte voorzieningen voor de belangrijkste andere hulp dan methadonverstrekking, zoals wondverzorging.

De methadon wordt zowel in vloeibare vorm als in tabletvorm voorgeschreven door een verslavingsarts en verstrekt door de verpleegkundigen. De doelstelling van de verstrekking van methadon is de laatste jaren vooral *harm reduction*. Voor de verpleegkundige zorg houdt dit het volgende in: voorkomen van verslechtering van de fysieke en/of psychosociale conditie van de verslaafde (Loth 1997).

Het verpleegkundig proces

Op een methadonpost zien de verpleegkundigen in relatief korte tijd veel mensen. Deze dagelijkse korte en krachtige contacten hebben een specifieke verpleegkundige invalshoek: de *doorgeefluikpositie*. Het is een belangrijke taak om als eerste hulpverlener te moeten signaleren of acute hulp en/of doorverwijzing noodzakelijk is. De drugsverslaafde heeft soms niets meer en moet geheel opnieuw beginnen. Anderen zullen hun ziekten niet meer te boven komen en hebben begeleiding nodig in hun sterven. De verpleegkundige aan de balie maakt elke keer weer een splitsing in de acute en in de minder acute problemen. Bij elk contact vraagt zij zich af of de problemen chronisch zijn en een voorzichtige benadering behoeven, dan wel van acute aard zijn en dus een directe aanpak nodig hebben. De verpleegkundigen bemiddelen, vanuit de doorgeefluikpositie, tussen de individuele cliënt en maatschappelijk werker, arts en/of psycholoog (Loth 1997 en 1998).

Samenwerking ten behoeve van coördinatie van zorg

Binnen de instelling zelf werkt de verpleegkundige direct samen met verpleegkundige collega's. Onder hen bevindt zich meestal een sociaal-psychiatrisch verpleegkundige (spv'er), die mee kan werken in de methadonverstrekking en daarnaast eigen andere taken heeft.

De andere niet-verpleegkundige disciplines waarmee de ambulante verslavingsverpleegkundige samenwerkt binnen het project zijn:

- directe leidinggevende;
- een arts (basisarts/huisarts of verslavingsarts);
- maatschappelijk werker;
- veldwerker;
- psychiater (op consultbasis, soms als vaste medewerker);
- psycholoog;
- vrijwilligers;
- bewaking;
- administratieve medewerkers;
- activiteitenbegeleiders;
- huishoudelijk medewerkers.

De verpleegkundige collega's en de collega's van andere disciplines met wie de ambulante verslavingsverpleegkundige samenwerkt buiten de methadonpost zijn:

- huisartsen;
- verpleeghuisartsen, ziekenverzorgenden en verpleegkundigen;
- medisch specialisten;
- personeel van de huizen van bewaring (arts en verpleegkundigen);
- politie;
- thuiszorgmedewerkers;
- medewerkers van instellingen voor crisisopvang;
- apothekers;
- collega's van andere methadonposten;
- verpleegkundigen en andere disciplines van verslavingsklinieken;
- medewerkers van landelijke instanties van drugsgebruikers;
- verpleegkundige opleiders;
- leraren van allerlei soorten scholen voor algemeen onderwijs;
- verpleegkundigen van psychiatrische instellingen.

De casus en de verpleegkundige zorg

Margriet is al een aantal jaren in zorg en via de verpleegkundigen van de methadonpost is in de loop der jaren informatie verzameld. Naar aanleiding van de huidige stand van zaken stellen zij twee verpleegkundige diagnoses vast. Bij elke diagnose zijn ook de resultaten die in de zorg bereikt moeten worden opgesteld.

TABEL 5.4   TWEE VERPLEEGKUNDIGE DIAGNOSES BIJ DE CASUS VAN MARGRIET

Verpleegkundige diagnoses	Resultaten van de zorg
Label: Machteloosheid: ernstig: in relatie tot harddrugsgebruik **Definitie**: Subjectief gevoel geen greep op een situatie te hebben en gevoel dat acties niet of nauwelijks van invloed zijn op de uitkomst. **Beïnvloedende factoren**: • Jarenlange harddrugsverslaving, daardoor verslavingsgedrag en ontvankelijkheid voor manipulatie. • Het niet kunnen zorgen voor haar kinderen. • Niet kunnen omgaan met de ziekte van haar vriendin. **Bepalende kenmerken**: • Hoog drugsgebruik (met name pillen), ook tijdens de zwangerschap. • Afkickpogingen herhaaldelijk mislukt, valt terug in gebruik. • Komt niet opdagen bij verschillende afspraken. • Laat merken niet geïnteresseerd te zijn in contact met haar kinderen. • Probeert door haar gedrag niets aan de situatie te veranderen.	**Label**: Verzachten van de machteloze gevoelens (inzicht verkrijgen) **Doelstellingen**: • Margriet komt dagelijks haar medicatie bij de verpleegkundigen ophalen. • Zij gaat met een van de verpleegkundigen op bezoek bij haar vriendin: eens per week per direct. • Zij gaat binnen drie maanden met behulp van de maatschappelijk werker contact opnemen met de kinderbescherming. **Criteria**: • Margriet praat over haar kinderen, over haar vriendin. • Ze komt de nu gemaakte afspraken na. • Ze doet mee met de kookgroep van cliënten op de post, de eerstvolgende keer.
Label: Weefseldefect **Definitie**: Dreigende beschadiging van het oppervlakkige en dieperliggende weefsel van de enkel. **Beïnvloedende factoren**: • Gebruik van vuile spuiten en spuitattributen. • Onzorgvuldigheid bij injecteren van zichzelf met heroïne en cocaïne. • Gebruik van versneden drugs. • Een slechte lichamelijke conditie: beschadigde aderen door injecteren. **Bepalende kenmerken**: • Margriet loopt slecht. • Ze kan voet niet bewegen, voet is dik. • Huid is rood, warm, pijnlijk en dik. • Lichte verhoging. • Lymfangitis (lymfebaanontsteking) en lymfadenitis (ontsteking van de lymfeklieren).	**Label**: Verzachten van gevolgen van spuitabces **Doelstellingen**: • Het abces moet binnen twee dagen rijp genoeg zijn om vanzelf open te gaan of te verdwijnen. • Margriet verzorgt haar abces thuis zelf. • Margriet belast in deze twee dagen haar voet niet. **Criteria**: • Margriet heeft minder pijn en geeft dit ook aan. • Zij loopt beter, kan voet weer bewegen. • Huid krijgt normale kleur, normale temperatuur en wordt minder dik.

Op grond van de diagnoses en bijbehorende gewenste resultaten worden de volgende verpleegkundige interventies opgesteld.

Verpleegkundige interventie

1: Toediening van geneesmiddelen

Definitie: Bereiden, toedienen en beoordelen van de effectiviteit van methadon, oxazepam en anticonceptiepil.

Activiteiten voor de verpleegkundigen op de methadonpost:
- Schep een optimaal klimaat voor een veilige en efficiënte omgang met geneesmiddelen. Neem Margriet zo vaak als mogelijk is apart.
- Zet de methadon klaar, controleer de voorgeschreven dosis.
- Voer de afspraken zoals de afbouw van een methadondosering uit.
- Controleer voor toediening of Margriet onder invloed is van andere middelen.
- Overleg bij twijfel met een collega voordat je overgaat tot de methadonverstrekking.
- Controleer samen met Margriet de juiste dosering van de methadon.
- Geef informatie over de werking van methadon aan Margriet.
- Geef informatie over de risico's van methadon in combinatie met andere middelen en alcohol.
- Verstrek de methadon en laat Margriet het onder toezicht innemen.
- Teken de verstrekte methadon volgens het protocol van de instelling af.
- Verstrek de oxazepam en laat Margriet dit onder toezicht innemen.
- Geef informatie over de werking en de risico's van de oxazepam.
- Is Margriet onder invloed, maak dan een afspraak met haar wanneer zij haar oxazepam en methadon kan komen halen.
- Controleer regelmatig de toestand van Margriet; inspecteer de effecten van de dagelijkse dosis.
- Verstrek de anticonceptiepil.
- Geef Margriet informatie over de werking van de anticonceptiepil.
- Noteer volgens de richtlijnen van de instelling welk middel er is toegediend en hoe Margriet daarop reageerde.

Verpleegkundige interventie

2: Grenzen stellen

Definitie: Duidelijk maken welk gedrag wenselijk en aanvaardbaar is voor Margriet.

Activiteiten voor verpleegkundigen op de methadonpost:
- Maak bij het eerste bezoek op de methadonpost een planning van de bezoeken bij haar vriendin; van belang hierin is dat Margriet zelf durft aan te geven wat het beste moment voor haar is.

- Maak dagelijks een inschatting of Margriet het bezoek aankan: zowel non-verbaal als verbaal.
- Ga met Margriet mee naar haar vriendin; spreek af welke rol de verpleegkundige hierbij speelt. Het is van belang om samen met Margriet te bekijken wat haar vriendin hierin het prettigst zal vinden en wat Margriet zelf wil en kan.
- Bespreek elk bezoek in een veilige omgeving na: alleen even koffie drinken is in het begin voldoende. Let erop niet te snel therapeutische vragen te stellen.
- Spreek binnen twee weken met Margriet af dat zij naar de kookgroep gaat. Spreek Margriet aan op de datum.
- Bepaal hierbij of Margriet het op de dag zelf wel aankan, let daarbij op zowel non-verbale als verbale uitingen.
- Laat Margriet contact opnemen met de maatschappelijk werker. Bepaal of zij het alleen kan, bied anders aan te helpen.
- Neem contact op met de maatschappelijk werker zodra Margriet doorgeeft dat ze een afspraak heeft gemaakt; in principe vindt de uitwisseling/overdracht van informatie plaats in aanwezigheid van Margriet.
- Bespreek alle afspraken met Margriet in het verpleegkundig team en leg deze vast.

Verpleegkundige interventie

3: Wondverzorging

Definitie: Voorkomen van complicaties aan een wond en bevorderen van de wondgenezing.

Activiteiten voor de verpleegkundigen op de methadonpost:

- Inspecteer dagelijks de wond/het abces en lymfeklieren.
- Inventariseer samen met Margriet hoe het abces heeft kunnen ontstaan, hoe het zich ontwikkelt en hoe deze abcessen in de toekomst te voorkomen.
- Leg een nieuw nat verband aan.
- Laat Margriet vertellen hoe de verzorging thuis gaat en geef zo nodig instructies hiervoor.
- Inventariseer of zij wondverzorgingsmateriaal nodig heeft en geef zo nodig materiaal mee.
- Evalueer met Margriet de kwaliteit van het materiaal.
- Leg de verzorging en voor-/achteruitgang van de wond vast.
- Draag deze informatie over aan de verpleegkundige collega's.
- Stuur Margriet bij verslechtering van de toestand direct door naar de arts.

5.3.2 Klinische afdeling voor vervolgbehandeling binnen een Algemeen Psychiatrisch Ziekenhuis[1]

Inleiding

Ongeveer vijf jaar geleden werd in Psychiatrisch Ziekenhuis Reinier van Arkel de klinische afdeling voor intensieve (vervolg)behandeling gestart. Naast psychiatrische ziektebeelden zoals persoonlijkheidsstoornissen (bijvoorbeeld borderline-, afhankelijke, antisociale en narcistische persoonlijkheid), psychotische stoornissen (bijvoorbeeld schizofrenie en drugspsychose) en stemmingsstoornissen (bijvoorbeeld depressie en manischdepressieve stoornis), is verslavingsproblematiek altijd aanwezig geweest in Psychiatrisch Ziekenhuis Reinier van Arkel. Voorheen in de vorm van gokverslaving, alcoholmisbruik, eetverslaving bij vrouwen, medicatiemisbruik en softdrugs, nu ook in de vorm van harddrugs.

Met name de laatste twee jaar werden verpleegkundigen geconfronteerd met het gegeven dat cliënten steeds meer andere drugs gebruikten, zoals cocaïne, heroïne, methadon, speed en XTC. Uiteindelijk bleek dat 50% van de cliëntenpopulatie binnen de afdeling in meer of mindere mate drugs gebruikte.

Aan deze forse toename van middelengebruik liggen twee aspecten ten grondslag, te weten de maatschappelijke ontwikkelingen en de specifieke problematiek van de cliëntenpopulatie op de afdeling. Kenmerkend voor deze problematiek is het volgende:
- Door het besef van de chroniciteit van hun problematiek bevinden cliënten zich vaak in een acceptatiefase waarbij het verlies van mogelijkheden en een eerder voorgesteld toekomstperspectief een grote rol spelen. Het is voorstelbaar dat drugsgebruik een manier is om deze weg wat draaglijker te maken.
- Daar er vaak beperkingen liggen op sociaal en communicatief vlak vinden cliënten in de maatschappij en op de afdeling vaak moeilijk aansluiting. Daarom zoeken sommigen hun contacten in het drugsmilieu.
- Sommige (vaak schizofrene) cliënten gebruiken heroïne als zelfmedicatie. Ze sluiten zich met heroïne af van externe prikkels om zo psychosen te voorkomen.
- Veel cliënten hebben een persoonlijkheidsstructuur die gekenmerkt wordt door ikzwakte, waardoor ze gemakkelijker te bewegen zijn tot drugsgebruik. Dit geldt ook voor cliënten met een lage zelfwaardering, welke vaak het gevolg is van een gevoel van falen in de maatschappij en het besef in een psychiatrisch ziekenhuis te zijn opgenomen.

De grens tussen psychiatrie en verslavingszorg wordt steeds vager. De verslavingsproblematiek binnen de psychiatrie neemt toe en de psychiatrische problematiek binnen de verslavingszorg wordt steeds meer een 'hot item'. Hierbij komt nog dat drugsgebruik over het algemeen schadelijk is voor cliënten met een psychiatrische problematiek en dat psychiatrische problematiek nog steeds vaak een contra-indicatie is voor behandeling binnen de verslavingszorg.

---

1 Deze subparagraaf is geschreven door Marion Vollenberg

Met name de laatste jaren is samenwerking steeds centraler komen te staan in Psychiatrisch Ziekenhuis Reinier van Arkel. Zo is het ziekenhuis gefuseerd met de Riagg en de RIBW (Regionale Instelling Beschermde Woonvormen) tot GGZ 's-Hertogenbosch en zal er gewerkt gaan worden met een meer procesgerichte organisatie via zorgprogramma's en zorgcircuits. Met de verslavingszorg (Novadic) worden contacten gelegd ten behoeve van deskundigheidsuitwisseling en verdergaande samenwerking.

Deze ontwikkeling lijkt voor de toekomst veelbelovend. Wellicht leidt deze er uiteindelijk toe dat de cliënt echt centraal komt te staan.

Deskundige voorlichting

Een verpleegkundige van de afdeling heeft contact gezocht met een medewerker van Novadic. Gezamenlijk is er een voorlichtingssessie voor de cliëntengroep voorbereid, die op het terrein van het ziekenhuis gegeven is door een medewerker van Novadic. In deze bijeenkomst werd voorlichting gegeven over drugsgebruik en de gevolgen hiervan in de vorm van een quiz waaraan prijzen verbonden waren voor de winnaars. Cliënten waren enthousiast en de bijeenkomst was nog lange tijd onderwerp van gesprek.

De casus

Els is een meisje van 18 jaar. De ouders van Els zijn sinds drie jaar gescheiden. Els is toen met haar oudere en jongere broer bij haar moeder blijven wonen. Els omschrijft vader als een autoritaire man en moeder wordt omschreven als een lieve, zorgende en wat afhankelijke vrouw die veel ziek was. Vanuit de vroege ontwikkeling zijn geen bijzonderheden bekend. Els heeft de lagere school goed doorlopen.

Van haar 6e jaar tot haar 15e jaar is Els seksueel misbruikt door haar vader en haar oudste broer. Bovendien is er sprake geweest van affectieve verwaarlozing.

Op haar 16e jaar heeft Els haar eerste contact met de hulpverlening gehad (Riagg). Problematiek was: automutilatie, drugsmisbruik en promiscuïteit. Dit contact heeft drie maanden geduurd, waarna Els het contact afbrak omdat het niet hielp. Hierna is Els verschillende keren opgenomen geweest met als opnameredenen: tentamen suicidii met medicatie, depressie en randpsychotische problematiek. In deze periode is Els ook enige tijd opgenomen geweest in een therapeutische gemeenschap. Els liet hier vaak psychotische kenmerken zien, waaruit de conclusie is getrokken dat Els niet de draagkracht had voor een dergelijke behandeling.

Wat betreft de diagnostiek is er gesproken over posttraumatische stressstoornis, borderline-persoonlijkheid, dissociatieve persoonlijkheid, afhankelijke persoonlijkheid en persoonlijkheidsstoornis NAO (= Niet Anderszins Omschreven).

Momenteel verblijft Els sinds twee maanden op de afdeling voor vervolgbehandeling van het Reinier van Arkel. Wat opvalt zijn mechanismen als: *splitting*, manipulatief gedrag, niet aangeven van eigen grenzen en vaak niet weten waar eigen grenzen liggen, automutilatie en suïcidale uitspraken. Deze laatste twee verschijnselen worden geïnterpreteerd als een hulpvraag en het willen overdragen van verantwoordelijkheden. Tevens gaat Els vaak de strijd aan binnen de relatie met de teamleden, met name na drugsgebruik. Er is sprake van dagelijks gebruik van softdrugs, gebruik van xtc en dealen. Verder is opvallend dat Els zich zorgend opstelt naar medepatiënten. Wanneer Els daar een compliment over krijgt, reageert ze ofwel met spot waarmee ze de situatie in het belachelijke trekt, ofwel met een opmerking als 'flikker toch op kutwijf' om zodoende afstand te creëren.

De setting

De afdeling voor klinische intensieve (vervolg)behandeling behoort tot het zogenaamde circuit Volwassenen-Psychiatrie-Kort, waaronder ook de ambulante en deeltijdbehandeling vallen. Het is een open afdeling bestaande uit vier units met een totale capaciteit voor 32 patiënten in de leeftijd van 16 tot 35 jaar. Tevens beschikt de afdeling over twee separeerunits voor interne en externe crisissituaties. Alle patiënten beschikken over een eenpersoonsslaapkamer. Deze zijn op de eerste etage gesitueerd en er is een scheiding aangebracht tussen mannen en vrouwen. Dit geldt ook voor de douche- en toiletruimten. Voor gemeenschappelijke activiteiten zoals koffiedrinken, themagesprekken, televisiekijken en ontspanning is er een aparte ontspanningsruimte. Ook is er een hobbyruimte die gebruikt wordt voor knutselactiviteiten, tafeltennis, dart en muziek maken of luisteren.

De behandelduur loopt van nul tot twee jaar. Dit zal in de toekomst naar alle waarschijnlijkheid met een jaar verkort worden.

Het merendeel van de patiënten is reeds bekend met diverse behandelvormen in de geestelijke gezondheidszorg. De psychiatrische stoornissen en handicaps zijn ernstig en al langdurig aanwezig. De behandeling op de afdeling richt zich op de symptomen van de ziekte en op de psychosociale stabilisatie en rehabilitatie. Hierbij speelt het proces van acceptatie van het psychisch ziek zijn een grote rol.

Aan de behandeling liggen twee belangrijke uitgangspunten ten grondslag, te weten:
• het supportief (ondersteunend) milieu;
• het onderhandelingsklimaat.

Er wordt gewerkt met een behandelprogramma dat in principe plaatsvindt van maandag tot en met vrijdag van 9.00 tot 17.00 uur. Dit programma stelt de patiënt samen in overleg met zijn behandelaar en vv'ers (persoonlijk begeleider van de patiënt die het totale proces van zorg coördineert). Een patiënt kan kiezen voor een individueel programma, gebruikmaken van het groepsprogramma dat in werkuren plaatsvindt, of een combinatie van beide.

Verder wordt er binnen de afdeling aandacht besteed aan:
• *Vrouwenhulpverlening*:
  – Er is een protocol 'Omgaan met automutilatie' gemaakt.

– Er is een voorlichtingsbijeenkomst gehouden voor de patiëntengroep met uitleg over wat vrouwenhulpverlening is en hoe dit op de afdeling herkenbaar is en vorm krijgt.

– Er is een klinische les over dit onderwerp gehouden voor het multidisciplinaire team.

- *Rehabilitatie*:
  – Samen met cliënten worden er open dagen georganiseerd voor familieleden en vrienden waarin, op initiatief van cliënten, verschillende thema's besproken worden en rollenspellen worden vertoond over het reilen en zeilen op de afdeling.

  – Er is een klinische les over dit onderwerp gehouden voor het verpleegkundige team.

- *Interculturele hulpverlening*:
  – Er zijn samen met cliënten schilderijen aangeschaft met het thema cultuur, om de afdeling aan te kleden.

  – Er is een klinische les voor het multidisciplinaire team gehouden over de invloed van cultuur op psychiatrische problematiek.

- *Bejegening*:
  – Naar aanleiding van een onderzoek bij patiënten over de mate van tevredenheid met de bejegening van verpleegkundigen is er een werkgroep van verpleegkundigen en patiënten gestart om bepaalde punten te verbeteren.

  – Er is gestart met zogenaamde 'exit-interviews. De cliënt vult deze bij ontslag in en geeft aan wat hij eventueel graag verbeterd zou willen zien en waar hij tevreden over was.

- *Alcohol- en drugsgebruik*:
  – Cliënten krijgen voorlichting via foldermateriaal en voorlichtingsbijeenkomsten.

  – Er is een klinische les over dit onderwerp gehouden voor het verpleegkundige team.

Tijdens de behandeling vinden er regelmatig familiegesprekken plaats en wordt de familie betrokken bij de behandeling wanneer de cliënt en de familie dit willen.

Het verpleegkundig proces

Het verpleegkundig team is verantwoordelijk voor de 24-uursbehandeling waarin zowel het behandelprogramma als de vrijetijdsbesteding belangrijk zijn.

Twee dialogen over daginvulling

> 'Ik verveel me dood.'
> 'Wat zou je dan kunnen doen?'
> 'Ik zou het niet weten.'
> 'Wat vind je leuk om te doen?'

'Een spelletje, Triviant of zo. Heb jij geen tijd om een spelletje te doen?'
'Ga eens vragen of er meer mensen zijn die zin hebben in een spelletje.
Wanneer je iemand te kort komt, wil ik wel meedoen.'

'Wat voor plannen heb je het weekend?'
'Wat televisiekijken of zo.'
'Zullen we samen eens kijken wat je het weekend thuis zou kunnen doen?
Anders zijn de dagen wellicht zo leeg en verveel je je rot.'
'Oké.'

Verder hebben twee verpleegkundigen samen de coördinatie van zorg over vier tot vijf cliënten (vv'ers). Dit houdt in dat zij samen met de behandelaar de opname van een cliënt vormgeven, waarna de behandelaar een behandelplan opstelt. De vv'ers gaan vervolgens samen met de cliënt een verpleegplan opstellen, dat bestaat uit een voorgeschiedenis, een uitgangssituatie, een inventarisatie van de verpleegproblemen, de verpleegkundige interpretatie van de verpleegproblemen (oorzaken en samenhang), de verpleegdoelen en de verpleegkundige acties. Omdat verpleegkundigen de cliënt in principe 24 uur per dag begeleiden, zijn de contacten tussen verpleegkundige en de cliënt veelvuldig. Naast de coördinatie van de individuele zorg omvat de verpleegkundige behandeling:

- het opbouwen van een vertrouwensrelatie;
- het creëren en vasthouden van een leefbaar klimaat;
- structureren (individueel en groepsgewijs);
- psycho-educatie (individueel en groepsgewijs);
- individuele begeleidingsgesprekken en groepsgesprekken;
- participeren en ondersteunen van het behandelprogramma;
- onderhouden van contacten met de familie;
- participeren en begeleiden in de dagelijkse gang van zaken zoals zelfzorg, huisdienst, maaltijden;
- medicatieverstrekking;
- separeerverpleging en crisisinterventie;
- observatie en rapportage;
- op professionele wijze inspelen op voorkomende verpleegsituaties.

Voorbeeld

Een patiënt met borderline-problematiek komt de unit op met bloedende polsen. Ze gaat midden in de groep staan en kijkt me aan. 'Wil je me iets vragen?'
De patiënt begint te huilen en zegt: 'Het gaat helemaal niet goed met mij.'
Ik zeg dat ik het goed vind dat ze dat aangeeft, maar dat ik ook vind dat ze haar medepatiënten belast door zo op de unit te komen. 'Ik stel voor dat je nu van de groep weggaat en jezelf verzorgt, daarna kun je zelf de keuze ma-

ken om jouw vervelende gevoel op een andere manier bespreekbaar te maken.'

Ten slotte dient de verpleegkundige op de intensieve vervolgafdeling een belangrijke algemene vaardigheid te hebben. Zij moet op professionele wijze kunnen omgaan met gedrag dat voortvloeit uit de verschillende ziektebeelden zoals schizofrenie, depressie, persoonlijkheidsstoornissen en psychotische stoornissen.

Voorbeeld

Een patiënt komt met angstige ogen naar me toe. 'Er zitten allemaal mannen in mijn kamer.'
'Vind je het prettig als ik met jou meeloop naar je kamer?', vraag ik. De vrouw knikt. Samen lopen we naar haar kamer. 'Ga jij maar voorop', zegt de vrouw. Ik doe de deur open en ga samen met de vrouw de kamer in. Ik kijk rond maar zie niemand.
'Zie jij nu mannen?' vraag ik. 'Ja', antwoordt de vrouw. 'Zijn het aardige mannen?' vraag ik. 'Nee, helemaal niet', fluistert ze.
'Kun jij praten met die mannen?' vraag ik weer. 'Ze praten wel tegen mij' antwoordt ze. Ik denk na over een oplossing. 'Misschien kun je tegen die mannen zeggen dat je even alleen wilt zijn en dat ze nu even weg moeten gaan.' De vrouw is stil. 'Je kunt ook vragen of ze daarna weer terugkomen, maar dat je nu even rust nodig hebt.' 'Kun jij dat niet doen?', vraagt de vrouw. 'Ik zie en hoor ze niet, dus ik kan niet met ze praten. Maar jij kunt dat wel.'
'Oké,' zegt ze. Ze probeert het, maar zegt al snel: 'Ze willen niet weg, ze zijn boos op mij.' 'Ik zie de mannen niet maar het lijkt me wel beangstigend voor jou, want jij ziet ze wel. Ben je bang?' vraag ik. 'Ja, verschrikkelijk bang', beaamt ze.
'Wat heb je andere keren gedaan als je bang was?' 'Op bed gaan liggen.' 'Werd je daarvan minder angstig?' 'Nee.'
Ik zoek naar een andere oplossing. 'Als ik bang ben vind ik het niet prettig om alleen te zijn, dan word ik alleen maar banger. Is dit bij jou misschien ook zo?' 'Misschien wel.'
'Als je nu eens probeert de groep op te zoeken en daar wat televisie te kijken, dan ben je niet alleen en heb je een beetje afleiding.' 'Ik zal het proberen.' 'Wanneer het niet lukt kun je altijd bij me terecht'.

In de functie van vv'er vertegenwoordigt de verpleegkundige de cliënt in het multidisciplinaire team. De vv'er is er verantwoordelijk voor dat actuele problemen ingebracht worden evenals de terugkerende evaluaties van het verpleegplan.

Samenwerking ten behoeve van coördinatie van zorg

Intern is er het multidisciplinaire team bestaande uit:
- verpleegkundig team;
- direct leidinggevende (zorgcoördinatoren en hoofd van de eenheid);
- behandelaren (psychiater, arts-assistent, psycholoog);
- maatschappelijk werker;
- soms: casemanager van de Riagg.

Verder heeft de verpleegkundige intern te maken met:
- begeleiders van het groepsprogramma (vv'er);
- familieleden;
- huishoudelijk medewerkers;
- de PatiëntenVertrouwensPersoon (pvp), indien ingeschakeld door de patiënt.

Ten slotte kunnen er coördinerende activiteiten nodig zijn met de volgende externe instanties:
- Informatiecentrum Geestelijke Gezondheidszorg (igg);
- politie (bij extreme agressie-incidenten);
- Novadic (voor het verzorgen van thema's voor de cliënten).

De casus en de verpleegkundige zorg

Doordat er geen eenduidigheid bestaat over de diagnose van Els, is het uitvoeren van een eenduidige benadering (multidisciplinair) bijna onmogelijk. Het gevaar dat Els te veel ruimte krijgt, is levensgroot aanwezig. Hierdoor zal Els zich onveilig voelen en gebruik gaan maken van afweermechanismen zoals *splitting* en automutilatie.
Bij Els is sprake van een combinatie van een psychiatrische stoornis en verslaving. De problematiek die deze combinatie met zich meebrengt, wordt in de volgende paragraaf beschreven.

In het vervolg van deze paragraaf wordt een aantal oorzaken van gebruik uitgebreid beschreven. De gevolgen van gebruik komen hier verder niet aan de orde. Er volgt nu eerst de verpleegkundige diagnose, waarbij is aangegeven welke verpleegkundige interventie daarop van toepassing is.

TABEL 5.5   VERPLEEGKUNDIGE DIAGNOSE BIJ DE CASUS VAN ELS

Verpleegkundige diagnose	Resultaten van zorg
Label: Chronische geringe zelfachting **Definitie**: Al dan niet rechtstreeks geuite aanhoudend negatieve zelfbeoordeling/gevoelens over zichzelf of eigen vermogens. **Beïnvloedende factoren**: • Gevoel gefaald te hebben in de maatschappij, wat bevestigd wordt door opname in het psychiatrisch ziekenhuis. • Identiteits-problematiek. • Seksuele mishandeling. • Ervaren van het niet in staat zijn eigen toekomstperspectief (studie, gezin) te verwezenlijken. • Drugsgebruik.	**Label**: Els weet waar mogelijkheden en beperkingen liggen bij zichzelf en kan deze uitspreken.
Bepalende kenmerken (gerelateerd aan ziekten): • Automutilatie. • Suïcidale uitspraken. • Els weet haar eigen grenzen niet. • Els hanteert geen eigen grenzen.	**Doelstellingen en criteria**: • Els weet de functie van automutilatie en oriënteert zich op andere mogelijkheden om met spanningsvolle situaties om te gaan. • Els ervaart/voelt eigen grenzen. • Els kan eigen grenzen aangeven en adequate steun vragen.
Bepalende kenmerken (gerelateerd aan socialisatie): • Zorgend naar medepatiënten. • Wijst positieve feedback af door humor of het creëren van afstand.	**Doelstellingen en criteria**: • Els weet dat zorgen een kracht is van haar. • Els is zich ervan bewust dat ze, door voor iemand te zorgen, verantwoordelijkheden van die ander op zich kan nemen, waardoor ze zichzelf belast. • Els kan een compliment bij zichzelf plaatsen.
Bepalende kenmerken (gerelateerd aan drugsgebruik): • Manipulatief gedrag. • Dagelijks gebruik van softdrugs en soms XTC. • Dealen. • Strijd aangaan met verpleegkundige.	**Doelstellingen en criteria**: • Els gebruikt geen drugs op de afdeling of drugsbenodigdheden. • Els dealt niet op de afdeling. • Els heeft inzicht in eigen gedrag en de effecten hiervan voor zichzelf en anderen.

Nu werken we de verpleegkundige interventies uit die zojuist bij de verpleegkundige diagnoses zijn aangegeven.

Verpleegkundige interventie

Grenzen stellen

Definitie: Els duidelijk maken welk gedrag wenselijk en aanvaardbaar is.

Activiteiten voor de verpleegkundigen van de afdeling:

1 Bij vermoeden van drugsgebruik of bezit van drugs op de afdeling:
 - Spreek het vermoeden tegen Els uit en vraag of het klopt.
 - Fouilleer Els en verricht een kamercontrole, met ten minste twee verpleegkundigen. Het fouilleren dient plaats te vinden op de slaapkamer en minimaal één verpleegkundige dient een vrouw te zijn. Herinner Els aan de afdelingsregels (geen drugs op de afdeling) en leg uit dat deze acties plaatsvinden ter bescherming van medepatiënten. Leg ook uit dat de acties het gevolg zijn van het gedrag van Els (overtreden van afdelingsregels) en dat zij in die zin zelf hiervoor verantwoordelijk is.
 - Spreek je bezorgdheid uit tegen Els en geef aan dat er, wanneer zij haar gebruik als een probleem ervaart, ruimte is om hierover in gesprek te gaan met haar VV'er (verantwoordelijk verpleegkundige).
 - Indien er drugs aangetroffen worden: overhandig deze aan de politie, bespreek het voorval in het volgende cliëntgerichte overleg en bekijk daar of dit consequenties heeft voor het beleid voor Els.
 - Geef in wekelijks gesprek met VV'er een opening om het voorval ter sprake te brengen.
2 Wanneer Els dreigend, destructief gedrag vertoont zoals schelden, schreeuwen, met materialen gooien en verbale en lichamelijke agressie:
 - Vraag wat er aan de hand is en zeg dat het vertoonde gedrag niet voldoet aan geldende waarden en normen.
 - Spreek Els aan op haar verantwoordelijkheid voor haar groepsgenoten.
 - Indien Els het gedrag voortzet: stel Els voor de keuze om ofwel op een gezonde manier in gesprek te gaan en zo aan te geven wat haar dwarszit, ofwel de unit te verlaten zodat medepatiënten geen hinder ondervinden.
 - Wanneer Els weigert de unit te verlaten en onacceptabel gedrag blijft vertonen: vraag samen met een collega Els vrijwillig mee te lopen, of begeleid haar samen naar buiten. Geef hierbij aan dat ze weer welkom is als ze zich aanvaardbaar gedraagt.
 - Bij schade aan materialen of personen: vul een schademelding in en bespreek het voorval in het volgende cliëntgerichte overleg.
 - Breng het voorval bij het wekelijkse gesprek met VV'er ter sprake met als doel samen met Els te kijken wat de oorzaken van dit gedrag zijn en welke andere mogelijkheden er zijn om hiermee om te gaan.
 - Observeer en rapporteer veranderend gedrag.
3 Overige activiteiten:
 - Benoem cognitieve dissonanties met als doel Els bewust te maken van de verbanden tussen problematiek en gebruik.
 - Geef voorlichting over drugs, drugsgebruik en mogelijke gevolgen.
 - Houd inzichtgevende gesprekken over haar druggebruik.

Bevordering van inzicht in eigen grenzen
Definitie: Voorwaarden aanbieden waardoor Els eigen grenzen kan ontdekken en stimuleren deze te verbaliseren.

Activiteiten voor de verpleegkundigen van de afdeling:
- Voer inzichtgevende gesprekken omtrent factoren die leiden tot het niet bewust zijn van eigen grenzen en hoe Els hier mee omgaat (normaliseren).
- Reageer bij automutilatie neutraal en laat verantwoordelijkheid bij Els liggen waarbij haar gevoel, haar echte hulpvraag, niet afgewezen wordt.
- Voer met Els inzichtgevende gesprekken over de functie van automutilatie (omgaan met spanningen), over de vraag of automutilatie nog voldoende oplevert oftewel nog functioneel is en zo niet, wat mogelijke alternatieven zijn om met spanningen om te gaan. Hierbij wordt automutilatie gezien als een vroegere kracht (een gezonde reactie op een ongezonde gebeurtenis) die in het hier en nu zijn functie verloren heeft.
- Wanneer Els suïcidale uitspraken doet: geef aan dat er ook andere keuzemogelijkheden zijn om met vervelende gevoelens om te gaan en dat Els hierin zelf een keuze kan maken.
- Stimuleer Els tot activiteiten waarmee ze positieve ervaringen met zichzelf opdoet.
- Stimuleer Els tot activiteiten waarmee ze haar eigen grenzen kan ontdekken.
- Bekrachtig het volgende gedrag positief: grenzen aangeven, assertiviteit, handhaven dag-nachtritme, goede zelfzorg, uitspreken van gevoelens, ondernemen van activiteiten, voor zichzelf zorgen waaronder ook het innemen van medicatie en verantwoordelijkheid nemen voor eigen behandeling.
- Stel kortetermijndoelen op.
- Wanneer Els haar grenzen overschrijdt: deel deze observatie aan Els mee en vraag of deze juist is om zodoende opening tot gesprek te krijgen.
- Observeer en rapporteer veranderende uitspraken of gedrag.

Bevordering van de socialisatie
Definitie: Bevorderen van het vermogen van Els om met anderen om te gaan.

Activiteiten voor de verpleegkundigen van de afdeling:
- Voer inzichtgevende gesprekken over de functie die zorgen voor anderen voor Els heeft (kracht en zwakte).
- Geef Els uitleg over de kracht van zorgen (overleven en sociaal gewaardeerd worden) en de zwakte/het risico van zorgen (overnemen van verantwoordelijkheid van anderen waardoor je jezelf belast).

- Voer inzichtgevende gesprekken over factoren die geleid hebben tot het negatieve zelfbeeld (normaliseren).
- Stimuleer het alleen ondernemen van activiteiten.
- Analyseer het sociale netwerk.
- Leer Els inzicht te krijgen in huidige relaties en contacten, haar aandeel hierin en mogelijkheden tot verdieping hiervan.
- Stimuleer deelname aan groepsactiviteiten zoals maaltijden, programmaonderdelen en groepsgesprekken.
- Observeer en rapporteer het aangaan en onderhouden van contacten.

5.3.3 Gezondheidszorg bij houseparty's[2]

Inleiding

Sinds enige jaren worden er in Nederland regelmatig houseparty's georganiseerd. Bezoekers van deze evenementen zijn te onderscheiden aan de muziekstijl die zij prefereren. De stijlen worden veelal beoordeeld op het aantal beats per minuut, het commerciële gehalte en de combinatie van bas en melodie. Een rustige stijl is de *mellow-house*, die veelal een extravagant en divers publiek trekt dat zich graag ophoudt in ruimten met een bijzonder karakter. Deze bezoekers stellen prijs op een omgeving met enigszins hallucinatoire kenmerken en blowen relatief veel.

Gabberhouse is de *hardcore* onder de housemuziek. Deze vorm van house heeft een heel hoog ritme en de omgeving kenmerkt zich veelal door een underground-sfeer. Gabbers hebben uiterlijke, consumptie- en omgangscodes. Zij zijn meestal kaal of hebben kortgeschoren kapsels, al dan niet met een staart op het achterhoofd, dragen dure trainingspakken (*aussi's*) en ronde zonnebrilletjes. Zij houden van snoep en drinken nauwelijks alcoholhoudende dranken. Daarentegen wordt veel gebruikt gemaakt van partydrugs. xtc en speed, al dan niet gecombineerd, worden door het merendeel van de partybezoekers gebruikt. In het contact met anderen zijn gabbers uiterst vriendelijk, behulpzaam, open en spraakzaam. Zij kennen een eigen dansstijl, het zogenaamde 'hakken'.

Op *hardcoreparty's* zijn relatief veel eerste-hulpvoorzieningen aanwezig. Dit is het gevolg van een combinatie van risicofactoren, zoals onvoldoende inname van voeding en vocht, het gebruik van middelen, een hoge bewegingsactiviteit en een veelal warme en vochtige omgeving.

Per houseparty bezoekt ongeveer 1,5% van de populatie de ehbo-post. Het merendeel van de klachten is te omschrijven als lichte onwelwordingen, veelal gepaard gaande met misselijkheid, duizeligheid, krampverschijnselen en dreigende uitdroging. Ook wordt er veel advies gevraagd over gezondheid en risicogedrag.

2 Deze subparagraaf is geschreven door Jan Krul

De casus

Peter is een 17-jarige jongen die regelmatig houseparty's bezoekt. Hij woont zelfstandig in de stad waar hij twee jaar geleden met een middelbare beroepsopleiding is gestart. Deze opleiding heeft hij niet kunnen voltooien, omdat studeren niet bij zijn levenswijze aan blijkt te sluiten. Nadat Peter zelfstandig is gaan wonen, komt hij in contact met jongeren van zijn leeftijd die veelvuldig koffieshops bezoeken. Zij gebruiken dagelijks cannabisproducten. Ook Peter experimenteert met deze middelen en raakt er langzaam maar zeker aan gewend. Met vrienden bezoekt hij zijn eerste houseparty en komt daar in aanraking met XTC en speed. De combinatie van muziek, sfeer, vrienden en middelen trekt Peter enorm aan. Binnen enkele maanden bezoekt hij wekelijks party's en gaat hij ook XTC en speed buiten de feesten om gebruiken. Zijn leven wordt steeds meer bepaald door het gebruik van middelen en het bezoeken van party's.

Peter is een voor het overige gezonde jongen, die sinds zijn kleutertijd CARA heeft. Hij gebruikt daarvoor sporadisch medicijnen. Zijn zelfredzaamheid is redelijk. Wat de voeding betreft, gebruikt hij vaak fastfood-producten. Hij slaapt relatief weinig en heeft een onregelmatig slaappatroon.

Op een zekere dag is Peter op een party waar hij meerdere pillen en een halve gram speed gebruikt. Hij voelt zich onwel, en raakt uiteindelijk bewusteloos. Met behulp van security-medewerkers wordt Peter door vrienden bij de eerste hulp- en gezondheidsdienst binnengedragen. Na ongeveer tien minuten is Peter weer aanspreekbaar, maar zeer verward. Het duurt nog zeker twintig minuten voordat een gesprek met hem gevoerd kan worden. In het gesprek herinnert hij zich nauwelijks iets van het moment van de onwelwording. Hij maakt zich zorgen over zijn drugsgebruik in combinatie met zijn fysieke toestand en zijn levensstijl.

De setting

Bij een groot evenement is doorgaans een EHBO-post ingericht. Deze post wordt meestal bemand door vrijwilligers van het Rode Kruis of de plaatselijke EHBO-vereniging. Vanwege veronderstelde gezondheidsrisico's worden aan EHBO-posten bij houseparty's hogere eisen gesteld; veelal wordt er een kern van beroepsgezondheidswerkers gevraagd. Educare Groningen is een organisatie die professionele ambulante gezondheidszorg organiseert bij grootschalige en/of risicovolle evenementen in Nederland. Hierbij valt onder andere te denken aan houseparty's en andere muziek- en dance-events, culturele manifestaties en sportevenementen. De kerndiscipline is de verpleegkundige, die samenwerkt met specifiek geschoolde eerstehulpmedewerkers en artsen.

De ambulante gezondheidszorg richt zich op twee kerntaken. Allereerst wordt voorafgaand aan een evenement een organisator geadviseerd over gezondheid en veiligheid en wordt aansluiting gezocht bij de plaatselijke reguliere gezondheidsdiensten en -instellingen. Na afloop van een evenement vindt evaluatie en bijstelling van het advies plaats. Ten tweede wordt een eerste hulp- en gezondheidspost (EGP) ingericht. Hoofdtaken van deze post zijn: het in kaart brengen van de gezondheidstoestand van een hulpvrager, het verlenen van eerste hulp, spoedeisende zorg en basiszorg, het adviseren en voorlichten over gezondheid, gezondheidsrisico's en gezondheidsbevordering.

Het verpleegkundige proces

Zoals gezegd doet op gabberparty's gemiddeld 1,5% van het totale aantal bezoekers een beroep op de EGP. De meeste contacten zijn van korte duur, maar een duur van enkele uren is ook niet ongewoon. De belangrijkste taken van de medewerkers ter plaatse zijn:
- De gezondheidstoestand van hulpvragers zo snel mogelijk in kaart brengen, en vervolgens vaststellen of er ter plaatse hulp kan worden verleend of dat doorverwijzing noodzakelijk is. In beide gevallen worden verpleegkundige diagnoses gesteld.
- Eerste hulp verlenen bij plaatselijke letsels.
- Individuele GVO geven.

Samenwerking ten behoeve van coördinatie van de zorg

Binnen de EGP werkt de verpleegkundige samen met collega-verpleegkundigen, die in elk geval beschikken over psychiatrische en acuut-somatische deskundigheid. De niet-verpleegkundige collega's zijn EHBO'ers en in sommige gevallen een arts.
Buiten de EGP, maar binnen het evenement wordt veelal samengewerkt met:
- security-medewerkers;
- een ambulanceteam;
- de politie;
- medewerkers van de verslavingszorg die specifieke voorlichting geven over middelen(gebruik) en veelal de mogelijkheid bieden om pillen te laten testen.

Verder wordt buiten het evenement samengewerkt of zijn er contacten met:
- de plaatselijke GGD;
- de plaatselijke CPA (Centrale Post Ambulancevervoer) en ambulancediensten;
- het DIMS (Drugs Information and Monitoring System; het centrale landelijke informatiepunt voor ontwikkelingen rond drugs en drugsgebruik);
- eerstehulpafdelingen van ziekenhuizen;
- Riagg-crisisdiensten.

De casus en de verpleegkundige zorg

Binnen de casus worden twee fasen onderscheiden: de acute fase, waarin Peter met een bewustzijnsstoornis wordt binnengebracht, en de postacute fase, waarin Peter weer aanspreekbaar is. Voor elke fase worden twee verpleegkundige diagnoses vastgesteld, met de bijbehorende resultaten van zorg. Tevens worden de passende interventies in elke fase beschreven.

De acute fase

Tabel 5.6   Twee verpleegkundige diagnoses in de acute fase

Verpleegkundige diagnoses	Resultaten van zorg
Label: Risico op verstikking **Definitie**: Verhoogde kans op stikken en asfyxie. **Beïnvloedende factoren**: • Hersendisfunctie t.g.v. plotseling optredende bewusteloosheid. • Zich niet bewust zijn van omgevingsgevaren t.g.v. verwardheid, hypoglykemie of verstoorde elektrolytenbalans; krampen t.g.v. convulsies, effecten van drugs. • Dehydratie. **Bepalende kenmerken**: • Onvoldoende controle over de eigen ademhaling als gevolg van een bewustzijnsdaling.	**Doelstelling (korte termijn)**: • Peters ademhaling is optimaal binnen drie minuten. **Criteria**: • Er is een normale huidskleur (en er zijn geen cyanotische verschijnselen). • De ademhalingsfrequentie is 12-15 per minuut en niet hoorbaar; de hulpademhalingsspieren worden niet gebruikt. • Er is een saturatie van minimaal 96%.
Label: Acute verwardheid **Definitie**: Plotseling optreden van fluctuerende verstoringen van bewustzijn, aandacht, waarneming, geheugen, oriëntatievermogen, denken, slaap-waakritme en psychomotorisch gedrag. **Beïnvloedende factoren**: • Verstoringen in de vocht- en elektrolytenhuishouding. • Voedingsdeficiënties. • Longaandoeningen (CARA). • Drugsgebruik (speed en XTC). **Bepalende kenmerken**: • Meerdere psychische verstoringen (bewustzijn, aandacht, geheugen), die altijd plotseling optreden. • Hyperalertheid.	**Doelstelling (korte termijn)**: • Peter is binnen 15 minuten minder verward. **Criteria**: • Peter geeft heldere, adequate reacties in het gesprek. • Hij kan aandacht bij gesprek houden. • Hij zegt adequaat waar hij is, wat de tijd is en met wie hij spreekt. • Hij beschrijft gebeurtenissen van het afgelopen uur.

Verpleegkundige interventie

Spoedeisende zorg

Definitie: Levensreddende maatregelen nemen in een levensbedreigende situatie.

Activiteiten:
- Handel snel en methodisch, bepaal de gezondheidstoestand en behandel de meest urgente aandoeningen.
- Houd de luchtweg vrij.
- Breng Peter naar een veilige plaats.
- Inventariseer nadere informatie over Peter (hetero-anamnese vrienden, SOS-penning, medisch paspoort).
- Bewaak vitale functies (bewustzijn, pols, bloeddruk, temperatuur, zo nodig saturatie, ECG, bloedsuiker).
- Ga na of er sprake is van middelengebruik en overdosering.
- Ga na of er sprake is van ziekte, gezondheidsproblemen en overgevoeligheid.
- Waarborg een goede lichaamshouding.

Verpleegkundige interventie

Zorg bij een delirium

Definitie: Waarborgen van een veilig en therapeutisch milieu voor een cliënt die in een staat van acute verwardheid verkeert.

Activiteiten:
- Onderzoek de oorzaak.
- Bewaak de neurologische toestand.
- Beperk de zorg tot een minimaal aantal hulpverleners.
- Bejegen Peter kalm, deskundig en geruststellend met een positieve attitude.
- Maak duidelijk dat de gevoelens en angsten onderkend worden.
- Stel Peter gerust op positief-realistische wijze.
- Geef informatie over acties die gaan gebeuren.
- Communiceer in concrete bewoordingen.
- Beperk het nemen van beslissingen die verwardheid of frustratie opleveren.
- Onderken en accepteer de wijze waarop Peter de werkelijkheid ervaart. Bevestig noch ontken wanen en hallucinaties. Ga in op het gevoel in plaats van op de inhoud.
- Beperk overmatige prikkels.
- Waarborg een veilige omgeving.
- Beperk oriënterende vragen.
- Geef informatie over feitelijke observaties en gebeurtenissen, personen, plaats en tijd.

De postacute fase

TABEL 5.7   TWEE VERPLEEGKUNDIGE DIAGNOSES IN DE POSTACUTE FASE

Verpleegkundige diagnoses	Resultaten van zorg
Label: Angst **Definitie**: Gevoel van beklemming en bezorgdheid dat samen met een activering van het autonome zenuwstelsel optreedt als reactie op een niet te duiden dreigend gevaar of onheil. **Beïnvloedende factoren**: • Psychische instabiliteit. • Gebruik van XTC en speed. • Verwardheid. • Verkeren in een onbekende omgeving. • Afwezigheid van bekenden. **Bepalende kenmerken**: • Op fysiologisch gebied: versnelde hartslag, verhoogde bloeddruk, versnelde ademhaling, transpireren, verwijde pupillen, rusteloosheid, misselijkheid/braken. • Op emotioneel gebied: uiten gevoelens van bezorgdheid, verlies aan zelfbeheersing, huilen, gebrek aan initiatief. • Op cognitief gebied: afwezigheid, niet meer kunnen nadenken.	**Doelstellingen (korte termijn)**: • Peters angst is binnen een uur verminderd tot een voor hem acceptabel niveau. • Hij kan de angst binnen twee uur hanteren. **Criteria**: • Peter beschrijft zijn angst en zijn manier van omgaan met angst. • Hij kan factoren benoemen die een rol spelen bij het ontwikkelen van de angst. • Hij geeft aan zich geestelijk en lichamelijk beter te voelen. • Hij beschrijft hoe hij de angst effectief kan beheersen.
Label: Gezondheidszoekend gedrag **Definitie**: Het actief zoeken naar mogelijkheden om de persoonlijke gezondheidsgewoonten of omgeving te veranderen om een betere gezondheid te bereiken. **Beïnvloedende factoren**: • Gebrek aan kennis over eigen psychisch en fysiologisch functioneren. • Afhankelijkheid van XTC en speed. **Bepalende kenmerken**: • Wens een hoger niveau van welzijn te bereiken. • Wens tot een betere beheersing van gezondheidsgewoonten. • Geobserveerd tekort aan kennis over gezondheidsbevorderend gedrag. • Geuite bezorgdheid over de invloed van de huidige omgeving op de gezondheid.	**Doelstelling (lange termijn)**: • Peter heeft binnen enkele weken kennis van verbetering van gezond gedrag. **Criteria**: • Peter beschrijft passend gezondheidsgedrag. • Hij geeft gezondheidsrisico's weer. • Hij verwoordt de wijze waarop risico's kunnen worden verminderd of vermeden. • Hij benoemt een hulpverleningsinstantie, die hem na de party verder helpt met dit probleem.

Verpleegkundige interventie

Angstreductie

Definitie: Beperken van gevoelens van ongerustheid, onheil of onbehaaglijkheid die verband houden met een niet-specifieke bron van verwacht gevaar.

Activiteiten:
* Zorg voor een kalme, geruststellende houding.
* Geef uitleg over alle handelingen en de werkwijze binnen de post.
* Probeer de stress-situatie van Peter te begrijpen.
* Blijf zoveel mogelijk bij hem.
* Moedig Peter aan niet-prestatiegerichte activiteiten te ondernemen.
* Luister aandachtig.
* Bekrachtig positief gedrag.
* Creëer een vertrouwelijk klimaat.
* Moedig het uiten van gevoelens, ervaringen en angsten aan.
* Moedig het ondernemen van afleidende activiteiten aan.
* Ga na in hoeverre Peter in staat is zelf beslissingen te nemen.

Verpleegkundige interventie

Gezondheidsvoorlichting en -opvoeding

Definitie: Instructies en leerervaringen aanbieden aan personen om hen ertoe aan te moedigen hun gedrag aan te passen om hun gezondheid te bevorderen.

Activiteiten:
* Ga na welke factoren van invloed zijn op gezondheidsrisico's en op gezondheidsbevorderend gedrag.
* Beoordeel de persoonlijke context van het gezondheidsgedrag.
* Probeer angst te voorkomen of angst te verminderen.
* Maak gebruik van strategieën om de eigenwaarde te versterken.
* Geef feitelijke voorlichting over gezondheidsrisico's.
* Beperk de duur van het gesprek, begin en eindig met het hoofdonderwerp en dwaal niet af.
* Wijs op reguliere gezondheidszorgvoorzieningen.
* Ga na van wie uit de omgeving (vrienden, familie) steun verwacht kan worden, en hoeveel.
* Onderstreep het belang van een gezond eet-, slaap- en activiteitenpatroon.

5.3.4   Vrouwenhulpverlening in de verslavingszorg[3]

Inleiding

De Vrouwenhulpverlening binnen de verslavingskliniek van het IVON vindt haar oorsprong begin deze eeuw in het 'bekeren van drankzuchtige vrouwen'. Dit was liefdewerk en omvatte niet meer dan het opvangen, huisvesten en verzorgen van vrouwen met een drankprobleem. De emancipatie van de vrouw heeft ertoe geleid dat vrouwen eigen initiatieven ontwikkelden op het terrein van de hulpverlening. Vanuit dit 'vriendinnennetwerk' ontstonden allerlei alternatieven voor bestaande vormen van hulpverlening, zoals praatgroepen, zelfhulpgroepen en vrouwengezondheidscentra. In de loop van de tijd heeft de vrouwenhulpverlening zich geprofessionaliseerd en heeft ze zich een bestaansrecht veroverd. Tegenwoordig moet ze echter steeds voor dit recht opkomen, daar vanuit de overheid meer druk komt dat zij haar visies, methoden en werkwijzen moet integreren in de bestaande gezondheidszorg.
De achterliggende problematiek van vrouwen die wij binnen onze kliniek tegenkomen ligt vaak op het vlak van seksueel en fysiek geweld. Vroeger kwamen deze vrouwen terecht in het circuit van de psychiatrie. De vrouwenhulpverlening kijkt vanuit de maatschappelijke context naar de klachten en problemen van deze vrouwen en is gericht op het opnieuw integreren van ernstige trauma's in het zelfbeeld van de vrouw. De symptomen, als bijvoorbeeld het verslavingsgedrag, worden als overlevingsstrategie gelabeld. Door het autonomer en mondiger worden zal de slachtofferidentiteit doorbroken kunnen worden en kan de enorme kracht die deze vrouwen hebben tot uiting komen.

De casus

Anna is een magere vrouw van 39 jaar. Ze heeft één kind en is sinds twee jaar gescheiden. Haar dochter is 17 jaar en woont bij haar ex-man. De weekeinden brengt de dochter bij haar moeder door. Deze weekeinden verlopen gespannen.
Anna woont alleen in een eengezinswoning. Ze leeft van een ziektewetuitkering en zal binnenkort gekeurd worden voor de WAO. Zij is bejaardenverzorgster in een verzorgingshuis. Op het werk ontstonden problemen nadat zij herhaaldelijk te laat op het werk verscheen en veel verzuimde wegens ziekte.
Haar medicijngebruik dateert vanuit haar jeugd. Zij kreeg slaapmiddelen van haar moeder wanneer deze ervan verzekerd wilde zijn dat Anna zou doorslapen. Tegenwoordig gebruikt ze 75 mg Seresta® en 4 mg Rohypnol® per etmaal, en slikt ze regelmatig aspirines tegen allerlei lichamelijke klachten.
Verder drinkt Anna de laatste twee jaar, sinds de scheiding, iedere dag een fles wijn bij het eten, naar haar zeggen om de eenzaamheid te verdrijven. In het weekend als haar dochter er is drinkt ze niet. Naast haar middelengebruik valt op dat zij een vijandige, afwerende houding heeft, gezwollen speekselklieren in de hals en holle ogen. Zij heeft

---

3   Deze subparagraaf is geschreven door Marianne Schoot-Durkstra

een gewicht van 46 kilogram bij een lengte van 1,73 meter. Ze maakt een verdrietige indruk.

Op het moment van opname is al het middelengebruik gestopt.

In de groep houdt zij zich op afstand van de andere vrouwen. Haar uitingen zijn regelmatig passief-agressief. De andere groepsleden laten haar wat links liggen. Verder valt op dat zij tijdens de maaltijd haar brood belegt met enkele lagen beleg over elkaar heen, dat ze zwijgend eet en na de maaltijd direct weer naar boven verdwijnt. Anna is nu vier weken in behandeling en ze zegt dat ze zich in toenemende mate slechter voelt.

's Nachts kan ze niet slapen. Overdag loopt ze onrustig heen en weer en maakt van alles schoon: keukenkastjes, tafels en dergelijke. Tijdens de sociotherapieblokken, die door een verpleegkundige worden geleid, geeft ze steeds meer signalen dat ze het niet meer aankan. Ze lijkt afwezig en kan soms ineens opstaan en weglopen.

De problemen die op dit moment geformuleerd zouden kunnen worden, liggen op het vlak van:

- stressverwerking;
- moeder-dochterverhoudingen: in het verleden onverwerkte gevoelens ten aanzien van haar eigen moeder en in het heden ten aanzien van haar eigen dochter;
- werk kwijtraken;
- afkick van medicijnen;
- eetgedrag;
- ondergewicht;
- slaap-/waakritme;
- dwangmatig bezig zijn;
- communicatie.

Deze problemen zullen multidisciplinair worden behandeld.

De setting

Op de afdeling klinische vrouwenbehandeling van het Instituut Verslavingszorg Oost Nederland (IVON) kom je als verpleegkundige in contact met vrouwen die vaak jarenlang verslaafd zijn aan alcohol, drugs of medicijnen, of verslavingsgedragingen vertonen zoals gokverslaving, eetstoornissen en poetsdwang (ook seksverslaving, automutilatie, extreem zorggedrag).

De afdeling, die deel uitmaakt van de algemene kliniek van het IVON, omvat twee behandelgroepen. Hierin kunnen tweemaal acht vrouwen opgenomen worden voor de duur van vier tot zes maanden. Vrouwen die in behandeling komen zijn in principe clean, dat wil zeggen dat de afkick lichamelijk achter de rug is.

De werkers binnen de vrouwenbehandeling werken vanuit de principes van de vrouwenhulpverlening. Deze zijn:

- Seksespecifieke hulp met aandacht voor specifieke uit de sekse(rol) voortkomende problemen of klachten en aandacht voor de seksegebonden manieren van het uiten van klachten.

- Het hierbij expliciet betrekken van de socialisatie en de maatschappelijke positie van vrouwen.
- Het probleemgedrag benoemen als overlevingsmechanisme.
- Het vooropzetten van de kracht en de autonomie van de hulpvraagster.

Het verpleegkundig proces op de afdeling klinische vrouwenbehandeling

In de vrouwenbehandeling gaan we uit van het principe dat de vrouw zelf bepaalt waar ze aan wil werken en hoe ze dit gaat doen. In overleg met de behandelingscoördinator maakt zij een behandelplan waar bovenstaande problemen in opgenomen kunnen zijn. Ze formuleert in haar eigen woorden welke acties zij gaat ondernemen om haar korte- en langetermijndoelen te bereiken. Zo kan het gebeuren dat een probleem dat samenhangt met eetverslaving er niet op staat. De vrouw zit dan nog in de ontkennende fase, en zal zich niet zonder meer het 'laatste' verslavende middel laten ontnemen.
Typerende uitspraak: 'Ik heb daar helemaal geen problemen mee, hoe kom je erbij, jullie willen me wat aanpraten'.
Wat verder opvalt in een groep met één of meer eetverslaafde vrouwen is de enorme verscheidenheid aan beleg en liflafjes, rauwkost, sambal, mosterd enzovoort op de eettafel. Het eeuwige geharrewar over de koekjestrommel, of die nou wel of niet op tafel mag staan tijdens het koffiedrinken, en de strijd over de restjes eten, bewaren of weggooien. De behandeling zal wat Anna betreft gericht zijn op het motiveren tot het in kaart brengen van het eetgedrag met bijbehorende gevoelens.

In de verslavingszorg behandelen we eetstoornissen met kenmerken van verslavingsgedrag. De gedragingen als zichzelf veelvuldig wegen, calorieën tellen, veel dwangmatig praten over eten en koken en dergelijke zijn wat wij noemen 'gebruik'. Verschillende verpleegkundige activiteiten die Gordon als eetstoornissenbeleid adviseert zullen daarom niet altijd overeenkomen met onze visie op verslaving. Vanwege de controlerende, obsessieve preoccupatie met het verslavingsgedrag wegen, wegen en nog een keer wegen, wegen wij één keer per week op een vast tijdstip alle eetverslaafden ongeacht hun gewicht. Wat wel individueel bepaald wordt is, welk gedrag geldt als een terugval in gebruik. Bijvoorbeeld braken, laxeren, niet aan het eetschema houden, en dergelijke.
De activiteiten van de verpleegkundige zullen een afgeleide zijn van de algemene beleidslijn die multidisciplinair wordt vastgesteld tijdens een cliëntenbespreking eenmaal per twee weken. Het is belangrijk prioriteiten te stellen en een rode draad door het verhaal heen te volgen, dit omdat met name de complexiteit en de kwantiteit van de problemen van deze vrouwen met een verslaving anders verzanden in chaos. Daarnaast hebben acute problemen natuurlijk altijd prioriteit.

In de vrouwenbehandeling is een speerpunt van de behandeling dat vrouwen zelf verantwoordelijkheid nemen voor hun leven en gedrag. Wanneer dat echter over onze grenzen heen gaat zal de behandeling gestopt worden en zal verwijzing plaatsvinden.

De meeste vrouwen die bij ons opgenomen zijn hebben een seksegebonden manier om om te gaan met de problemen die zij tegenkomen in hun leven. Als je met hun nagaat hoe ze gesocialiseerd zijn in hun jeugd en als jongvolwassene zie je dat deze vrouwen vaak geen verantwoordelijkheid en initiatief durven te nemen en dus dingen laten gebeuren, dat zij in de slachtofferrol zitten en niet geleerd hebben dat het ook anders kan, of bang zijn voor de gevolgen van het autonoom zijn.

Tijdens de behandeling kan het gebeuren dat we besluiten de onderliggende problematiek af te dekken en tijdelijk (soms lang) naar de achtergrond te verplaatsen. Dit is van belang omdat de draagkracht en de stabiliteit in het *nu* te klein is om de draaglast van het verleden te dragen. Zeker zonder middelen. Wij zeggen dan dat we het hier-en-nu en de structuur hiervan op de voorgrond zetten om decompensatie te voorkomen. Daarnaast zal de nadruk op ik-versterking liggen. Dat laatste komt tot uiting in de activiteiten:
• Ga na welke successen de cliënt eerder heeft geboekt.
• Moedig de cliënt aan na te gaan wat zijn sterke kanten en mogelijkheden zijn (McCloskey & Bulechek1997).

De vrouwenbehandeling gaat ervan uit dat het verslavingsgedrag een overlevingsstrategie is en dat er veel kracht nodig is om te overleven na wat deze vrouwen meemaakten. De oplossing die ze toen kozen veroorzaakt nu in toenemende mate problemen. Dit zou een reden kunnen zijn om andere oplossingen te gaan zoeken. Wanneer je vrouwen op deze manier aanspreekt op hun kracht ontstaat vaak ruimte en openheid en motivatie.

Om als verpleegkundige in de vrouwenhulpverlening niet 'ingezogen' te worden in de problematiek van de cliënt door de enorme kracht van het overlevingsgedrag van deze vrouwen, is het van essentieel belang dat je je als verpleegkundige zeer bewust bent van je eigen vrouwspecifieke wijze van zijn en hoe je zelf gesocialiseerd bent. De valkuil is dat je als vrouw door deze vrouwen diep geraakt kunt worden en vervolgens datgene zou kunnen doen wat het oude gedrag of gevoel of positie in stand zal houden. Het gaat ook over je eigen grenzen, je machtspositie als hulpverlener, je eigen behoefte om te zorgen of te 'redden'.

In een educatief programmaonderdeel laat de verpleegkundige thema's aan de orde komen als:
• boosheid (agressie, macht en onmacht, upperdog/underdog en man/vrouw);
• seksualiteit/intimiteit (afstand/nabijheid, vertrouwen/wantrouwen, man/vrouw en vrouw/vrouw);
• moeder/dochter/opvoeding;
• cultuur/zingeving/image.

Bij de opbouw van de thema's zal aandacht besteed worden aan:
• Inventarisatie van de betekenis die een thema voor de vrouw heeft. Hierbij zal aandacht worden besteed aan denken (welke gedachten/ideeën koppel je aan dit thema),

voelen (welke emoties roept dit thema bij je op, welke lichaamsbeleving), handelen (hoe gedraag je je, welke vermijdingsstrategieën heb je?).
- Herkenning.
- Socialisatieaspecten die hierbij een rol spelen.
- Informatieverstrekking over het thema.
- Op kracht zetten en actiepunten formuleren voor diverse andere programmaonderdelen.

Bijvoorbeeld ten aanzien van het thema 'moeder/dochter' gaan we met cliënten een flap-over maken waarop ze in kaart brengen:
- Wat trekt je in je moeder aan?
- Wat stoot je in haar af?
- Wat zijn jouw eigen goede en slechte kanten?

Daarna praten we in de groep over de overeenkomsten en de verschillen. Aan de orde komt dan ook:
- Ben je tevreden met het contact dat je met jouw moeder hebt? Hoe doe je het bij je eigen kinderen?
- Welke afstand is goed voor jou en hoe regel je dat?
- Welke vaardigheden heb je daarbij nodig? (Oefenen in de sociale vaardigheidstraining, bijvoorbeeld: opkomen voor je mening).
- Waar komt je verslavende middel in dit verhaal terug?

Opkomende gevoelens en lichaamsbeleving worden benoemd en komen via multidisciplinaire overdracht terug in het therapieblok 'lichaamswerk'.
De functie van het verslavende middel komt terug in de middelengroep door de behandelingscoördinator.
Voor Anna zullen relatiegesprekken met haar dochter wellicht ondersteunend zijn.

Op deze wijze kunnen vrouwen steeds meer in kaart brengen welke stappen zij zullen moeten nemen en op welk moment. In vele gevallen verlaten de vrouwen onze behandeling met een route om verder te werken aan zichzelf en de invulling van hun leven en hebben ze de sociale vaardigheden aangeleerd die ze daarvoor nodig hebben.

Samenwerking ten behoeve van de coördinatie van zorg

Als verpleegkundige werk je, binnen de kliniek, samen met een psycholoog die behandelcoördinator is, een systeemtherapeut, een lichaamstherapeut, creatief therapeut en een arts. De behandelingscoördinator onderhoudt in principe de contacten met de verwijzer en de eventuele vervolgbehandeling en de familie.
Wanneer zij niet aanwezig is neemt een verpleegkundige dat over. Als decompensatie dreigt kan een cliënt een time-out krijgen op de psychiatrische afdeling van een algemeen ziekenhuis óf op de acute opnameafdeling van het psychiatrisch ziekenhuis. Als

verpleegkundige onderhoud je dan het menselijk contact met de cliënt vanuit de instelling, en ben je een 'lijntje' tussen haar en de groep waar zij uitkomt.

De casus en de verpleegkundige zorg

Bij Anna gaan we multidisciplinair kijken of er naast het basisprogramma nog meer nodig is. Te denken valt aan systeemtherapie, verwerkingsgroep, maatschappelijk werk en arbeidsbemiddeling. Op welk moment het wenselijk is om deze surplus op te starten is afhankelijk van de draagkracht van Anna. Gezien de actuele situatie krijgen twee verpleegkundige diagnoses prioriteit, te weten: voedingstekort en ineffectieve individuele coping.

Bij de verpleegkundige diagnose *voedingstekort* (McCloskey & Bulechek 1997) gaat de verpleegkundige aan het werk met de verpleegkundige interventie *eetstoornisbeleid*. Definitie: voorkomen en behandelen van eetgedragingen, waarbij de cliënt buitensporig weinig eet in combinatie met bewegingsonrust en opzettelijk braken (McCloskey & Bulechek 1997).

Op grond van de verzamelde gegevens mag je concluderen dat er een levensgevaarlijke situatie ontstaat. Denk aan hartritmestoornissen ten gevolge van een verstoorde kaliumbalans die ontstaat door veelvuldig braken, evenals beschadigingen aan de slokdarm en slijmvliezen, of in het ergste geval een totaal disfunctioneren van alle vitale levensfuncties door ondergewicht.
Binnen ons team gaan we het beleid bepalen en bespreken dit met de cliënt. Met Anna wordt besproken wat er van haar wordt verwacht met betrekking tot: *gepast eetgedrag, de inname van voedsel en vocht en het activiteitenniveau* (McCloskey & Bulechek 1997). Dit zal vastgelegd worden in een gedragsovereenkomst waarin onder andere zal staan wat ze wanneer moet eten, wat als terugval aangemerkt wordt, dat ze na de maaltijd een halfuur in de huiskamer moet blijven om braken te voorkomen. Verder zal haar gevraagd worden een eetdagboek bij te houden waarin denken over eten en eetgedrag beschreven moet worden met gevoelens en/of situaties die zich door de dag heen voordoen. Dit dagboek zal in de middelengroep besproken worden.

De grens van haar gewicht wordt, volgens de QI-index (een gewichtstabel), bepaald op een minimumgewicht van 45 kilogram. Ook zal zij verplicht de kaliumwaarde in het bloed moeten laten bepalen. Wanneer met Anna een gedragsovereenkomst is gesloten waarin alle verdere afspraken ter voorkoming van de levensbedreigende situatie zijn vastgelegd, beoordelen we of het wenselijk is om naast een eetplan ook een rustprogramma op te stellen. Probleem hierbij is dat wanneer we Anna naast de eetstructuur ook nog haar dwangmatig bezig zijn aan banden leggen en meer rust inplannen, het gevaar bestaat dat zij decompenseert. Het is belangrijk *nooit* te vergeten dat haar gedrag een overlevingsstrategie is.

De tweede verpleegkundige diagnose is: *ineffectieve individuele coping.*
Definitie: stoornis van het aanpassings- en probleemoplossend vermogen waarmee iemand tracht aan de eisen en taken van het leven te voldoen.

Verpleegkundige interventie: *bevordering van de coping.*
Definitie: de cliënt helpen zich aan te passen aan de vermeende stressoren, veranderingen of bedreigingen die haar belemmeren in de vervulling van haar taken en rollen (McCloskey & Bulechek 1997).

Om Anna in het hier-en-nu te steunen worden afspraken gemaakt over wat zij extra nodig heeft om deze periode door te komen. Kennelijk is het voor haar nog te moeilijk om in de groep stoom af te blazen en mist zij de sociale vaardigheden om hier handen en voeten aan te geven. Zij zal twee keer per week een individueel gesprek krijgen van dertig minuten waarin zijzelf bepaalt wat zij kwijt wil over de dingen waar ze tegenaan loopt.
Steeds moet de verpleegkundige erop gericht zijn dat ze Anna begeleidt om dit uiteindelijk wel in de groep te doen.
Om te zorgen dat het verleden naar de achtergrond verplaatst wordt zal wanneer Anna in zo'n individueel gesprek over trauma's uit het verleden vertelt, de verpleegkundige steeds een verband leggen met het hier-en-nu om zodoende haar actief te maken in het hier-en-nu:
• Wat maakt dat je daar nu aan moet denken?
• Welke last ervaar je nu van wat toen gebeurd is?
• Wat zou je nu kunnen of willen doen waardoor je je beter zou gaan voelen?
• Hoe kan ik of de groep je daarbij helpen?

Iedere dag om 8.30 uur zal zij een dagplanning inleveren waarin ze een dagdoel verwerkt en van uur tot uur aangeeft wat zij gaat doen. Dit moet meer evenwicht tussen activiteit en rust geven, tot bewustwording van het eigen gedrag leiden en chaos verminderen.
Om er zeker van te zijn dat dit een positieve ervaring wordt, zal de verpleegkundige dit in de eerste dagen samen met Anna doen.

Om in te schatten of zij voldoende draagkracht heeft om door deze fase heen te komen zal Anna een consult met de arts of psychiater krijgen. Deze kan dan beoordelen of tijdelijke medicinale ondersteuning nodig of wenselijk is. Dit zal dan een psychofarmaceutisch middel zijn en in ieder geval geen sterk verslavende benzodiazepinen. Uiteraard is dit een zeer lastig probleem bij mensen die al jarenlang medicijnen slikken als benzodiazepinen en slaapmiddelen. Wat vaak niet onderkend wordt is de lange en hardnekkige afkick (kan wel een jaar duren) met alle lichamelijke gevolgen van dien. Denk aan slapeloosheid, extreme onrust, spanning, en dergelijke. Erkenning hiervan en voorlichting hierover zijn noodzakelijk om deze lange afkick te kunnen doorstaan. Ook hier zullen weer prioriteiten gesteld moeten worden als decompensatie dreigt.

Naast het individuele belang telt ook het groepsbelang. Het is de taak van de verpleegkundige om een schakel te zijn tussen Anna en de groep zolang Anna dit zelf nog niet kan. In de groep zal zij Anna aanmoedigen om te vertellen wat de gemaakte afspraken zijn.

Zo krijgen de groepsleden een glimp te zien van Anna's moeiten en krijgen zij de gelegenheid hierop te reageren. Het is een belangrijke verpleegkundige taak een milieu te creëren waarin ruimte ontstaat om met elkaar van gedachten te wisselen, elkaar te steunen, elkaar aan te spreken en toe te vertrouwen wat zwaar op het hart ligt. Zij dient de veiligheid te allen tijde te waarborgen en, daar waar de vrouwen dat zelf niet doen, grenzen te stellen.

Daarvoor is het nodig dat de verpleegkundige beschikt over kennis en vaardigheden om de groepsdynamiek te beïnvloeden.

Voorbeeld groepsgesprek:
Anna heeft met horten en stoten verteld over de gemaakte afspraken rond haar eetgedrag en eventuele medicatie. Verder vertelt zij over de dagplanning en de individuele gesprekken die in plaats van de gesprekstherapie zullen plaatsvinden. Tevens zal zij voorlopig niet meer meedoen aan sport en lichaamswerk. In die tijd plant zij ontspannende bezigheden die ze leuk vindt om te doen.

Voorbeeld

> Groepslid A: 'Ik ben blij dat je nu iets vertelt, want ik dacht al dat het aan mij lag dat je zo vijandig deed.' Anna staart naar de grond en zet zich schrap.
>
> Groepslid B: 'Mooi makkelijk dat je nu niet zoveel meer hoeft in de groep. Ik wil ook wel meer rust, ik krijg de zenuwen van jou.'
>
> Verpleegkundige: 'Anna, wil jij vertellen hoe moeilijk het voor je is om überhaupt iets te vertellen.'
>
> Anna: 'Ik durf niet, ik ben bang.'
>
> Verpleegkundige: 'Toch heb je nu al aan de anderen vertelt dat het niet goed gaat en dat je hulp nodig hebt.'
>
> Anna (verbaasd): 'Oh ja?'
>
> Stilte... 'Maar als zij zo blijft doen dan ga ik weg want ik krijg het er stikbenauwd van.'
>
> Groepslid C: 'Nou dan sta je niet alleen want ik heb daar ook moeite mee...'
>
> Anna: 'Bedoel je daarmee dat je begrijpt waar ik het over heb? Ik dacht dat ik de enige was.'

Wanneer Anna de stap kan maken om dit contact uit te breiden, als zij meer gaat vertellen over wat haar bezighoudt en wat haar moeiten zijn, wanneer zij inzicht krijgt in haar eetgedrag en de functie daarvan, als zij gaat oefenen in de sociale vaardigheidstraining hoe je een praatje maakt, complimenten ontvangt, boosheid uit, kritiek ontvangt, dan kun je als werker in de vrouwenbehandeling een metamorfoseproces te zien krijgen dat steeds opnieuw begeestert en motiveert. De verborgen kwaliteiten en de persoon-lijkheid kunnen meer tot uiting komen en laten vaak een totaal andere vrouw zien. Uiteraard lukt dat lang niet iedereen en zul je als werker ook zeker moeten kunnen los-laten, daar waar het nog te moeilijk is voor de betrokken vrouw, of daar waar de last van de verslaving nog niet groot genoeg is.

In combinatie met rationeel emotieve therapeutische technieken, gedragstherapeuti-sche technieken en maatschappelijk herstel zal Anna meer stevigheid krijgen om zich zonder middelen staande te houden in de groep.

Uiteindelijk kan zij proberen haar trauma's te verwerken, hetzij poliklinisch, hetzij op een andere plek. De aanzet hiervoor begint wel tijdens de behandeling.

TABEL 5.8   VERPLEEGKUNDIGE DIAGNOSE I BIJ DE CASUS VAN ANNA

Verpleegkundige diagnose	Resultaten van zorg
Label: Voedingstekort **Definitie**: Onvoldoende inname van voedingsstoffen om aan de fysiologische behoefte te voldoen. **Beïnvloedende factoren**: • Verslavingsgedrag als oplossing voor problemen. • Combinatie van medicijn- en alcoholverslaving. • Dwangmatig handelen om controle te houden. • Vermoeden van braken na de maaltijd. (Verdwijnt direct na de maaltijd naar boven). **Bepalende kenmerken**: • Weegt 46 kilogram bij een lengte van 1,73 meter. • Gezwollen speekselklieren, vermoeden van veelvuldig braken. • Ritueel eetgedrag. • Algehele malaise, vermoeidheid.	**Korte termijn**: • Geen levensgevaar. • Geen ziekenhuisopname. **Doelstelling**: • Kaliumbalans normaal. • Gewichtstoename van 0,5 kilogram per week. • Normaal eetgedrag. • Geen braken meer. **Criteria**: • Geeft aan zich beter te voelen. • Blijft aan tafel na het eten en vervolgens een halfuur in de huiskamer. • Eet volgens eetplan vastgestelde hoeveelheden op vaste tijden. • Laat horen wat ze in haar eetdagboek schrijft. • Geeft aan meer te weten over eetstoornissen en de gevolgen daarvan. • Is gemotiveerd te onderzoeken waar eten voor staat. • Laat meer horen over haar moeiten.

Verpleegkundige interventie

Eetstoornisbeleid

Definitie: Voorkomen en behandelen van eetgedragingen waarbij Anna bui-tensporig veel/weinig eet in combinatie met bewegingsonrust, opzettelijk braken en/of laxantiagebruik.

Activiteiten:
• Weeg Anna een keer per week op woensdag om 8.00 uur.
• Maak een eetplan waarin staat wat zij moet eten, op welk moment en wat als terugval in gebruik geldt.

- Bepaal het kaliumgehalte in het bloed.
- Maak de afspaak dat Anna na de maaltijd een halfuur in de huiskamer blijft.
- Observeer hoe lang Anna sport in haar vrije tijd en maak hier afspraken over.
- Moedig Anna aan zelf verantwoordelijkheid te nemen voor haar gezondheid.
- Geef aan dat de grens bij 45 kilogram ligt, daarna volgt ziekenhuisopname en stopt de behandeling.
- Moedig Anna aan om een dagboek bij te houden.
- Help haar om persoonlijke kwesties die bij de eetstoornis kunnen meespelen te onderzoeken.
- Stimuleer haar om alternatief gedrag te oefenen als probleemoplossing. Veel oefenen in de sociale vaardigheidstraining.
- Geef voorlichting over eetverslaving, medicijnverslaving en verslavingsgedrag.

TABEL 5.9   VERPLEEGKUNDIGE DIAGNOSE 2 BIJ DE CASUS VAN ANNA

Verpleegkundige diagnose	Resultaten van zorg
Label: Ineffectieve individuele coping **Definitie**: Stoornis van het aanpassings- en probleemoplossend vermogen waarmee de cliënt tracht aan de eisen en taken van het leven te voldoen, waarbij stresshanteringsmethoden niet toereikend blijken om angst, vrees of boosheid te voorkomen of beheersen door langdurig medicijngebruik en dwangmatig handelen als oplossing voor onverwerkt verleden en problemen met sociale partners. **Beïnvloedende factoren**: • Sociaal niet vaardig. • Kan geen hulp vragen of contact zoeken met andere groeps- of stafleden. • Scheidingsproblematiek. • Moederrol. • Problemen op het werk/ dreigend werkverlies. • Uitputting door slechte voedingstoestand en slaapgebrek. • Dreigende psychische decompensatie. **Bepalende kenmerken**: • Verslavingsgedrag: medicijngebruik, alcoholgebruik, ritueel eetgedrag, dwangmatig bezig zijn. • Weglopen uit de groep. • Passief-agressieve uitlatingen. • Geïsoleerde positie binnen de groep. • Verdrietig uiterlijk. • Slapeloosheid.	**Korte termijn**: • Geen psychische decompensatie. **Lange termijn**: • Verslavingsgedrag verdwijnt. **Doelstellingen**: • Ontwikkelen van sociale vaardigheden. • Ontwikkelen van sociaal netwerk. • Meer draagkracht. • Ruimte voor leuke dingen en plezier. • Inzicht in eigen problematiek en doelstellingen hoe hier verder aan te werken. • Geen middelengebruik. **Criteria**: • Kan hulp vragen. • Laat meer horen over haar moeiten. • Maakt contact met anderen. • Kan plezier maken, weet wat ze leuk vindt. • Meer evenwicht in activiteiten en rust. • Is actief ten aanzien van eigen doelstellingen en ten aanzien van groepsgenoten. • Oefent in sociale vaardigheidstraining. • Kan nieuwe gezichtspunten integreren.

Bevordering van de coping
Definitie: Anna helpen zich aan te passen aan vermeende stressoren, veranderingen of bedreigingen die haar belemmeren in de vervulling van haar taken en rollen.

Activiteiten:
- Geef inzicht in gedrag en problematiek door zichtbaar te maken op flap-over hoe zaken invloed op elkaar uitoefenen, bijvoorbeeld door vicieuze cirkels in beeld te brengen.
- Ga na waar de last ligt en bedenk samen effectief gedrag.
- Label het ineffectieve gedrag en middelengebruik als overlevingsstrategie.
- Geef voorbeelden en alternatieven door middel van filmmateriaal of voorbeeldgedrag.
- Bekrachtig gewenst gedrag.
- Ga na wat Anna zelf wil in elke situatie.
- Stimuleer een actieve rol en het oefenen in de sociale vaardigheidstraining.
- Nodig regelmatig uit om reactie op anderen te geven, steun haar daarbij.
- Ga na wat haar sterke kanten zijn.
- Zorg voor positieve ervaringen.
- Help bij het formuleren van kleine doelen.
- Ga na hoe ze gesocialiseerd is.
- Laat haar iedere ochtend iets positiefs over zichzelf zeggen.
- Houd twee keer in de week een individueel gesprek in plaats van lichaamswerk, sport en gesprekstherapie.
- Bied structuur door dagplanningen en dagdoelen.
- Stel de hier-en-nu-situatie op de voorgrond.
- Moedig Anna aan te vertellen in de groep waar ze individueel over vertelt.
- Moedig haar aan grenzen te verkennen.

5.3.5 Diagnostiekafdeling[4]

Inleiding

Mensen met een verslavingsprobleem die kiezen voor een klinisch traject, beginnen met een diagnostiekopname. Het Johannes Wier-huis in Enschedé bevat een van de diagnostiekafdelingen van het IVON (Instituut Verslavingszorg Oost Nederland). Het doel van deze afdeling is tweeledig: ontgiften en diagnosticeren. Voor een goede diagnostiek is het belangrijk dat de cliënten eerst nuchter en clean worden. Binnen de veiligheid van

---

4   Deze subparagraaf is geschreven door Marielle Brenninkmeijer

een kliniek lukt dit vaak beter dan in de eigen omgeving, omdat de normale routine wordt doorbroken en er de steun van medecliënten en staf is. Cliënten hebben problemen met gokken, alcohol-, drugs- en medicijngebruik. De diagnostiekopname is meestal een onderdeel binnen een hulpverleningstraject. Cliënten worden verwezen door de eerste lijn en uiteraard door de verschillende CAD's, maar ze worden ook wel aangemeld door huisartsen, maatschappelijk werkers in bedrijven of het maatschappelijk werk.

De opname duurt drie weken; er is dan in samenwerking met de cliënt een behandeladvies totstandgekomen over de vervolgbehandeling. Mogelijkheden daarvoor zijn onder andere een deeltijdbehandeling, een klinische behandeling of een ambulant vervolg.

De casus

Hans E. is 43 jaar als hij wordt opgenomen voor klinische diagnostiek. Hij is sinds vier jaar gescheiden en heeft twee zonen van respectievelijk 18 en 13 jaar. Sinds zijn militairediensttijd gebruikt hij overmatig alcohol, gemiddeld acht glazen bier per dag. In de beginperiode van zijn huwelijk en toen de kinderen nog klein waren dronk hij minder, ook wel eens een paar dagen niet. Vier jaar geleden heeft zijn echtgenote een echtscheiding aangevraagd. Sindsdien gaat het slechter met hem. Zijn alcoholgebruik liep op en werd ook door zijn werkgever gesignaleerd.
Hans is elektromonteur en ging vier weken voor opname in de ziektewet. Hij at niet meer en stapte over van bier naar jenever, ongeveer één fles per dag. Zijn familie maakte zich zorgen en trok aan de bel, waarna via het CAD een diagnostiekopname geregeld werd. Hans heeft onder druk van zijn familie en werkgever toegestemd in opname, maar hij ziet de toekomst weinig hoopvol tegemoet. Zijn zelfvertrouwen en gevoel van eigenwaarde zijn gering, zijn stemming is somber.

De setting

Het Johannes Wier-huis in Enschedé bevindt zich vlakbij het station. Een goede bereikbaarheid is immers belangrijk in een landelijk bedieningsgebied. Cliënten zijn vaak aangenaam verrast door het gebouw; het is licht, schoon en in primaire kleuren geschilderd en aangekleed. Op de begane grond bevinden zich de ontvangsthal met secretariaat, gesprekskamers, dokterskamer, vergaderzaal en kantine. Er is een tuin met terras en mogelijkheid voor volleybal. Ook het IMC (intramuraal motivatiecentrum, zie paragraaf 5.3.6) bevindt zich op de begane grond. Op de eerste verdieping brengen de diagnostiekgroepen de dag door. Er zijn twee huiskamers met keuken, een stafkamer, gespreksruimten voor de groepen en een ruimte voor de tafeltennistafel. Ook is er een telefooncel. Op de tweede verdieping zijn de een- en tweepersoonsslaapkamers, de douches en toiletten. De cliënten zijn zelf verantwoordelijk voor het instandhouden van een goed en gezond leefmilieu, de psychotherapeuten hebben hierin een ondersteunende functie. Er zijn twee groepen van acht cliënten: zeven diagnostiek en één crisisbed.

Een nieuwe cliënt wordt na het opnamegesprek altijd rondgeleid door de 'huisbaas'. Elke week neemt een van de cliënten deze functie op zich, waarbij hij onder andere verantwoordelijk is voor de instelling en uitvoering van het corvee en het naleven van de huisregels. Voor een nieuwe cliënt is dit een gemakkelijke manier om alvast wat aan de praat te raken met één van de medecliënten. Vaak gaat het gesprek dan over het verloop van de ontgifting, een onderwerp dat nieuwe cliënten meestal sterk bezighoudt.

Het verpleegkundig proces

Cliënten worden drie weken opgenomen. Als het goed is, vormen deze drie weken een belangrijke stap in het leren leven zonder verslavende middelen. Voor het verpleegkundig personeel betekent dit dat continuïteit in de zorg een heel belangrijk aspect vormt en dat dit uitgangspunt is bij de planning van het dienstrooster. Deze continuïteit maakt het mogelijk dat cliënten zich binden en goed zicht houden op het diagnostisch proces.

Cliënten moeten in een veilige en overzichtelijke setting werken, verpleegkundigen zijn in hun houding open en motiverend. Om de veiligheid te kunnen waarborgen moet het huis vrij blijven van verslavende middelen. Hiertoe is een aantal beperkende maatregelen van kracht, zoals wandelen onder begeleiding en de urinecontroles. Geweld en dreigen met geweld zijn ontslagredenen.

De verpleegkundigen zien er dus op toe dat er voldoende voorwaarden zijn gecreëerd voor een goede diagnostiekopname. In het contact met de cliënt maken zij veel gebruik van de motiverende gesprekstechnieken. Hierdoor worden cliënten gestimuleerd om zelf actief na te denken over hun probleemsituatie en de mogelijke keuzes die ze hebben ten aanzien van gedragsverandering. Daarnaast is het geven van informatie belangrijk. Cliënten hebben vaak het gevoel in een onoverzichtelijke wirwar van problemen terecht te zijn gekomen, waar ze een somber en hopeloos gevoel bij hebben. Goede voorlichting over de mogelijke gevolgen van een verslaving helpt bij het ontwarren van deze knoop en motiveert tot het maken van andere keuzes.

Kortom: de verpleegkundigen zijn vooral voorwaardenscheppend bezig en cliënten zelf doen het meeste werk.

Samenwerking ten behoeve van coördinatie van zorg

De groepen worden begeleid door sociotherapeuten. Deze hebben allemaal een verpleegkundige achtergrond. De meesten zijn B-verpleegkundigen en HBO-v'ers. De behandelingscoördinator is arts; deze is eindverantwoordelijk voor de cliëntenzorg. In hun derde week van opname hebben alle cliënten een individueel gesprek met de psycholoog en met de behandelingscoördinator. De psycholoog draagt samen met de psychologisch assistent ook zorg voor het psychologisch onderzoek.

Voor de somatiek kan een beroep gedaan worden op de huisarts. Deze schrijft de medicatie voor die cliënten krijgen ter ondersteuning van het ontgiftingsproces en behandelt

eventuele somatische klachten. Kalmerende middelen en slaapmedicatie zijn ook ver- slavend en worden daarom verder niet voorgeschreven. Eindverantwoordelijke voor het reilen en zeilen van de afdeling is het afdelingshoofd.
In de communicatie tussen 'binnen en buiten' speelt het secretariaat een belangrijke rol.

Buiten de instelling zijn vooral de verwijzers belangrijk, meestal maatschappelijk wer- kers van het CAD of de huisartsen. Als een cliënt aangemeld wordt geven deze informa- tie, in de vorm van een verwijsbrief of telefonisch. Op de laatste dag van de opname vindt er een eindgesprek plaats met cliënt, zijn of haar partner of ouders en de verwijzer. Dit gesprek heeft als doel de opname te evalueren en samen afspraken te maken voor de toekomst. De verwijzer ontvangt na opname een ontslagbrief met daarin alle relevante verzamelde gegevens over de cliënt en een verslag van het verloop van de opname.

De casus en de verpleegkundige zorg

Aan de hand van het verloop van de opname van Hans kunnen we de verpleegkundige zorg nader bekijken.

Het oriënterend gesprek

Binnen een week na aanmelding krijgen cliënten een oriënterend gesprek. Voor cliënten vormt dit een eerste kennismaking. De verpleegkundige kan beoordelen of de cliënt voldoende informatie heeft over de keus die hij gemaakt heeft.
Hans komt woensdag 12 maart om half drie voor het oriënterend gesprek. Zijn vragen zijn vooral van praktische aard: 'Wat moet ik allemaal meenemen?' 'Mag ik ook bezoek ontvangen?' Hij vertelt op te zien tegen de groepsgesprekken, bang te zijn voor harde confronterende methoden.
Het oriënterende gesprek biedt de verpleegkundige de gelegenheid tot een eerste korte probleeminventarisatie. Eventuele contra-indicaties kunnen besproken worden. Zo zijn er cliënten die wel met alcohol maar niet met hun oxazepam willen stoppen. Soms moeten bepaalde misvattingen opgehelderd worden. Zo zijn er cliënten die denken van- uit de kliniek hun zaak te kunnen blijven runnen met hun mobiele telefoon, of cliënten die verwachten bedverpleging te krijgen. Bij ernstige somatische problemen vindt er soms eerst een opname plaats in een algemeen ziekenhuis.
Het is beter al dit soort zaken vooraf te bespreken om teleurstellingen te voorkomen.

De opnamedag

Hans wordt ontvangen door de verpleegkundige, zijn zus is bij het opnamegesprek aan- wezig. De verpleegkundige verzamelt informatie over de aanleiding tot opname, de so- ciaal-maatschappelijke situatie, de somatiek en de verslaving. Om een goed beeld te krijgen van de te verwachten ontwenning wordt het gebruik uitgebreid genoteerd.

Opnamegesprek

> Verpleegkundige: 'Hoeveel dronk je?'
>
> Hans: 'Nou de laatste weken was het wel heel erg, een borrel of tien denk ik. Soms wel meer, als ik me rot voelde.'
>
> Verpleegkundige: 'Hoeveel dronk je dan als je je "rot" voelde?'
>
> Hans: 'Dan telde ik ze niet meer.'
>
> Verpleegkundige: 'Hoe lang deed je met een fles jenever?'
>
> Hans: 'Nou soms moest ik wel elke dag een nieuwe halen. Eigenlijk wel elke dag.'
>
> Verpleegkundige: 'Hoeveel heb je vandaag gedronken?'
>
> Hans: 'Vannacht om half twee heb ik de allerlaatste gehad. Echt de aller, allerlaatste. Dit kan zo niet langer, ik ga kapot.'
>
> Verpleegkundige: 'Heb je last van ontwenningsverschijnselen?'
>
> Hans: 'Valt nog mee, ik voel me wat trillerig.'
>
> Verpleegkundige: 'Wanneer ben je voor het laatst een periode zonder alcohol geweest?'
>
> Hans: 'Nou ik probeerde wel eens te stoppen, maar dan werd ik zo ziek. De laatste keer, dat is misschien wel vijf jaar geleden, toen was ik nog getrouwd. Toen heb ik een halfjaar drooggestaan.'

Tijdens de eerste dagen van opname staat het ontgiften centraal. Bij alcoholmisbruik bestaat er dan het gevaar van insulten of een delier. De verpleegkundige diagnose luidt: dreigende acute verwardheid. De zorg is erop gericht om een delier te voorkomen.

Mochten de bepalende kenmerken (zie tabel 5.10) bij Hans optreden, dan treedt de verpleegkundige in overleg met de huisarts over het verhogen van de medicatie, biedt zij extra rusttijden en spreekt extra observatiemomenten af (bijvoorbeeld ook 's nachts nog controles door de nachtdienst).
Als een cliënt ondanks alle voorzorgen toch acute verwardheid ontwikkelt, dan is opname in een psychiatrisch ziekenhuis geïndiceerd. Acute verwardheid kan levensbedreigend zijn. Cliënten dienen dan vaak gesepareerd te worden voor hun eigen veiligheid. De diagnostiekafdeling biedt deze mogelijkheid niet.
Bij Hans treden dergelijke ernstige verschijnselen niet op, maar al met al is hij toch behoorlijk aan het ontwennen de eerste dagen. Hij eet nauwelijks, voelt zich misselijk en heeft veel last van tremor. Hij schaamt zich om zijn koffie te drinken omdat zijn kopje dan zo trilt. Doordat andere cliënten dit wel herkennen en hem tips en steun geven en afleiding bezorgen, kan hij de drang om voortijdig te vertrekken weerstaan. De eerste zondag was het moeilijkst. Er was weinig programma, medecliënten kregen bezoek. Hans kreeg geen bezoek. Hij voelde zich eenzaam.

TABEL 5.10   VERPLEEGKUNDIGE DIAGNOSE 1 BIJ DE CASUS VAN HANS E.

Verpleegkundige diagnose	Resultaten van zorg
Label: Dreigende acute verwardheid **Definitie**: Plotseling optredend cluster van algemene, kortstondige veranderingen en stoornissen in de aandacht, de cognitie, de psychomotorische activiteit, de bewustzijnsgraad en/of het slaap-waakritme. **Beïnvloedende factoren**: • Alcoholmisbruik, dat de achterliggende problemen instandhoudt. **Bepalende kenmerken**: • Schommelingen in de cognitie. • Schommelingen in het slaap-waakritme. • Schommelingen in de bewustzijnsgraad. • Schommelingen in de psychomotorische activiteit. • Verhoogde agitatie of rusteloosheid. • Verkeerde waarneming. • Gebrek aan motivatie om doelgericht en zinvol gedrag te ontplooien/voort te zetten. • Hallucinaties.	**Label**: Ontgiften zonder acute verwardheid. **Doelstelling**: • Hans heeft binnen 24 uur geen alcohol meer in zijn bloed. **Criteria**: • Normaalwaarden voor tensie en pols. • Een normaal slaapritme. • Geen psychomotorische onrust. • Geen verhoogde agitatie. • Geen hallucinaties.

Verpleegkundige interventie

Behandeling van middelengebruik

Definitie: Zorg voor de cliënt die plotseling ophoudt met het gebruik van alcohol.

Activiteiten:
• Geef Hans voorlichting over ontgifting en de dreigende gevaren, en adviseer hem.
• Dien toe en controleer de inname van Librium®. Er is een afbouwschema van 150 mg.
• Teken de medicatie af.
• Informeer dagelijks, bij de dagboekbespreking, naar de nachtrust van Hans en schrijf dit in het dossier.
• Informeer dagelijks, bij de dagboekbespreking, hoe hij zich voelt en leg dit eveneens in het dossier vast.
• Observeer Hans op het optreden van bepalende kenmerken (bijvoorbeeld onrust, angst, agitatie).
• Toedienen en aftekenen van vitamine, intramusculair en oraal.
• Stel Hans zo nodig gerust als hij zich somber en vermoeid voelt.
• Observeer en noteer voldoende vocht- en voedselinname.

Het diagnostiekprogramma

Het diagnostiekprogramma duurt drie weken. Het zou te ver voeren om hier het hele programma te bespreken. Ter illustratie een willekeurige dag van de opname van Hans.

Voorbeeld

Om zeven uur wordt Hans gewekt door een medecliënt. Om half acht is er een gezamenlijk ontbijt. Net als bij alle andere programmaonderdelen is aanwezigheid verplicht. Om 8.10 uur is er corvee. Hans dweilt boven de gang, maakt de douches en de toiletten schoon. Om negen uur is er een afdelingsbespreking. Met beide groepen (A- en B-kant) wordt de komende dag besproken: programma, afspraken en dergelijke. Om kwart over negen is er dagboekbespreking. Alle cliënten schrijven dagelijks een stukje in hun dagboek over hoe ze de dag hebben beleefd, en lezen dit de volgende dag voor in hun groep. Hans beschrijft hoe moeilijk hij het vond toen hij werd geconfronteerd met een crisisopname van iemand die nog dronken was. Elke cliënt legt in het dagboek niet alleen zijn/haar belevenissen vast, maar beschrijft daarin ook een dagdoel. Hans had als dagdoel: schrijven over de voor- en nadelen van zijn alcoholgebruik. De sociotherapeuten en medecliënten reageren op het dagboek van Hans.

Om half elf is er koffiepauze. Om elf uur krijgen beide groepen voorlichting over de deeltijdbehandeling. Hans besluit deze mogelijkheid serieus in overweging te nemen als vervolg op de diagnostiekopname.

Om half één is er de gezamenlijke maaltijd. Om 13.45 uur is er levensverhaal. Hans vertelt zijn mentor hoe zijn leven er tot nu toe heeft uitgezien. De mentor schrijft alles op. Hans ontdekt dat hij in zijn leven veel dingen heeft gedaan om anderen te plezieren en dat hij zijn eigen wensen en voorkeuren heeft verwaarloosd. Hij had bijvoorbeeld eigenlijk nooit elektromonteur willen worden, maar zijn vader had dat zo voor hem uitgestippeld. Dit werd een terugkerend patroon in zijn leven. Uit onvrede daarmee ging hij dan drinken.

Om drie uur is er een theepauze. Om 15.45 uur is er sport. Die dag is het mooi weer en er wordt gezamenlijk besloten om buiten te gaan volleyballen. Aansluitend douchen. Hoewel Hans al tien jaar niet meer aan sport heeft gedaan merkt hij dat het toch lekker is om weer te bewegen. Hij neemt zich voor om zich straks, als hij weer thuis is, aan te melden bij een trimclub bij hem in de buurt.

Om half zes is er een broodmaaltijd. Om half zeven is er voorlichting over de lichamelijke gevolgen van middelengebruik. Hans leert dat zijn alcoholgebruik waarschijnlijk debet is aan zijn voortdurende maagklachten, en dat terwijl hij in de veronderstelling verkeerde dat alcohol juist hielp tegen de maagklachten. Het hielp in elk geval altijd tegen de pijn.

Om acht uur is er koffiedrinken. Om half negen is er wandelen. De rest van de avond is er geen programma. Hij belt nog even met zijn zus, schrijft in zijn dagboek en kletst nog wat met medecliënten. Om twaalf uur gaat hij naar bed.

Het verpleegkundig klinische redeneren

Aan de hand van de observaties, de dingen die de cliënt vertelt tijdens de (dagboek)besprekingen en zijn levensverhaal komt de verpleegkundige met voorlopige werkdiagnoses. Volgens de diagnostische categorieën van de NANDA zouden de volgende diagnoses gesteld kunnen worden bij Hans:

- chronisch geringe zelfachting;
- machteloosheid;
- sociaal isolement;
- inadequate sociale interactie;
- ineffectieve ontkenning;
- seksueel disfunctioneren;
- ineffectieve coping;
- geheugentekort.

Gedurende het verloop van de opname wordt duidelijk dat machteloosheid als centraal verpleegprobleem gezien kan worden. Hans was het jongste kind in een gezin met vier kinderen. Hij heeft twee oudere broers en een oudere zus. Zijn vader is elektricien en moet hard werken om het gezin te kunnen onderhouden. Als Hans 10 jaar is wordt zijn moeder ziek. Ze ligt regelmatig in het ziekenhuis en overlijdt als hij 16 is. Zijn oudere broers zijn dan al getrouwd. Hij blijft met vader achter. Dan gaat hij in militaire dienst en leert daar drinken. Hij voelt zich eenzaam en verdrietig en de alcohol helpt hem om met de 'jongens' mee te doen. Als hij thuis is blijft hij drinken. Hij ontdekt dat hij onder invloed gemakkelijker contact maakt met vrouwen, zonder voelt hij zich verlegen.
De eerste jaren van zijn huwelijk waren goede jaren. Het gaat weer mis als hij op het werk een nieuwe baas krijgt die hem steeds meer onder druk gaat zetten. Hans voelt zich overvraagd en raakt geprikkeld. Zijn vrouw wil hij er niet mee lastig vallen en hij begint weer meer te drinken. Ook in zijn rol als vader en echtgenoot krijgt hij het gevoel te falen. Als zijn vrouw zijn alcoholgebruik gaat bekritiseren vlucht hij in stiekem gebruik. Langzamerhand vervreemdt hij van zijn gezin en volgt er een echtscheiding.
Als Hans alleen in zijn flat woont neemt het gebruik steeds meer toe en gaat hij zichzelf en zijn werk verwaarlozen. Hij heeft het gevoel te hebben gefaald, niets heeft nog zin.

TABEL 5.11 VERPLEEGKUNDIGE DIAGNOSE 2 BIJ DE CASUS VAN HANS E.

Verpleegkundige diagnose	Resultaten van zorg
Label: Machteloosheid: ernstig **Definitie**: Subjectief gevoel geen greep op een situatie te hebben en dat de eigen acties niet of nauwelijks van invloed zijn op de toekomst. **Beïnvloedende factoren**: • Jarenlang alcoholmisbruik. • Heeft al vanuit zijn jeugd geleerd om niet over zichzelf te praten. • Zijn vrouw heeft hem verlaten omdat hij in het huwelijk geen gelijkwaardige partner kon zijn. **Bepalende kenmerken**: • Denkt en praat negatief over zichzelf. • Zegt alleen wat over zichzelf op uitnodiging. • Matige zelfzorg. • Overmatig alcoholgebruik. • Geringe mimiek en lichamelijke activiteit. • Afhankelijke opstelling.	**Label**: Verzachten van machteloze gevoelens. **Doelstellingen**: • Hans krijgt het gevoel meer grip te hebben op zichzelf en zijn omgeving. • Hij durft meer keuzes te maken en acties te ondernemen om zijn situatie te verbeteren. **Criteria**: • Hans durft te kiezen voor een leven zonder alcohol. • Hij durft een vervolgbehandeling aan, kiest welke en wanneer. • Hij kan aan het eind van de opname zijn sterke en zwakke kanten benoemen en daarbij leerdoelen formuleren.

Verpleegkundige interventie

Bevordering van de eigenwaarde
Definitie: Hans helpen zijn zelfbeeld te verbeteren.

Activiteiten van de verpleegkundigen (sociotherapeuten):
• Onderstreep de sterke kanten die Hans benoemt en nodig hem uit er meer te noemen.
• Geef hem complimenten over de dingen die goed gaan.
• Help hem realistische doelen te stellen.
• Nodig hem uit tot praten over zichzelf en over zijn gevoel.
• Moedig hem aan tot een actieve opstelling bij groepsgesprekken, nodig hem regelmatig uit zijn mening te geven.
• Behandel hem altijd met respect.
• Moedig hem aan meer verantwoordelijkheid te nemen voor zijn eigen gedrag.
• Creëer een veilig afdelingsklimaat.
• Ga in het levensverhaal na welke dingen hem sterker hebben gemaakt en waar zijn gevoel van eigenwaarde deuken heeft opgelopen.
• Bespreek de relatie tussen alcoholgebruik en zijn gevoel van eigenwaarde.
• Motiveer hem tot het maken van positieve keuzes.

Verpleegkundige interventie

Bevordering van de eigen verantwoordelijkheid

Definitie: Hans ertoe aanmoedigen meer verantwoordelijkheid te nemen voor zijn eigen gedrag.

Activiteiten:
- Stel Hans verantwoordelijk voor zijn eigen gedrag.
- Observeer hoe hij omgaat met zijn verantwoordelijkheden op de afdeling en bespreek dit met hem, zowel positief als negatief.
- Ga geen discussie aan over gestelde grenzen.
- Neem geen taken of keuzes over als het niet nodig is.
- Bespreek hoe hij in het verleden met zijn verantwoordelijkheden omging en wat hij daarin veranderen wil.
- Ga met hem na waar zijn verantwoordelijkheden liggen en welke gesprekstechnieken hij daarin heeft op de verschillende levensgebieden (alcoholgebruik, het vaderschap, op zijn werk).
- Bied veiligheid.

5.3.6 Allochtonenhulpverlening in de verslavingszorg[5]

Inleiding

Verpleegkundige en verplegingswetenschapper Shahla Rezvanmehr (Langelaan 1998) heeft onderzocht welke oorzaken ten grondslag liggen aan de vermoeiende strijd tussen verpleegkundigen en allochtone patiënten in de geestelijke gezondheidszorg. Zij concludeert dat verpleegkundigen en allochtone patiënten de situatie verschillend ervaren bij ontstane problemen in de contacten. De verpleegkundigen geven aan geen tijd te hebben, de allochtone patiënt als een moeilijke patiëntencategorie te beschouwen en zij nemen te snel afstand van de patiënt. De cliënten van allochtone afkomst haken in hun contacten met de verpleegkundigen snel af, trekken zich terug of komen niet meer. Zij voelen zich kinderlijk behandeld, ervaren de zorg als te afstandelijk en als niet bij hen aansluitend. Er is een enorme kloof.

Shahla Rezvanmehr heeft eveneens naar de oorzaken gekeken en stelt dat er taalproblemen zijn en dat de verschillende culturen een rol spelen. Het blijkt dat de taalproblemen vooral te maken hebben met de interpretatie van woorden en begrippen. Hierdoor wordt de vertrouwensband slechts moeizaam tot stand gebracht. De cultuurverschillen uiten zich bijvoorbeeld in een andere opvatting van regels, familiebetrekkingen, de man/vrouw-rollen, het aanspreken op iemands gedrag, dat in de Nederlandse cultuur gewoon is, en het alles uit moeten praten, wat ook heel Nederlands is.

---

5 Deze subparagraaf is geschreven door Kezban Sengül-Abali

Uit haar onderzoek blijkt tevens dat haar allochtone verpleegkundige collega's veel minder problemen hiermee hebben. Het zou voor de verpleegkundigen die zijn grootgebracht in de blanke Nederlandse cultuur heel leerzaam zijn als er meer uitwisseling plaatsvindt tussen de allochtone collega's en henzelf. De onderstaande casus hoopt hier een begin mee te maken.

Geschiedenis

Tussen 1960 en 1970 kwam de eerste generatie Turken naar Nederland toe om te werken. Dit waren vooral de mannen uit een gezin. De bedoeling was om hier een paar jaar te werken, veel geld te verdienen, en weer terug te gaan naar Turkije. Veel geld verdienen viel tegen, maar men had tenslotte werk. Men bleef hier langer. Enkele jaren later werden vrouw en kinderen ook naar Nederland gehaald voor gezinshereniging. Men is hier gekomen met eigen waarden en normen. Deze waren sterk verbonden aan cultuur en godsdienst. De meesten hebben zich heel lang vastgehouden aan deze waarden en normen (een deel doet dit nog), terwijl er in Turkije veel veranderingen hebben plaatsgevonden. Ook veranderingen wat betreft waarden en normen.

Toen de eerste- en tweede generatie hier enige tijd waren, zag men in dat het er in Nederland anders aan toe ging dan in Turkije. Men was bang voor integratie. Veel gezinnen hebben toen besloten om hun kinderen naar Turkije te sturen om te studeren. Op deze manier konden de kinderen, die dan bij familie verbleven, opgroeien in een vertrouwde omgeving en hun studie volgen in het land van herkomst.

In die tijd wist men niet wat drugsverslaving was. Alcoholverslaving kende men toen al wel. Met drugsverslaving had men in Turkije weinig tot niets te maken gehad, dus werd er ook niet over gesproken. Dit heeft zich tijdens het verblijf in Nederland ook lang voortgezet. Pas de laatste jaren stelt men zich hier iets meer voor open. Dat wil nog niet zeggen dat men hier makkelijk over praat. Het meeste wat men over verslaving weet is dat het 'slecht' is en dat de verslaafde als een 'slecht' persoon wordt gezien. Problemen binnen het gezin worden het liefst ook binnenshuis gehouden. Ouders kunnen zich schamen voor het feit dat hun kind verslaafd is en dat zij door familie, vrienden en/of kennissen er op aangekeken worden dat zij gefaald hebben in een 'goede' opvoeding. Dit schaamtegevoel speelt niet alleen bij ouders, maar ook bij de verslaafde zelf.

Het schaamtegevoel ziet men niet alleen binnen privé-situaties, maar ook binnen een behandeling. Het alleen al hulpbehoevend zijn kan soms problemen geven om behandeld te worden. Het meest komt dit voor bij Turkse mannen. Dit komt vooral voort uit de verschillende posities van de man en de vrouw binnen de Turkse samenleving. De man behoort te werken en dient ervoor te zorgen dat het gezin kan rondkomen. De vrouw daarentegen werkt niet. Zij zorgt voor de kinderen en het huishouden. Deze positie van de man en vrouw is in de afgelopen jaren, zowel in Turkije als in Nederland, sterk veranderd. Veel vrouwen werken nu ook buitenshuis en veel mannen zorgen ook voor de kinderen. Toch hechten nog veel mensen aan de positie dat de man zorgt voor de inkomsten en de vrouw voor het thuisgebeuren.

De casus

Mehmet is een jongeman van Turkse afkomst. Hij is 23 jaar en in Turkije geboren. Mehmet is het derde kind uit een gezin met vier zonen. De oudste broer van Mehmet is overleden, hij was ook verslaafd. Het overlijden van deze broer heeft Mehmet niet kunnen verwerken. Zijn broer vervulde de vaderrol voor hem. Contact met familie is er wel, maar zijn drugsprobleem zorgt voor de nodige botsingen, vooral met vader. Mehmet vindt hem ouderwets.

Mehmet gebruikt sinds 1991 heroïne. Dit rookt hij en hij heeft het een enkele keer intraveneus geprobeerd. Als bijmiddel gebruikt hij cocaïne en Seresta® 50 mg. Mehmet heeft diverse methadonprogramma's gevolgd, hij zit nu in een nieuw programma.

Mehmet is een jongeman die zowel de Nederlandse taal als de Turkse taal niet echt goed beheerst. Dit geeft wel eens problemen in de onderlinge communicatie. Tevens is hij erg impulsief en heeft weinig vertrouwen in anderen. Om zijn gebruik te kunnen bekostigen verkocht hij zelf ook heroïne. Hierdoor is hij in aanraking gekomen met justitie. Ook heeft hij privé-schulden en schuld aan instanties. Mehmet is opgenomen binnen het IMC. De aanleiding tot zijn opname is dat hij zijn verslaving meer dan zat is. Hij wil graag stoppen met gebruik en wil weer structuur in zijn dagelijks leven.

In de groep is het gedrag van Mehmet zeer wisselend. Tegenover de staf kan hij soms dwingend reageren en soms onderdanig. In het groepsgebeuren is hij vaak op de achtergrond aanwezig. Hij praat zo weinig mogelijk in de groep. Er zijn ook momenten dat Mehmet zeer boos reageert op anderen. Dit komt vaak voort uit zijn impulsiviteit en soms doordat hij hetgeen wat gezegd wordt, verkeerd begrijpt.

Mehmet is in zijn jeugd door zijn vader regelmatig naar Turkije gestuurd voor 'studie'. De middelbare school heeft hij niet afgerond. Mehmet is, net zoals vele andere kinderen, na enkele jaren weer naar Nederland gehaald. Dit heeft in zijn leven regelmatig plaatsgevonden. Hierdoor heeft hij weinig kunnen leren met als gevolg dat hij moeite heeft met lezen en het meest met schrijven. Hier schaamt hij zich voor, maar hij laat dit niet blijken. Als hij iets moet opschrijven in de groep, dan zorgt hij er meestal voor dat een ander dat voor hem doet of hij probeert woorden over te schrijven van een ander. Tijdens een individueel gesprek samen met zijn mentor, wordt aan hem voorgesteld om lessen te volgen in de Nederlandse taal, het leren lezen en schrijven. Hij wil dit graag. Hij kan deze lessen twee keer per week tijdens de behandeling volgen. Hij krijgt les van een vrijwillige lerares, die naast haar moedertaal Nederlands ook de Turkse taal goed beheerst.

Mehmet kon met zijn ouders niet praten over zijn verslaving. Zijn ouders hadden al een zoon verloren als gevolg van de verslaving. Tevens had hij geen goede band met zijn vader. Met moeder had hij wel een goede band. Moeder heeft de dood van haar oudste zoon ook niet kunnen verwerken en is bang om ook Mehmet te verliezen. Mehmet vindt het zeer moeilijk om te zien dat zijn ouders verdriet hebben, vooral zijn moeder. Hierdoor schaamt hij zich ook voor zijn ouders. Hij voldoet immers niet aan de wensen van zijn ouders en wil hier ook niet over praten.

De setting

Het Intra Muraal Motivatie Centrum (IMC) is een onderdeel van het Instituut Verslavingszorg Oost Nederland (IVON). Het IMC is een laagdrempelige verslavingskliniek. Laagdrempelig in de zin van mogelijkheden tot opname, motivatie- en vaardigheidseisen die vooraf aan cliënten worden gesteld en eisen die het programma aan cliënten stelt. Binnen deze behandeling wordt ook gewerkt met methadon. Dat wil zeggen dat cliënten de methadon kunnen afbouwen binnen de behandeling. Een van de doelgroepen van het IMC is 'cliënten van allochtone afkomst'. Om deze groep te kunnen bereiken is er bewust gekozen voor allochtone medewerkers binnen het team. Zij zorgen voor identificatie. De afdeling heeft plaats voor maximaal tien cliënten. Er kunnen zowel vrouwen als mannen opgenomen worden. De behandeling duurt drie maanden. Het team bestaat uit vier sociotherapeuten, waarvan een van Turkse afkomst. Daarnaast is er nog een afdelingshoofd, behandelcoördinator, arts en secretaresse.

Het verpleegkundig proces

Het accepteren van hulp van een vrouwelijke hulpverlener kan soms erg moeilijk zijn, maar dit geeft meestal geen grote problemen. Hieronder worden enkele praktijkvoorbeelden weergegeven uit de verslavingszorg, waarbij een Turkse verpleegkundige hulp verleent aan Turkse cliënten.

In het begin van Mehmet's opname merkt de verpleegkundige dat hij haar regelmatig ontwijkt. Als hij vragen heeft stelt hij deze zo weinig mogelijk aan haar. Na een bepaalde tijd ziet Mehmet de verpleegkundige alleen in de stafkamer zitten en begint met haar te praten.

Voorbeeld

> Mehmet: 'Ik schaam me ervoor dat ik verslaafd ben en dat ik hiervoor opgenomen ben.'
> Verpleegkundige: 'Waarom schaam je je?'
> Mehmet: 'Ik ben een man en verslaafd en jij bent een Turkse vrouw die hier werkt. Je zult wel op me neerkijken, of niet?'
> Verpleegkundige: 'Hoe bedoel je 'op me neerkijken?''
> Mehmet: 'Nou, dat je denkt dat is een Turkse verslaafde en dat jij je meer voelt, omdat je hier als Turkse vrouw werkt. Je vindt me zeker erg laag en slecht, of niet?'

In dit voorbeeld komt de gedachte van de Turkse gemeenschap over verslaving sterk naar voren. Mehmet gaat er dan ook van uit dat de verpleegkundige er net zo over denkt. Uit dit gesprek blijkt dat hijzelf wel op die manier tegen verslaving aankijkt, hoewel hij-

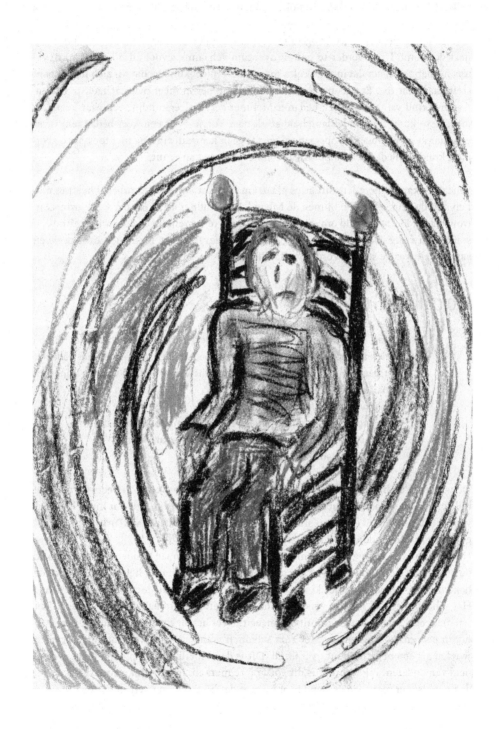

zelf ook verslaafd is. Hij geeft dit ook regelmatig aan en zegt: 'Ik ben verslaafd, dus ben ik slecht'.

Tijdens dit gesprek is er geen oogcontact wanneer hij over zichzelf vertelt. Hij kijkt dan naar de grond. Door verder te praten over zijn schaamtegevoel en hoe de Turkse gemeenschap tegen verslaving aankijkt, merkt de verpleegkundige dat hij zich meer openstelt naar haar toe. Er was meer oogcontact en hij begon meer over zichzelf te praten. Aan het eind van het gesprek bedankt Mehmet de verpleegkundige een paar keer. Uit dit laatste komt zijn onderdanigheid sterk naar voren. Niet een keer bedanken, maar een paar keer. Wanneer hij opstaat om weg te gaan keert hij zijn rug niet toe naar de verpleegkundige. Bedankend loopt hij achterstevoren de kamer uit.

Schaamte kan in meerdere situaties plaatsvinden. Het volgende voorbeeld heeft te maken met de urinecontrole. Binnen de behandeling vindt er drie keer per week urinecontrole plaats. Dit is bedoeld om stiekem gebruik op te sporen. Bij de controle is altijd een staflid aanwezig. De bedoeling is dat de urine opgevangen wordt in een urinepotje en aan het aanwezige staflid wordt overhandigd.

Voorbeeld

> Turan, een Turkse man, moest nog urineren voor de urinecontrole. Hij had dit in aanwezigheid van de Turkse verpleegkundige nog niet eerder gedaan.
> Verpleegkundige: Turan, ik moet nog urine van je hebben voor de urinecontrole, kan dit nu?'
> Turan (verbaasd) 'Moet dit bij jou?'
> Verpleegkundige: 'Indien je het een probleem vindt dat ik erbij sta, kun je ook wachten totdat mijn (mannelijke) collega straks komt.'
> Turan: 'Oké, dan wacht ik wel.'

De verpleegkundige heeft hierover later nog met hem gesproken. Zij heeft gevraagd of hij zich ervoor schaamde dat er een vrouw bij zou staan. Hij vertelde dat hij zich er niet voor schaamde dat zij erbij zou staan, maar hij dacht dat zij zich, als Turkse vrouw, opgelaten zou voelen door erbij te staan.

Het kan dus van belang zijn om in dergelijke situaties navraag te doen bij bijvoorbeeld de cliënt zelf. Je kunt vragen of cliënten problemen of moeiten hebben met bepaalde handelingen. Op deze manier kun je voorkomen dat er onnodige frustraties optreden.

Het schaamtegevoel kan op verschillende manieren geuit of aangegeven worden. Het wil niet zeggen dat iedereen dit uit of aangeeft. Over het algemeen wordt dit gevoel weinig in een groep aangegeven. Het zich schamen voor iets kan door sommigen gezien worden als een negatief punt over jezelf. Dit is dan moeilijk te bespreken in aanwezigheid van anderen. Bij Mehmet is dit goed op te merken. In dergelijke situaties doet hij dan net alsof er niets aan de hand is of hij zegt dat hij geen zin heeft in praten.

Om iemand te kunnen helpen kan het dus erg belangrijk zijn dat je iets weet van de cultuur en achtergrond van die persoon. Zoals al eerder is aangegeven, is door het IMC bewust gekozen voor allochtone medewerkers binnen het team. Een deel van de Turkse verslaafden beheerst de Nederlandse taal niet of matig. Dit zorgt, naast de verslaving, voor nog meer problemen. Het is daarom belangrijk dat ook deze groep zo optimaal mogelijk geholpen kan worden. Hieronder volgt een beschrijving over de desbetreffende taken van de Turkse medewerkers.

Binnen de behandeling wordt zoveel mogelijk rekening gehouden met het toewijzen van mentorschappen aan allochtone cliënten. Cliënten die de Nederlandse taal niet of matig beheersen kunnen dan samen met de mentor gesprekken voeren in hun eigen taal. In dit geval de Turkse taal. Het wil niet zeggen dat alles dan in de eigen taal besproken wordt. Cliënten worden juist gestimuleerd om Nederlands te spreken, zodat men ook met anderen beter kan communiceren.

Binnen de behandeling vinden groepsgesprekken en voorlichting plaats. Hierbij is het belangrijk dat iedereen elkaar goed begrijpt of verstaat, en dat cliënten, die de Nederlandse taal minder goed beheersen, ook hun verhaal kunnen vertellen of kunnen begrijpen wat er gezegd wordt.

Wat wel eens gedaan wordt is dat de Turkse medewerkers zo'n groepsgesprek of voorlichting dan voor- en/of nabespreken met de Turkse cliënt. Tijdens de voorbespreking wordt dan het onderwerp besproken. Hierbij worden dan de belangrijkste Nederlandse woorden in het Turks weergegeven zodat ze het onderwerp zo goed mogelijk kunnen volgen. Tijdens de nabespreking kunnen er dan nog eventuele vragen worden beantwoord. Soms is het ook nodig om tijdens de bespreking iets te vertalen of in andere woorden weer te geven. Dit voor- en/of nabespreken hoeft niet alleen gedaan te worden door een staflid die de Turkse taal goed beheerst. Indien een cliënt de Nederlandse taal niet goed beheerst, kun je hetgeen wat je wilt bespreken, het beste individueel bespreken, op een rustige manier. Op deze wijze zal de cliënt hetgeen wat gezegd wordt beter begrijpen en zal hierdoor ook beter kunnen communiceren tijdens een groepsbespreking. Hij/zij weet tenslotte wat er besproken wordt.

Het komt ook wel eens voor dat de Turkse medewerkers als tussenpersoon fungeren naar andere instanties toe. Vaak hebben cliënten door hun verslaving veel praktische zaken links laten liggen. Hierbij is de taal dan weer een probleem. Men geeft dan vaak aan: 'Ik kan geen Nederlands spreken, hoe moet ik hen uitleggen hoe mijn situatie is. Ze begrijpen me toch niet!' Door gesprekken te voeren met cliënten en/of instanties, worden de cliënten een stuk verder op weg geholpen, zodat zij later zelf hun zaken verder kunnen regelen. Hierbij moet er wel op gelet worden dat de verantwoordelijkheid wel bij de cliënt gehouden wordt. Turkse cliënten hebben soms de neiging om jou als hulpverlener verantwoordelijk te stellen voor hun zaken. Dit is niet zomaar. Zij zijn tenslotte de hulpvrager en jij bent de hulpverlener. In hun ogen zul jij dus hun zaken moeten regelen zonder dat zij zich hier verantwoordelijk voor hoeven voelen. Bij Mehmet was dit soms ook het geval. Als er iets geregeld moest worden dan werd er van een staflid verwacht dat zij dit voor hem zal regelen. Hij zei dan: 'Je moet dit voor me regelen, je werkt hier toch niet voor niets!' Hierbij kon hij dan zeer dwingend reageren.

Voor familie en gezin is het ook belangrijk dat zij weten hoe het met de cliënt gaat en dat zij op de hoogte zijn van de behandelingsvorm. Wat regelmatig gezegd wordt door Turkse mensen is dat ze denken dat een verslavingskliniek een ziekenhuis is. Vaak zie je ook dat bijvoorbeeld ouders de Nederlandse taal niet goed beheersen. Tijdens een relatie gesprek kun je dan informatie geven over de behandeling, zodat zij ook weten wat de behandeling inhoudt en wat voor doelstellingen er zijn. Door dit in eigen taal te bespreken geef je ook een gevoel van vertrouwen naar de familie toe. Binnen het team waarin je werkt is het van belang dat je informatie uitwisselt over bijvoorbeeld cultuur en achtergrond van cliënten. Hierdoor kan men rekening houden met bepaalde situaties en gedrag die te maken hebben met cultuur en/of achtergrond.

Naar aanleiding van de casus over Mehmet volgt nu een verpleegplan.

TABEL 5.12   VERPLEEGKUNDIGE DIAGNOSE BIJ DE CASUS VAN MEHMET

Verpleegkundige diagnose	Resultaten van zorg
Label: Geringe zelfachting **Definitie**: Al dan niet rechtstreeks geuite negatieve zelfbeoordeling/gevoelens over zichzelf of eigen vermogens. **Beïnvloedende factoren**: • Verslavingsgedrag als oplossing voor problemen. • Heroïne-, cocaïne-en Seresta®-gebruik. • Dagelijks gebruik van methadon. • Niet voldoen aan de wensen van ouders. • Sociaal niet vaardig. • Onvoldoende rouwverwerking. **Bepalende kenmerken**: • Geen structuur in dagelijkse leven. • Stiekem middelengebruik. • Impulsiviteit.	**Label**: **Korte termijn**: • Verslavingsgedrag vermindert. • Afkickverschijnselen verdwijnen. **Doelstelling**: • Geen heroïne-, cocaïne- en Seresta®-gebruik meer, schone urine. • Methadonafbouw tot nul mgr. • Inzicht in eigen verslavingsgedrag en inzicht in andere alternatieven. **Criteria**: • Heeft geen last meer van afkickverschijnselen, ook geen uiterlijk zichtbare. • Normaal dag-en nachtritme binnen 14 dagen. • Luistert eerst voordat hij reageert.
Bepalende kenmerken: • Niet praten over verslaving met ouders. • Vaak op de achtergrond aanwezig in de groep, zo weinig mogelijk over zichzelf vertellen. • Ontwijken van stafleden. • Naar de grond kijken als hij over zichzelf praat. • Ziet verslaving en verslaafd zijn als 'slecht'. • Zit tussen twee culturen in, kan niet goed lezen en schrijven in beide talen.	**Label**: Lange termijn: • Vergroten van zelfachting. **Doelstellingen**: • Ontwikkelen van sociale vaardigheden. • Hulp accepteren van Turkse hulpverleenster. • Praten met ouders over schaamtegevoelens ten opzichte van hen. **Criteria**: • Vraagt hulp bij Turkse hulpverleenster. • Kan met ouders praten over schaamtegevoelens ten opzichte van hen. • Laat meer horen over zijn moeiten. • Kan beter lezen en schrijven.

Verpleegkundige interventie

Behandeling van middelengebruik

Definitie: Ondersteunen van Mehmet en zijn familieleden met lichamelijke of psychosociale problemen in verband met het gebruik van alcohol of drugs.

Activiteiten:

- Bouw een therapeutische relatie op met Mehmet.
- Ga samen met hem na welke factoren bijdragen tot de afhankelijkheid van het middel.
- Stimuleer hem zijn gedrag onder controle te leren krijgen.
- Help Mehmet en zijn familie zo nodig onder ogen te zien dat ze het onderliggende probleem ontkennen om het niet aan hoeven te pakken.
- Stel vast welk middel er wordt gebruikt.
- Bespreek met Mehmet de gevolgen van het middelengebruik voor de algemene gezondheid.
- Bespreek met hem de gevolgen van omgang met andere gebruikers.
- Bepaal de voorgeschiedenis van het drugsgebruik.
- Help Mehmet na te gaan welke negatieve effecten de afhankelijkheid van het middel heeft op de gezondheid, het gezin en het dagelijks functioneren.
- Bespreek het effect van het middelengebruik op de relatie met gezinsleden.
- Stel samen met hem constructieve doelen om een alternatief te bieden voor middelengebruik als methode om stress te verminderen.
- Geef waar nodig steun aan de gezinsleden.
- Stel om bestwil van Mehmet duidelijke grenzen.
- Controleer of hij het middel nog gebruikt, door middel van urinecontrole.
- Geef uitleg over medicijnen die worden gebruikt bij de behandeling van het gebruik.

Verpleegkundige interventie

Bevordering van eigenwaarde

Definitie: Mehmet helpen zijn zelfbeeld te verbeteren.

Activiteiten:

- Beoordeel uitspraken van Mehmet over zijn eigenwaarde.
- Bepaal in hoeverre hij op zijn eigen oordeel vertrouwt.
- Moedig hem aan om na te gaan wat zijn sterke kanten zijn.
- Moedig hem aan om oogcontact te zoeken wanneer hij met anderen praat.
- Onderstreep de sterke kanten die hij noemt.
- Help hem waar nodig is te accepteren dat hij van anderen afhankelijk is.
- Help hem zijn negatieve zelfbeeld te herzien.
- Ga na wat de oorzaak is van de zelfkritiek of schuldgevoelens.

- Help hem na te gaan in hoeverre cultuur, religie en ras van belang zijn voor zijn eigenwaarde.
- Leg zijn ouders uit hoezeer het voor het zelfbeeld van Mehmet van belang is dat ze belangstelling voor hem tonen en hem steunen.
- Instrueer de ouders hem duidelijk te maken wat zij van hem verwachten en grenzen te stellen.
- Ga na hoe vaak Mehmet zich negatief over zichzelf uitlaat.
- Ga na hoe zijn eigenwaarde zich in de loop van de tijd ontwikkelt.
- Help hem na te gaan welke invloed zijn medemensen hebben op zijn zelfwaardering.
- Help hem realistische doelen te stellen voor het vergroten van zijn eigenwaarde.

5.3.7 Vervolgbehandeling in een therapeutische gemeenschap na detoxificatie[6]

Inleiding

Een van de mogelijkheden na detoxificatie is een behandeling in een HTG (in hoofdstuk 4 uitgebreid beschreven).
De Breegweestee en Hoog Hullen zijn beide HTG's en onderdeel van de Sector Vervolgbehandeling van de Dr. Kuno van Dijk Stichting in Eelde.
Het zijn afdelingen die het vraaggestuurde aanbod hebben gecombineerd met de principes van een HTG. Naast de sterke nadruk die de HTG legt op de groepsaanpak is er sprake van het individueel zorgplan (behandelplan). De vraag moet dus steeds gesteld worden waar het groepsproces prevaleert en wanneer het individueel zorgplan leidraad voor de behandeling is. De verpleegkundige interventies richten zich op beide.

De casus

Marc is een man van 29 jaar. Hij is polydruggebruiker. Op 12-jarige leeftijd begon hij met drinken, vanaf zijn 14e jaar ging hij blowen en vanaf ongeveer zijn 17e jaar ging hij over op heroïne en is er later ook speed, xtc en slaappillen bij gaan gebruiken. Sinds drie jaar spuit hij ook coke.
Zijn ouders zijn gescheiden. Moeder heeft Marc grotendeels alleen opgevoed. Zijn biologische vader is onbekend. Moeder hertrouwde en kreeg binnen dit huwelijk een dochter. Binnen het gezin was sprake van geestelijke en lichamelijke mishandeling van beide kinderen door stiefvader. Zijn moeder is gescheiden van zijn stiefvader.

---

6 Deze subparagraaf is geschreven door Sipke van de Ploeg, Gerda Kolen, Klaas Bouma en Wiep Kroes

Zowel op de kleuterschool als op de lagere school was Marc een moeilijk te hanteren jongetje in de klas. Hoewel er veel extra schoolbegeleiding werd ingeschakeld, was de situatie zo onhoudbaar (vocht regelmatig met klasgenootjes en was hier niet in te corrigeren) dat Marc op 8-jarige leeftijd werd opgenomen in een kinderpsychiatrisch ziekenhuis. Marc heeft hier ongeveer anderhalf jaar gewoond. Toen kwam hij weer thuis wonen. Moeder kon hem echter weinig structuur bieden, waardoor Marc veel van school spijbelde en veel optrok met oudere vrienden.

Zo is hij in aanraking gekomen met alcohol en later drugs. Op zijn 16e jaar heeft Marc zijn eerste veroordeling gehad wegens inbreken, daarna is het bergafwaarts gegaan. Hij raakte snel dakloos en hij zwierf veel rond. Op dit moment heeft hij een kamer bij een gebruikersvriend. Marc heeft nauwelijks nog contact met zijn moeder en zus.

Twee keer heeft hij geprobeerd op de detoxafdeling af te kicken. Echter na een week hield hij het niet meer vol en ging weer gebruiken. Een halfjaar geleden kreeg hij ernstige longontsteking en werd opgenomen in het ziekenhuis. Hier werd ook Hepatitis C geconstateerd. Dit gaf hem de motivatie om zich op te laten nemen op de HTG.

Hij is hier nu vier maanden in behandeling. Marc zocht de eerste maanden vooral contact met de informele leiders, allemaal bewoners met een criminele achtergrond, hetgeen nu wat aan het veranderen is. Hij is lichamelijk matig fit, weegt nu 55 kg (bij binnenkomst 45 kg), heeft een slecht gebit en slaapt erg onrustig. Ook accepteerde hij correcties/grenzen moeilijk, nu gaat dit beter, hij oefent met confronteren en vertrouwen. Er zijn gesprekken met moeder en halfzus geweest, hij schrijft nu ook weer met hun en gaat zo nu en dan op bezoek.

De setting

De setting waar de behandeling voor mensen met verslavingsproblematiek plaatsvindt, is een therapeutische gemeenschap. Deze afdelingen moeten plaats bieden aan vrij grote groepen bewoners (20–35 personen) in de leeftijd van 20–40 jaar gedurende 8 tot 10 maanden. Het zijn vaak boerderijachtige gebouwen, die een onderdeel zijn van psychiatrische ziekenhuizen of van een categorale voorziening. De plek en omvang van de afdelingen hebben veel te maken met de praktijk van werken in de huishouding, het zelf koken, en werken in een tuin of in een werkplaats, dit als onderdeel van het programma-aanbod. De bewoners (cliënten) doen de werkzaamheden gezamenlijk en vervullen hierin functies met verschillende bevoegdheden en verantwoordelijkheden. Naast alle huishoudelijke werkzaamheden en activiteiten zijn er dagelijks therapeutische groepen waar men problemen vanuit het verleden, maar ook problemen waar men binnen het programma tegenaan loopt, aan de orde kan stellen.

De casusinformatie is gehaald uit voorbeelden van behandelplannen vanuit de Breegweestee, een therapeutische gemeenschap voor adolescenten met verslavingsproblematiek, en Hoog Hullen, een behandelafdeling voor volwassenen en vooral gericht op alcoholproblematiek. Beide afdelingen zijn onderdeel van de Dr. Kuno van Dijk Stichting in Eelde.

Het verpleegkundig proces

- Er is sprake van langdurige contacten, de bewoner is gemiddeld 12 maanden in behandeling (8 maanden behandeling, 4 maanden resocialisatie) op de Breegweestee. Binnen de behandeling/resocialisatie zijn de contacten zowel lang- als kortdurend. De langdurige contacten zijn als dusdanig gestructureerd bijvoorbeeld mentor- (stafoudste) groepen. De kortdurende contacten door bijvoorbeeld korte gesprekken in de projectbegeleiding.
- Het specifieke van het verpleegkundig proces is het begrenzen, bewaken van de veiligheid, stimuleren/eisen dat de *zelfhulpgroep* elkaar ook begrenst enzovoort, bevor deren van vertrouwen en contact aangaan met medebewoners en staf, zelf een voorbeeld zijn, stimuleren van het uiten van emoties, consequent zijn, aanspreken op de eigen (on)mogelijkheden, aanspreken op eigen verantwoording en keuzes, steunen, bevestigen, confronteren en zelfconfronteren, helpen bij het runnen van werkzaamheden binnen de therapeutische gemeenschap, ruimte hebben om plezier te hebben, helpen zich te ontwikkelen op sociaal gebied, bewoner betrekken bij z'n eigen behandeling, informatie geven. Het werken is erg gedragstherapeutisch gericht en in mindere mate op inzicht.
- De keuzes die de verpleegkundige maakt zijn te verdelen in heel direct en acuut reageren op gedrag van de bewoners, er pas (veel) later op terugkomen en via anderen (bewoners en of staf) erop reageren. Observeren van het gedrag van het moment maar ook het langdurend therapeutisch proces bij de bewoner. De verpleegkundige reageert niet steeds direct en acuut omdat de bewoner in het *zelfhulpprogramma* zelf 'fouten' moeten kunnen maken en herstellen. Tevens is er een scheiding tussen groepsgerichte en individueelgerichte verpleegkundige interventies.

Samenwerking ten behoeve van coördinatie van de zorg

Binnen de instelling wordt samengewerkt met de volgende niet-verpleegkundigen:
- klinisch manager (teamoudste);
- coördinerend verpleegkundige;
- afdelingshoofd;
- maatschappelijk werkers;
- activiteitenbegeleiders;
- psychiater;
- systeemtherapeuten;
- afdelingssecretaresse;
- ondersteunende diensten;
- sportleraar.

Buiten de afdeling wordt samengewerkt met de volgende niet-verpleegkundigen:
- coördinator van de opnameafdeling;
- medewerkers opnameafdeling;

- medewerkers resocialisatieafdeling;
- justitie;
- verwijzers;
- stagiaires en hun begeleiders;
- medewerkers dienstverlenende instellingen (GAK, sociale dienst enzovoort);
- huisartsen;
- tandarts;
- specialisten algemene ziekenhuizen;
- apotheek;
- partners;
- ouders;
- familie.

De casus en de verpleegkundige zorg

Marc is al 15 jaar bezig met het gebruiken van allerlei middelen en is al op vroege leeftijd met de hulpverlening in aanraking gekomen. Er is veel informatie beschikbaar en op basis van deze informatie is voor twee verpleegkundige diagnoses gekozen. Beide zijn gericht op het stabiliseren en aanpassen van de stijl van leven.

TABEL 5.13   VERPLEEGKUNDIGE DIAGNOSE I BIJ DE CASUS VAN MARC

Verpleegkundige diagnose	Resultaten van zorg
Label: Tekort in gezondheidsinstandhouding **Definitie**: Onvermogen om activiteiten te ontplooien ter bevordering van de gezondheid en/of ter preventie van ziekte of invaliditeit of verergering daarvan, m.b.t. hepatitis en gevolgen voor zichzelf en omgeving. **Beïnvloedende factoren**: • Verslavingsverleden. • Slechte lichamelijke conditie. • Ondergewicht. • Weinig kennis m.b.t. oorzaken en gevolgen van de hepatitis. **Bepalende kenmerken**: • Kennistekort: bij navraag weet hij weinig. • Er wordt geen actie ondernomen tot gewichtstoename, verbetering van lichamelijke conditie. • Geobserveerd onvermogen om passende activiteiten ter bevordering van de lichamelijke conditie te verrichten.	**Label**: Verbetering van het vermogen om zelf acties te ondernemen **Doelstellingen**: • Bezit kennis m.b.t. hepatitis, gevolgen voor eigen gezondheid en besmetting van omgeving. • Kan activiteiten verrichten om gevolgen van hepatitis tot het mimimale te beperken. • Kan voldoende rusten. • Heeft een normale lichamelijke conditie. • Voor zijn lengte heeft hij een normaal gewicht. **Criteria**: • Kan vertellen over oorzaken, gevolgen en risico's van hepatitis. • Kan handelen om lichamelijke conditie, weerstand, ondergewicht te verbeteren c.q. te verminderen.

Verpleegkundige interventie

Informatie geven

Definitie: Onbekendheid met essentiële gezondheidsgewoonten en/of onvermogen om de eigen gezondheid in stand te houden.

Activiteiten voor de verpleegkundige (begeleider) in de therapeutische gemeenschap:

- Anticiperende behandeling; maak afspraken over wat de bewoner nodig heeft aan informatie, en wat er nodig is om dit handelen om te zetten.
- Bevorder de eigen verantwoordelijkheden, door Marc plannen te laten maken over hoe hij ermee om wil gaan.
- Bevorder de mantelzorg. Marc vraagt enkele medebewoners om hem bij deze plannen te ondersteunen, te denken valt aan bewoners die ervaring hebben met deze ziekte.
- Bevorder zijn lichamelijke conditie; laat Marc meedoen aan sport, zorg voor gebitsverzorging en tandartsbezoek, ondersteuning door diëtiste m.b.t. ondergewicht.
- Cognitieve herstructurering; geef voorlichting over hepatitis C, gesprek medebewoner met hepatitis C, regelmatig controle bij arts + voorlichting.
- Risicobepaling; geef voorlichting van effecten van de ziekte, mogelijke complicaties, ten opzichte van anderen infectiegevaar.
- Preventie middelengebruik; geef voorlichting over de effecten middelen en hepatitis.
- Regulering van de omgeving; maak afspraken met hoe te handelen i.v.m. hepatitis om infectiegevaar te beperken c.q. te voorkomen.

TABEL 5.14 VERPLEEGKUNDIGE DIAGNOSE 2 BIJ DE CASUS VAN MARC

Verpleegkundige diagnose	Resultaten van de zorg
Label: Ineffectieve coping **Definitie**: Stoornis van het aanpassings- en probleemoplossend vermogen waarmee iemand tracht aan de eisen en taken van het leven te voldoen. **Beïnvloedende factoren**: • Jarenlang (hard)drugs en overmatig alcoholgebruik. • Leefde in omgeving met veel geweld en criminaliteit. • Ongezonde levensstijl qua voeding, dag-en nachtritme. • Risicogedrag ten aanzien van hygiëne en infectiegevaar. • Kwetsbaar door negatieve levenservaring in zijn jeugdjaren, weinig bescherming gehad. **Bepalende kenmerken**: • Onvermogen om aan rolverwachtingen en of basisveiligheid te voldoen. • Vindt accepteren van correctie en het aanreiken van grenzen moeilijk. • Vermijdt contact met reguliere leiding (verpleegkundige), zoekt het bij informele leiders binnen de groep. • Heeft nauwelijks nog contact met naaste familie.	**Label**: Moet kunnen omgaan met zijn kwetsbaarheid en zicht krijgen op zijn patronen. **Doelstellingen**: • Krijgt een vaste verpleegkundige die zijn aanspreekpunt wordt bij moeilijkheden en of problemen. • Afspraken met multidisciplinair overleg lopen via deze verpleegkundige (mentor). • Bezoek van en aan familie voorbespreken aan de hand van de afspraken die met familie tijdens de gezinsgesprekken gemaakt worden. • Samen met de verpleegkundige de communicatie met de familie evalueren en bijstellen. **Criteria**: • Krijgt werkzaamheden die hij kan overzien. • Afspraken die gemaakt worden in de vorm van kortetermijndoelen. • Maakt gebruik van de ervaring van oudere bewoners in de groep.

Verpleegkundige interventie

Grenzen stellen
Definitie: Duidelijk maken welke eisen (grenzen) de Therapeutische Gemeenschap stelt aan Marc z'n gedrag op zijn niveau van ontwikkeling.

Activiteiten voor de verpleegkundige (begeleider) in de therapeutische gemeenschap:
• Maak in de mentorgroep en klinische nabesprekingen duidelijk welke eisen de staf stelt, geef uitleg waarom die eisen gesteld worden en nodig zijn. Bespreek of Marc zich hiermee kan verenigen.
• Leg uit dat hij zich ook mag uiten over deze begrenzing, maar dan wel op bepaalde momenten, bijvoorbeeld tijdens de (encounter)groepen.
• Stimuleer hem ook in bovenstaande situaties zich te uiten.
• Wees zelf consequent, ook in het verbinden van consequenties aan bepaald gedrag.
• Maak je eigen rol duidelijk aan Marc inzake betrouwbaar zijn en kritiek kunnen verdragen.
• Laat je betrokkenheid merken en moedig hem aan.

- Houd dagevaluaties met mede-'peergenoten' (zij die ongeveer in dezelfde fase van de behandeling zitten) en iedere dag een andere persoon, totale groepevaluatie samen met verpleegkundige.
- Evalueer elke week in de mentorgroep de voortgang binnen de behandeling. Houd je als verpleegkundige aan je rolmodel. In deze groep of in een persoonlijk gesprek kan Marc ook zijn ideeën over de behandeling kwijt.
- Laat hem oefenen met verantwoordelijkheden en afspraken binnen het TG-model, gebruik de groep als instrument voor correcties, aanmoedigingen, steun en contact.

5.3.8 Het intramuraal motivatiecentrum (IMC): een overlastbestrijdingsproject binnen de verslavingszorg[7]

Inleiding

Als je werkt op een IMC, zoals het IMC Zutphen, een onderdeel van het IVON, kom je vooral in aanraking met mensen die langdurig aan harddrugs verslaafd zijn. Daarnaast hebben de meeste van onze cliënten een bont justitieverleden.

Het IMC bestaat nog niet erg lang (sedert medio 1997) en is als afdeling in het leven geroepen om een bijdrage te leveren aan bestrijding van veelvuldige criminaliteit door langdurig verslaafden, die niet gemotiveerd zijn een verslavingsbehandeling in een reguliere kliniek aan te gaan.

De meeste verslaafden op het IMC komen rechtstreeks uit de bajes dan wel de goot. Bijna alle cliënten van het IMC zijn dan ook zwaar onder invloed op het moment van opname (het feit dat ze uit de bajes komen is geen enkele garantie voor een cleane aankomst).

Het IMC onderscheidt zich van de reguliere kliniek in grote lijnen door het niet per se veranderingsgericht zijn van de behandeling van de verslaafden. Acceptatie van de verslaafde zoals die is met betrekking tot zijn gebruik is een van de centrale thema's. Het kan dan ook voorkomen dat een verslaafde na drie maanden vertrekt met evenveel methadon als dat hij gebruikte ten tijde van opname. Binnen het IMC wordt relatief weinig gewerkt met verbale therapieën. De nadruk van de behandeling ligt in het opdoen van positieve ervaringen middels het verrichten van zelfzorgactiviteiten, zoals lichamelijke verzorging, het aanleren van een dag/nachtritme, het onderhouden van de directe woonomgeving en arbeid.

Het gebruik van andere middelen dan methadon, tenzij voorgeschreven door een arts, is evenwel niet toegestaan tijdens opname.

Iemand zoals beschreven in de hiernavolgende casus kun je regelmatig op het IMC aantreffen.

7   Deze subparagraaf is geschreven door Adri Hulshof

De casus

Wouter is een man van 42 jaar die formeel alleenstaand is, maar praktisch samen met zijn ex-vriendin. Zijn ex-vriendin is dan ook degene die Wouter begeleidt bij zijn opname.

Wouter woont al zijn hele leven in een middelgrote stad in het midden van het land. Typisch een stad waar de ernst van verslavingsproblematiek in Nederland pas de laatste jaren, door de gestage groei van de plaatselijke drugsscene en de daarbij behorende overlast, is doorgedrongen.

Wouter is enig kind en tot zijn zevende jaar opgegroeid in een voor zijn gevoel normaal gezin uit een arbeidersmilieu. Tot zijn verbazing, en voorzover hij zich kan herinneren zonder enige aanleiding, is hij op die leeftijd door de kinderbescherming geplaatst in een kindertehuis. Zijn moeder heeft hij sedertdien niet meer gezien en met zijn vader heeft hij in het verleden nog sporadisch contact gehad.

Wouter gebruikt sinds zijn zestiende, het moment dat hij in een begeleid-wonenproject ging deelnemen, middelen zoals alcohol, marihuana, cocaïne en heroïne. Dit gebruik begon aanvankelijk experimenteel, maar na verloop van tijd wist hij dit niet meer in de hand te houden. De laatste 15 tot 20 jaar is heroïne zijn belangrijkste verslaving geweest, waarbij cocaïne als pepmiddel een bijrol vervulde. Het gebruik van alcohol en marihuana is in de loop der jaren op de achtergrond geraakt. Door hard werken, soms wel drie banen tegelijk, heeft Wouter zijn verslaving voor de buitenwereld lang verborgen weten te houden. Na fraude bij zijn laatste werkgever, die aan het licht is gekomen, is Wouter werkloos. Wouter was bij deze werkgever al jaren in dienst als administratief medewerker.

Zijn werkloosheid duurt inmiddels twee jaar, een periode waarin hij kans heeft gezien een schuldenlast van ongeveer honderdduizend gulden op te bouwen. Vanwege de fraude heeft Wouter nog een rechtszaak in hoger beroep lopen, maar daarnaast moet hij nog voorkomen inzake een eerste rechtsgang met betrekking tot zakkenrollerij.

Wouter verblijft inmiddels vier weken op het IMC, hij is bezig met het afbouwen van zijn methadon, maar verder is hij vrij van middelen. Het is de derde keer in korte tijd dat Wouter bij ons is. De voorgaande keren is hij ontslagen/met ontslag gegaan vanwege het bijgebruik van heroïne. Opvallend bij zijn huidige opname was de staat van verloedering waarin hij bij binnenkomst verkeerde. Dit deed ons een ernstig alcoholgebruik vermoeden, maar Wouter ontkent dit ten stelligste. In ieder geval is duidelijk dat hij tussen de vorige en de huidige opname in hard is gegaan. De ontwenning verloopt tot nu toe zeer moeizaam. Ondanks zijn moeizame ontwenning manifesteert hij zich op het IMC als een intelligente man die, hoewel hij op de achtergrond opereert, op een positieve manier veel invloed heeft op het functioneren van de aanwezige groep cliënten. Belangrijk is het te weten dat hij zich in het verleden enkele malen suïcidaal geuit heeft, maar aangeeft momenteel geen suïcidale gedachten te hebben.

Opvallend is dat Wouter ondanks zijn positieve houding een zeer somber en moeilijk beïnvloedbaar beeld heeft van zijn eigen situatie en mogelijkheden.

Een voorbeeld hiervan lijkt de relatie met zijn ex-vriendin. Wouter zou deze graag herstellen, maar is ervan overtuigd dat zijn vriendin hieraan geen bijdrage wil leveren. Hoewel hij veelvuldig contact met haar heeft weigert hij zijn gevoelens en wensen met haar bespreekbaar te maken.

Op dit moment heeft Wouter de volgende problemen:
- ontwenning van methadon;
- lusteloosheid;
- schuldenlast;
- justitiële problematiek;
- mogelijk fors alcoholgebruik;
- lichamelijke verloedering;
- sociaal isolement;
- werkloosheid;
- relatieproblemen.

De setting

Aangezien het IMC een tijdelijke status heeft, is het gevestigd in zogenaamde containers. Het IMC is gevestigd op een aan de reguliere kliniek aanpalend terrein en heeft een zeer grote tuin.
Deze tuin is een van onze werkprojecten. Daarnaast heeft het IMC de beschikking over een houtwerkplaats.
Het IMC is eenvoudig, doch redelijk comfortabel ingericht en tracht qua sfeer meer aan te sluiten bij de zogenaamde huiskamerprojecten, dan bij de, wat formele, sfeer van de reguliere klinieken.
Zo staat op het IMC vrijwel de hele dag de koffie bruin en zijn er ook geen vaste tijden waarop de televisie en de radio aan mogen staan. Dat alles neemt niet weg dat er wel een vast dagprogramma is waar de cliënten zich aan dienen te houden.
Alle cliënten op het IMC hebben een eigen kamer om zoveel mogelijk privacy te garanderen. Deze kamer is echter wel strikt privé en andere cliënten mogen zich daarin dan ook niet begeven.
Het IMC is, op één ruimte na, rookvrij. Er is een ontspanningsruimte waar een tafeltennistafel staat en waar tekenspullen en dergelijke liggen. Er is bewust voor gekozen om geen fitnessapparatuur of iets dergelijks aan te schaffen, omdat daarmee de kans vergroot wordt dat de toch wat macho bajescultuur, van waaruit de meeste cliënten komen, op het IMC geïmporteerd wordt.
Kortom, we proberen er alles aan te doen om een ontspannen sfeer te scheppen, waar onze cliënten zich veilig voelen.

Het verpleegkundig proces

Als verpleegkundige werk je binnen het multidisciplinaire team van het IMC samen met een behandelcoördinator (psycholoog), een arts, een sportleider en een werkmeester. Daarnaast is de verwijzer, vaak een reclasseringsmedewerker van het CAD, in de regel vrij intensief bij de behandeling betrokken.

De verpleegkundige onderhoudt, als sociotherapeut en mentor van de betrokken cliënt, de contacten met verwijzer en familie.

Vooralsnog speelt de verwijzer, gezien het vroege stadium waarin de opname verkeert, nog geen actieve rol. Wel wordt hij op de hoogte gehouden hoe het met de cliënt gaat. Omdat we binnen het IMC het nemen van eigen verantwoordelijkheid door de cliënt willen stimuleren, speelt de cliënt in het contact zelf een belangrijke rol. De verpleegkundige bespreekt met de cliënt regelmatig de voortgang van diens verblijf op het IMC. Dit gebeurt in de zogenaamde *mentorgesprekken*. In deze mentorgesprekken komen ook zaken aan de orde zoals toekomstverwachting en wensen met betrekking tot verslaving, werk en scholing. Voorts kunnen deze gesprekken gebruikt worden om sociotherapeutische diagnostiek te laten plaatsvinden. Sociotherapeutische diagnostiek is dat onderdeel van de multidisciplinaire diagnostiek, dat zich vooral richt op het onderzoek van het functioneren van de cliënt in de woongroep, de oorzaken van de problematiek die wordt onderzocht middels het afnemen van een levensverhaal, en het ontwikkelen van eigen ideeën van de cliënt met betrekking tot zijn problemen en de eventueel gewenste veranderingsstrategieën.

De casus en de verpleegkundige zorg

Tijdens het begin van het verblijf op het IMC begint Wouter behoorlijk af te kicken. Op het IMC proberen we zo weinig mogelijk druk op Wouter te leggen ten tijde van zijn ontwenning. Dit houdt in dat Wouter zelf in grote lijnen mag aangeven tot welke activiteiten hij op dat moment in staat is. Dat wil niet zeggen dat hij ervoor kan kiezen bijvoorbeeld de hele dag op zijn bed te liggen, maar dat hij binnen het aangeboden programma zijn eigen tempo kan aangeven. Dagelijks inventariseren we in het ochtendrondje hoe Wouter zich voelt en welke werkactiviteiten hij zich voorneemt te gaan doen.

Voorbeeld van een ochtendrondje

> Verpleegkundige: 'Wouter hoe heb je geslapen vannacht en hoe voel je je op dit moment?'
>
> Wouter: 'Ik heb zwaar klote geslapen en voel me gebroken. Ik ben dan ook eigenlijk niet van plan buiten mijn corveetaken om iets te doen vandaag.'
>
> Medecliënt: 'Mooie boel. Staan wij vandaag aan de schoffel terwijl jij een beetje lui onderuit voor de buis hangt.'
>
> Verpleegkundige: 'Je weet Wouter, dat we van je verwachten dat je van-

daag deelneemt aan een van de arbeidsprojecten. Als je inderdaad de hele dag niets doet moet je niet verbaasd zijn als je de komende nacht weer slecht slaapt.'

Wouter: 'Maar ik voel me echt niet tot veel in staat.'

Verpleegkundige: 'Niemand heeft gezegd dat je veel moet doen, maar enige activiteit wordt wel van je verwacht en gezien je lichamelijke toestand is het misschien juist wel handig als je je voornemen beperkt tot een activiteit waarvan je zeker weet dat je die ook af kunt krijgen vandaag.'

Wouter: 'Oké, dan zal ik vandaag courgettes oogsten, wassen en voor verkoop naar de kliniek brengen. Als ik hard werk doe ik daar niet langer dan een halfuurtje over, dus als ik het uitspreid over twee therapieblokken hoef ik me vast niet hard in te spannen.'

Verpleegkundige: 'Nou dat lijkt me een haalbare doelstelling voor vandaag, heb je in ieder geval vanavond de gelegenheid om tevreden voor de buis te hangen.'

Op deze manier proberen we Wouter te sturen in zijn dag-nachtritme zonder hem te overvragen met betrekking tot zijn lichamelijke toestand als gevolg van zijn ontwenning. Gaandeweg leert hij mogelijk dat het zinvol en bevredigend kan zijn om haalbare doelen te stellen om zo stap voor stap voortgang te maken in zijn proces van ontwenning. Tegelijkertijd kunnen deze stappen model staan voor hoe hij met andere problemen die hij heeft aan de slag zou kunnen gaan. Belangrijk daarbij is steeds dat hij de kans krijgt positieve ervaringen op te doen. Door het opdoen van deze positieve ervaringen krijgt hij mogelijk wat meer vertrouwen in eigen kunnen.

Natuurlijk zijn deze stappen op zich niet voldoende om een wezenlijke verandering in het bestaan van Wouter aan te brengen. Op het IMC proberen we dan ook de cliënten te sturen in de richting van een vervolgtraject. Zo'n vervolgtraject kan bestaan uit een arbeidstoeleidingsprogramma, dat een traject via scholing naar werk omvat, het kan echter ook zijn dat de cliënt vindt dat hij eerst toch moet deelnemen aan een verslavingsbehandeling alvorens verdere stappen richting re-integratie in de maatschappij te kunnen zetten.

Natuurlijk is het niet zo dat iedere cliënt slaagt binnen het IMC-traject. Een groot deel zal ondanks alles kiezen voor een bajes-traject. Soms is dat een bewuste keuze maar ook heel vaak is het een 'keus' op basis van het onvermogen om wat voor reden dan ook. Belangrijk is wel het uitgangspunt van het IMC dat eenieder steeds weer in staat zou moeten zijn de gemaakte keuzes te heroverwegen. Wouter bijvoorbeeld heeft twee keer eerder door zijn bijgebruik gekozen niet op het IMC te willen zijn, maar blijkbaar denkt hij daar nu al vier weken weer heel anders over.

TABEL 5.15 VERPLEEGKUNDIGE DIAGNOSE BIJ DE CASUS VAN WOUTER

Verpleegkundige diagnose	Resultaten van zorg
Label: Verminderd aanpassingsvermogen **Definitie**: Wouter heeft onvoldoende probleemoplossende vermogens en is niet in staat zich staande te houden in het dagelijkse leven en toekomstgerichte activiteiten te ondernemen. **Beïnvloedende factoren**: • Mantelzorgtekort: geen hulp van het thuisfront of vriendenkring. • Geringe zelfachting voortkomend onder andere uit affectieve verwaarlozing. • Langdurig gebruik van drugs en alcohol. • Afkick van harddrugs: methadon op korte termijn, heroïne en dergelijke op lange termijn. • Schuldenlast. • Slechte lichamelijke conditie. • Huidige relatieproblematiek.	**Label**: In kaart brengen van de steun van zijn netwerk. **Doelstelling en criteria**: Aan het einde van zijn opname is duidelijk in hoeverre Wouter gebruik kan maken van een mantelzorgnetwerk en heeft hij indien mogelijk contacten gelegd zodat hij na de opname hierop terug kan vallen.
Bepalende kenmerken: • Verstoord dag- en nachtritme: Wouter slaapt slecht en is overdag moe en lusteloos. • Sombere gedachten: denkt zijn relatie niet positief te kunnen beïnvloeden. • Niet in staat gevoelens onder woorden te brengen in de groep en in individuele gesprekken. • Op het ogenblik krijgt hij zijn juridische problemen niet op een rij zodat hij een start kan maken met het oplossen ervan.	**Label**: Vermindering van het negatieve zelfbeeld. **Doelstelling en criteria**: Wouter heeft een positiever zelfbeeld dan bij het begin van de opname. Hij heeft een positievere kijk op zijn situatie en draagt verantwoordelijkheid voor eigen gedrag.
Een voor Wouter lichamelijk en geestelijk langzaam verlopende afkick van methadon, alcohol en andere drugs.	**Label**: Oplossen van de lichamelijke en vermindering van de psychische afkick van middelen. **Doelstelling en criteria**: Tijdens de afbouw van de methadon heeft Wouter geen last van zodanige lichamelijke afkick dat hij niet kan functioneren in de groep. Halverwege zijn opname heeft hij een normaal dag- en nachtritme en aan het einde van de opname kan hij de psychische afkickverschijnselen benoemen en aangeven hoe hij hiermee omgaat.

Verpleegkundige interventie

Bevordering van coping

Definitie: Wouter helpen zich aan te passen aan vermeende stressoren, veranderingen of bedreigingen die hem belemmeren in de vervulling van zijn dagelijkse taken en rollen.

Activiteiten:
- Ga na in hoeverre het huidige sociale netwerk van Wouter aan zijn behoeften voldoet.
- Ga na van welke mantelzorg Wouter momenteel gebruik maakt.
- Ga na in hoeverre Wouter deel wil nemen aan sociale activiteiten, bijvoorbeeld sport.
- Ga na of Wouter bereid is relaties aan te gaan c.q. te onderhouden met medecliënten die dezelfde doelen nastreven als hij.
- Moedig Wouter aan na te gaan wat zijn sterke kanten zijn.
- Laat Wouter werkactiviteiten uitvoeren die hij aankan om hem positieve ervaringen op te laten doen en geef hem een *functie* binnen de cliëntengroep.
- Moedig Wouter aan zijn eigen gedrag te beoordelen en analyseer met hem successen.
- Help Wouter ontdekken dat het niet alleen aankunnen van situaties niet negatief hoeft te zijn en dat hulp vragen positief kan zijn.
- Geef blijk van hoop door de eigenwaarde van Wouter te onderstrepen en zijn verslaving slechts als een aspect van zijn wezen te beschouwen.
- Verbloem de waarheid niet.
- Betrek Wouter bij de zorg.
- Stel Wouter verantwoordelijk voor zijn gedrag en bespreek met hem zijn eigen rol in het ontstaan van zijn huidige gezondheidstoestand.
- Stel grenzen aan manipulerend gedrag.

Verpleegkundige interventie

Behandeling van middelengebruik: ontwenning van drugs

Definitie: Zorg voor Wouter als hij de methadon afbouwt en ophoudt met het gebruik van drugs en alcohol.

Activiteiten:
- Ga samen met Wouter na welke ontwenningsverschijnselen hij heeft.
- Observeer objectieve verschijnselen en rapporteer.
- Geef Wouter volgens voorschrift methadon en bespreek het afbouwschema hiervan regelmatig met hem.
- Zowel in individuele gesprekken als in de groepsbijeenkomsten wordt met Wouter in kaart gebracht welke rol de drugs in zijn leven speelden en spelen.

- Geef Wouter de ruimte om zijn gevoelens en frustraties te uiten.
- Laat de vooruitgang van Wouter een grote rol spelen in de dagelijkse contacten.
- Maak gebruik van zijn positieve opstelling in de groep.
- Observeer zijn lichamelijke verzorging: dagelijkse ADL en voedingspatroon.
- Wijs Wouter op het belang van goede voeding in de dagelijkse contacten.

5.4 Literatuur

Albersnagel, E. & Y. van der Brug, *Diagnosen, resultaten en interventies.* Wolters-Noordhoff, Groningen 1997.

Allen, K.M., *Nursing Care of the Addicted Client.* Lippincott, Philadelphia 1996.

Bakker, J.H. & Le Grand-van de Bogaard, *Verpleegkundig beroepsprofiel.* Nationale Raad voor de Volksgezondheid, Zoetermeer 1988.

Gordon, M., *Verpleegkundige diagnostiek, proces en toepassing.* Elsevier/De Tijdstroom, Utrecht 1995.

Langelaan, M., 'Interculturele conflicten: Migranten moeten zich maar aanpassen'. In: *Tijdschrift Geestelijke Gezondheidszorg/PSY* 2 (1998), nr. 8, pp. 20-22.

Loth, C.A., *Het functieprofiel voor de ambulante verslavingsverpleegkundige.* NeVIV, Utrecht 1996.

Loth, C.A., 'Verpleegkundigen in de ambulante verslavingszorg: grenzen stellen is de centrale interventie in de zorg voor harddrugsverslaafden'. In: *Tijdschrift voor Verpleegkundigen (TVZ),* 1998, nr. 15/16, 489-493.

Loth, C.A., *Grenzen stellen. Een verpleegkundige interventie op een methadonpost.* Ter publicatie aangeboden.

Loth, C.A. & G.F. van de Wijngaart, 'Verpleegkundige zorg in ambulante methadonprogramma's. Een vergelijkende literatuurstudie tussen Nederland en de Verenigde Staten'. In: *Verpleegkunde* 12 (1997), nr. 3, pp. 150-157.

McCloskey, J.C. & G.M. Bulechek, *Verpleegkundige interventies.* De Tijdstroom, Utrecht 1997.

Mcfarland, G.K., E.L. Wasli & E.K. Gerety, *Nursing Diagnoses & Process in Psychiatric Mental Health Nursing.* Lippincott, Philadelphia 1997.

Minjon, B., 'Methadon, toepassingen in de drugshulpverlening'. In: *Handboek Verslaving.* Bohn Stafleu Van Loghum, Houten 1994.

Ooyen-Houben, M. van & I. de Groen, 'De verslavingsintake gestandaardiseerd: over de ASI®, de EuropASI en het BIC. In: *Tijdschrift voor Alcohol, Drugs en andere Psychotrope Stoffen,* 22 (1997), nr. 1, pp. 1-64.

Stevens, P.P.J.M., *Methodiek van het verpleegkundige handelen.* Spruyt Van Mantgem & Does BV, Leiden 1995.

Sullivan, E.J., *Nursing Care of Clients with Substance Abuse.* Mosby, St. Louis 1995.

Chris Loth en Ruud Rutten

Verpleegkundige thema's bij verslaving

6.1 Inleiding

Het laatste hoofdstuk van dit boek bestrijkt een aantal onderwerpen die een directe relatie hebben met de verpleegkundige zorg aan verslaafden, maar die elders in het boek onvoldoende zijn besproken. Het zijn weergaven van een aantal verpleegkundige thema's die in de huidige verslavingszorg aan de orde zijn.

6.2 Kwaliteit van zorg en de relatie met verslavingszorg en de verpleegkundige praktijk

Het kwaliteitsbeleid heeft betrekking op alle niveaus binnen het verpleegkundig beroep, te weten het primaire proces (daar waar de verpleegkundige de cliënt ontmoet), het verpleegkundig management en de verpleegkundige opleidingen (inclusief de deskundigheidsbevordering).

De afgelopen jaren is de variëteit in verschillende soorten drugs sterk toegenomen, zijn er veranderingen opgetreden in de verslavingsproblematiek en is er een toename waargenomen in de diversiteit van de doelgroepen (De Wit 1996). Op al deze veranderingen dient te worden ingespeeld, om de effectiviteit van de zorg aan verslaafden op peil te houden of zelfs toe te laten nemen.

Ten eerste is er de laatste jaren veel gedaan om de voorlichting aan het grote publiek te verbeteren. Via Internet is nu informatie over middelengebruik en de gevolgen ervan te verkrijgen. De cannabiscampagne is in de zomer van 1997 gestart: 'Hasj en wiet, wat weet je wel en wat weet je niet'. De nieuwe alcoholcampagne is eveneens in 1997 gestart. Bovendien is er een 06-lijn geopend waar mensen informatie kunnen krijgen over drugs en verslaving.

Ten tweede is de directe zorg aan verslaafden uitgebreid. De instellingen voor verslavingszorg hebben extra geld gekregen om hun capaciteit te kunnen vergroten. Ook zijn

overal in den lande de al eerdergenoemde Intramurale Motivatie Centra (IMC's) open-
gegaan om meer verslaafden te kunnen motiveren voor opname en afkicken. Een belangrijke ontwikkeling is verder dat er een circuitvorming op gang is gekomen die moet
gaan leiden tot een verbeterde doorstroming van patiënten/cliënten doordat de hulpverleners meer en beter gaan samenwerken. Ten slotte zijn er de projecten zoals het heroï-
neverstrekkingsonderzoek, die op de werkvloer de zorg aan verslaafden moeten gaan
verbeteren.

In de verslavingszorg hebben al een aantal activiteiten plaatsgevonden die tot doel hebben de kwaliteit van zorg te inventariseren en in de toekomst te verbeteren. Van Ooyen
en Verhoef (1997) hebben de hoeveelheid en de soorten protocollen en richtlijnen geïn-
ventariseerd die inmiddels in de verslavingszorg zijn ontwikkeld.
Van standaardisatie is echter nog geen sprake. De werkwijzen van de diverse instituten
verschillen onderling dan ook nogal eens. Ze verschillen derhalve ook in de mate waarin ze door wetenschappelijke resultaten zijn onderbouwd. Van de wetenschappelijke
onderbouwing van de Nederlandse verslavingszorg is inmiddels een omvangrijke inventarisatie gemaakt (Gageldonk e.a. 1997).
De gezamenlijke directies van de verslavingszorg hebben inmiddels een omvangrijk
project gestart ter verdere protocollisering en objectivering middels wetenschappelijk
onderzoek van de in hun instellingen gehanteerde behandel- en begeleidingsmethoden.
Dit project heeft de veelzeggende titel: 'Resultaten scoren'. Op deze ontwikkeling zouden verpleegkundigen in kunnen spelen. Als leden van de multidisciplinaire teams komen ze sowieso met dit project in aanraking. Het zou echter een goede zaak zijn als ook
voor meer beroepsspecifieke werkmethoden gevalideerde protocollen gemaakt worden.
In de nota 'Kwaliteitsbeleid verslavingszorg, Advies over verbetering van hulpverlening
en beleid in de verslavingszorg' beschrijft de Nationale Raad voor de Volksgezondheid
(NRV 1994) de verschillende activiteiten op het gebied van kwaliteitszorg. De NRV stelt
dat de verschillende beroepsbeoefenaren protocollen en richtlijnen over het eigen werk
moeten opstellen, dat zij het werk beroepsmatig moeten evalueren, dat zij hun werk-
doelen zodanig moeten formuleren dat deze toetsbaar zijn, dat zij hun beroepsgroep
moeten organiseren, dat zij aan intercollegiale toetsing moeten gaan doen en dat zij
moeten gaan visiteren. In deze nota blijft het aandeel van de verslaafden zelf beperkt.
Het zou een goede zaak zijn wanneer bij het meten van de kwaliteit van verpleegkundig
handelen ook de mening van cliënten zelf wordt meegenomen. Dit kan bijvoorbeeld
door middel van satisfactieonderzoek, waarbij gemeten wordt hoe tevreden verslaafden
zijn over de verschillende aspecten van de zorgverlening.

Opleiding en training

Effectief werken met verslaafden vraagt toereikende kennis en attitudetraining. Gezien
de grootte van de cliëntendoelgroep mag het opmerkelijk worden geacht dat er in de basisopleidingen voor verpleegkundigen, medici, maatschappelijk werkers enzovoort weinig tot geen aandacht wordt besteed aan zowel kennisvorming over verslaving als prak-

tische hulpverlening aan verslaafden. Degenen die in de gespecialiseerde verslavings-zorg werkzaam zijn, hebben dan ook allemaal alsnog de nodige opleidingen en trainingen gevolgd. Hierbij gaat het om onderwerpen als de diverse verslavende middelen, het verslavingsproces, de beschikbare behandelmethoden en hun resultaten, het netwerk van verslavingszorgvoorzieningen, gesprekstechniek en attitudetraining en toepassen van behandelmethoden.

Permanente attitudetraining en bijscholing

Ook ervaren hulpverleners in de verslavingszorg hebben behoefte om regelmatig met hun collega's moeilijke cliëntsituaties door te nemen. De hulpverlener raakt samen met de cliënt gemakkelijk in een spiraal van onmacht. Het gaat daarbij niet alleen om de verslavingsproblematiek, maar bij veel verslaafden geldt ook dat een persoonlijkheids-problematiek of psychiatrische problemen de situatie extra gecompliceerd maken. Andere complicerende factoren zijn de uitzichtloos lijkende maatschappelijke situatie, de demoralisatie, of het extreem negatieve zelfbeeld dat de verslaafde heeft opgebouwd. Vooral in de beginfase van de behandeling uit zich dat echter niet door somberheid of depressie maar juist door negativisme, afweer en bagatelliseren van het bestaande mid-delengebruik. Om daar constructief mee om te gaan en resultaat te boeken is het soms nodig je als een baron van Münchhausen aan eigen haren uit de interactie met de cliënt naar boven te trekken. De hulp van collega's kan daarbij goede diensten vervullen.

Teambuilding

Hoe beter en sterker een team georganiseerd is, hoe gemakkelijker het gaat. Wanneer het lukt om als team het spel op de juiste manier te spelen dan zal er veel resultaat ge-boekt worden en komen cliënten in een hulpverlenersgroep in een positieve spiraal te zitten. Het werken met vaak jonge mensen die ondanks hun belaste verleden nog van alles van hun leven kunnen maken, is boeiend en inspirerend. En wanneer de cliënten eenmaal clean zijn is de cliëntengroep zelf vaak dynamisch en levendig.
Cliënten die al verder gevorderd zijn in hun therapieproces hebben doorgaans een posi-tieve invloed op het behandelklimaat. In de verslavingszorg worden principes van zelf-hulp actief binnen de professionele hulp geïntegreerd. Hierbij gaat het om elkaar steu-nen, onderlinge herkenning van problematiek, maar ook elkaar kritiseren en corrigeren. Wanneer door verloop 'ervaren' cliënten ontbreken moet het proces van beïnvloeding en creëren van een positief behandelklimaat veel meer door de verpleegkundigen gedra-gen worden. Dit is niet altijd eenvoudig. Hulp bij teamontwikkeling moet erop gericht zijn praktisch toepasbare methoden te ontwikkelen en in te trainen die in dit soort situ-aties toepasbaar zijn. Parallel aan de ontwikkeling hiervan vindt ook teamontwikkeling plaats. Teambehandeling die zich vooral concentreert op algemene principes van sa-menwerking heeft in dit soort situaties doorgaans niet voldoende resultaat en leidt op middellange termijn vaak tot een crisis in het team omdat men als team onvoldoende

eenduidig en door elkaar gesteund weerstand kan bieden aan de collectief optredende negatieve gedragingen van de groep verslaafden. Lukt het echter wel om dit gedrag te doorbreken, dan neemt de groep meestal al weer snel allerlei verantwoordelijkheden op zich en werken de principes van onderlinge hulp in groepsverband ook weer.

6.3 Verplegingswetenschappelijk verslavingsonderzoek

De laatste vijf jaren zijn er twee trends waarneembaar onder afstuderende verplegings-wetenschappers. Ten eerste kiest een groeiend aantal studenten er in het kader van hun afstudeerproject voor om verslaafden te interviewen over wat zij vinden van de huidige zorg of over wat zij nodig hebben aan zorg. Ten tweede wordt steeds vaker onderzoek verricht naar de opvang van alcoholverslaafden in het algemeen ziekenhuis.

Er loopt inmiddels een groter onderzoek aan de Universiteit Utrecht, Vakgroep Verple-gingswetenschap en Centrum voor Verslavingsonderzoek, dat de verpleegkundige zorg en werkzaamheden op methadonposten inventariseert door middel van observaties en een takenvragenlijst. Aan de Universiteit Amsterdam, Faculteit Vrouwenstudies, loopt een onderzoek naar verslavingen die verpleegkundigen zelf hebben en die zij instand-houden tijdens hun werkzaamheden in de praktijk.

De veelgehoorde kritiek op de verplegingswetenschap is de grote afstand van het onder-zoek tot de praktijk. De theorie en praktijk hoeven echter helemaal niet ver van elkaar af te staan, aangezien het onderzoek uitstekend kan worden geïntegreerd in de bestaan-de praktijk. Er zou bijvoorbeeld veel meer onderzoek moeten worden verricht naar de praktische verpleging en verslaving. Op de vakgroepen is het absoluut geen gemeengoed om hiervoor te kiezen. Het zou heel belangrijk zijn om verslaafde mensen die opgeno-men zijn in bijvoorbeeld een afkickkliniek (Detox), eens te vragen hoe zij de eerste op-vang ervaren. Verder zou men participerende observaties kunnen verrichten naar de in-teracties tussen verslaafden en verpleegkundigen in zo'n kliniek, zodat de verpleegkun-dige expertise duidelijk wordt. Een ander belangrijk veld van onderzoek is het in kaart brengen van de meest voorkomende verpleegkundige diagnoses, interventies en de hier-bij behorende resultaten van zorg.

Ten slotte is er verplegingswetenschappelijk verslavingsonderzoek nodig op het niveau van de organisatie van de zorg. Zo zijn er in de verslavingszorg allerlei vernieuwende transmurale en andere verpleegkundige zorgorganisaties mogelijk. Hierbij kunnen we denken aan de combinatie van klinisch en in deeltijd behandelen in dezelfde leefgroep, scheiding van behandelen en de 24-uurs-setting, woon- en werkprojecten en thuiszorg.

6.4 Verslaving en de verpleegkundige opleidingen

De vooroordelen die momenteel onder hulpverleners leven over verslaving, de verslaaf-den en het werk in de verslavingszorg, kunnen worden weggenomen als verslaving, ver-slavingsgedrag en (verpleegkundige) hulpverlening aan verslaafden centraler in de opleidingen komen te staan dan tot nu toe het geval is. Nu hangt het verslavingsonderwijs veel te veel af van de individuele docent, een goede relatie met het CAD of van andere omstandigheden. Als er bij een basisopleiding wordt aangedrongen op beter verslavingsonderwijs, is de veelgehoorde klacht dat er al zoveel in het curriculum moet worden opgenomen. Men vergeet daarbij dat er heel veel mensen verslaafd zijn en dat alle verpleegkundigen er dagelijks mee kunnen worden geconfronteerd. Het feit dat verslavingsonderwijs tekortschiet, heeft misschien meer te maken met het moeite hebben om het te doceren. Of met de vraag waar men goede verpleegkundige leerstof vandaan moet halen. Met onbekendheid dus!

Sommige HBO-V's hebben zo hier en daar wel leerstof. Het Trimbos-instituut heeft deze leerstof geïntegreerd in een pakket voor alle HBO-V's en heeft het direct aangepast op de nieuwe opleidingsstructuur (niveau 5). Het instituut zal zich nu moeten richten op de implementatie van het eerder gedane werk. De subsidie ontbreekt hier tot nu toe voor, dus het werk ligt stil. Een zeer kwalijke zaak.
Daarnaast is er een klein en beknopt boekje verschenen in de reeks *Verpleegkundige Probleemgebieden: Diagnoses en Interventies*, met de titel 'Verpleegkundige zorg bij verslavingsproblematiek' (Loth 1996). Verslaving is een chronische ziekte die vele mensen in zijn greep heeft en dus de nodige aandacht van de verpleegkundige opeist, ook in de opleidingen. De verpleegkundige in de vs heeft een aantal studieboeken die eventueel in het Nederlandse curriculum zouden kunnen worden opgenomen (Burns e.a. 1993), of als voorbeeld kunnen dienen voor de ontwikkeling van Nederlands materiaal. Het is eveneens van belang dat studenten meer achtergrondliteratuur lezen die over verslaving en verpleegkundige zorg handelt. In het Engelse *Nursing Times* staan met grote regelmaat artikelen hierover. Verder is er het Amerikaanse *Journal of Addictions Nursing*, dat is gespecialiseerd in zulke artikelen.
De basisopleidingen zullen meer dan nu moeite moeten doen om stageplaatsen in de verslavingszorg te verkrijgen. Verpleegkundigen die hierin werken, willen hun collega's in opleiding graag begeleiden. Afstudeerprojecten, literatuurstudies en innovatieprojecten worden te weinig afgestemd op de verpleegkundige zorg aan verslaafden. In dit alles zullen echter twee zaken centraal moeten staan. Allereerst dat een verslaafde een gewoon mens is en ten tweede dat het verplegen van verslaafden leuk en uitdagend werk is.

6.5 Ontwikkeling binnen de beroepsgroep: organisatie van de verslavingsverpleegkundigen

In 1996 is door een aantal verpleegkundigen die werkzaam waren in de ambulante methadonverstrekking een eerste aanzet gegeven tot de ontwikkeling van een functieprofiel. Daarbij is steun verkregen van het toenmalige NeVIV (Nederlandse Vereniging van Instellingen in de Verslavingszorg, nu gefuseerd tot de GGZ Nederland) en het profiel is opgezet met de richtlijnen van het Landelijk Centrum voor Verpleging en Verzorging (LCV&V). Tot nu toe is het alleen geldig voor de 'ambulante verslavingsverpleegkundige'. Het zal verder aangepast en gevalideerd moeten worden zodat het ook voor de intra-muraal werkende verslavingsverpleegkundige gaat gelden (bijlage 1).

Een andere nieuwe functie die in ontwikkeling is, is die van verpleegkundig specialist verslavingen. Een dergelijk verpleegkundig specialist zou een consultatie- en onder-zoeksfunctie moeten krijgen in zowel de algemene gezondheidszorg als de klinische zorg aan mensen met verslavingsproblemen.

Deze ontwikkeling staat niet op zichzelf. Elke beroepsvereniging ontwikkelt op den duur een voor die specialisatie geldend functieprofiel. Het is een stap in de goede rich-ting als de verpleegkundigen die in de verslavingszorg werkzaam zijn en ook die ver-pleegkundigen die elders in de gezondheidszorg met verslaafden werken deze ontwikke-ling voortzetten door een beroepsvereniging op te richten. Zo'n beroepsvereniging kan met behulp van de AVVV (Algemene Vergadering Verpleging en Verzorging) en samen met andere onder de AVVV vallende verenigingen zich hard maken voor het vak.

Een van de taken van de beroepsvereniging is een verdere verdieping van het vak door middel van het organiseren van symposia en refereerbijeenkomsten, zodat de verpleeg-kundigen binnen de verslavingszorg meer van zich laten horen en de verpleegkundige inbreng in de zorg voor verslaafden groter wordt. Een andere taak is het aanvragen van subsidies voor verder onderzoek en het innemen van standpunten als het gaat om de verpleegkundige zorg in bijvoorbeeld de op stapel staande zorgvernieuwingsprojecten. Ten slotte is het belangrijk dat de vereniging gaat aangeven aan welke opleidingeisen een verslavingsverpleegkundige moet voldoen en welke bij- en nascholing verplicht en noodzakelijk zijn om de kwaliteit van zorg te kunnen waarborgen. Dit laatste is geen onbelangrijke taak. In de maatschappij veranderen de opvattingen over verslaving snel, en dat geldt zeker voor de verschillende soorten stoffen en gedragingen waaraan men verslaafd kan raken of die een aantal serieuze gezondheidsproblemen kunnen veroorza-ken. Verslavingsverpleegkundigen dienen op de hoogte te blijven van deze veranderende gedragingen en de maatschappelijke opvattingen daarover. Goede, voortdurende scho-ling is dus noodzaak.

6.6   Literatuur

Borst-Eilers, E., *Beleidsstandpunt heroïne-experiment*. Brief aan de Voorzitter van de Tweede Kamer der Staten-Generaal, 1997.

Burns, E.M., A. Thompson & J.K. Ciccone, *An Addictions Curriculum for Nurses and Other Helping Professionals*. Vol. 2, The Graduate Level: Advanced Knowledge and Practice. Springer Publishing Company, New York 1993.

Donker, M., A. Van Gageldonk, W. de Zwart, J. van der Stel & H. Rigter, 'De Nederlandse verslavingszorg nuchter beschouwd'. In: *Wetenschappelijk Tijdschrift voor Kwaliteit van Zorg: Kwaliteit & Zorg* 5 (1997), nr. 3, september, pp. 115-125.

Jongerius, J., H. Hull & J. Derks, *Hoe scoort de verslavingszorg? Kwaliteitsbeoordeling door cliënten. Een landelijk onderzoek*. NcGv nummer 9, Utrecht 1996.

Gageldonk, G. van, W. de Zwart, J. Vanderstel & M. Donker, *De Nederlandse verslavingszorg. Overzicht van de kennis over aanbod, vraag en effect.* Trimbos-instituut, Utrecht 1997.

Loth, C.A., 'Verpleegkundige zorg bij verslavingsproblematiek'. In: *Verpleegkundige Probleemgebieden: Diagnoses en Interventies,* februari 1996, rubriek 2, aflevering 31.

NRV, *Kwaliteitsbeleid verslavingszorg. Advies over verbetering van hulpverlening en beleid in de verslavingszorg.* Nationale Raad voor de Volksgezondheid, Zoetermeer, april 1994.

Ooyen, M.M.J. van & G.J. Verhoef, 'Kwaliteitsverbetering in de verslavingszorg'. In: *Kwaliteit in Beeld* (1997), nr. 2, pp. 8-9.

Wit, R. de, 'Extra geld voor verslavingszorg'. In: *Mentaal* (1996), oktober, nr. 10, pp. 9-10.

Bijlagen

De navolgende bijlagen vormen de weerslag van een aantal initiatieven die in de loop der jaren door diverse verpleegkundigen met ervaring in de verslavingszorg zijn genomen. Deze initiatieven zijn uit de praktijk voortgekomen en zijn heel verschillend van aard. Er is een functieprofiel voor de verpleegkundige die werkzaam is in de ambulante verslavingszorg, er is een standaardverpleegplan voor mensen met alcoholproblematiek die zijn opgenomen in een algemeen ziekenhuis, en een aantal klinische lessen over verpleegkundige zorg en verslavingsproblemen zijn toegevoegd.

Iedere lezer die vragen en/of opmerkingen over deze teksten heeft, wordt aangemoedigd om contact op te nemen met de auteurs. Het overnemen van de uitgewerkte plannen is altijd mogelijk. Als er veranderingen worden aangebracht is het van belang deze te melden bij de initiatiefnemers, zodat er geen versnippering optreedt.

Bijlagen

Bijlage 1

Chris Loth

Een functieprofiel voor de ambulante verslavingsverpleegkundige

In het voorjaar van 1996 kwam in Utrecht een groep op methadonposten werkzame verpleegkundigen bij elkaar, om te praten over het nog te ontwikkelen functieprofiel voor deze functie. Hieraan vooraf gingen een aantal telefoontjes en een gesprek met de directeur van het NeVIV (nu onderdeel van GGZ Nederland).

De praktijk leerde namelijk dat elke methadonpost (of een groep methadonposten die tot dezelfde koepelinstelling behoorden) een eigen omschrijving had van het werk dat de verpleegkundigen verrichten bij de verstrekking van de methadon. Tijdens een tweetal conferenties waar de verpleegkundigen elkaar troffen bleek eveneens dat niet iedere instelling dezelfde uitgangspunten rondom verpleegkundige zorg had. Er zijn instellingen die een uitgebreide functieomschrijving hebben, waarbinnen de verstrekking van de methadon een taak onder vele is. Maar er zijn eveneens instellingen die de verstrekking van de methadon als belangrijkste onderdeel van deze functie beschouwen. Er is geen sprake van centrale uitgangspunten en eenduidigheid. Dit brengt met zich mee dat de verslavingsverpleegkundigen een bijzondere lage organisatiegraad hebben en geen centraal orgaan bezitten van waaruit het vak verder wordt ontwikkeld. Over het algemeen geldt echter wel dat men zich bijzonder ondergewaardeerd voelt in het werk. De arbeidssatisfactie is laag, maar de wil tot ontwikkeling is wel aanwezig.

Van februari tot november 1996 is er gewerkt aan het functieprofiel met als doel om uiteindelijk uit te komen op een profiel dat in de toekomst kan dienen als uitgangspunt voor een vereniging. Daarom zijn de toenmalige richtlijnen voor de invulling van een functieprofiel van het Landelijk Centrum Verpleging & Verzorging gekozen als uitgangspunt.

In een aantal bijeenkomsten zijn deze richtlijnen verder uitgewerkt voor het werk dat een ambulante verslavingsverpleegkundige in de dagelijkse praktijk verricht. Daarbij is ook beschreven in welk type organisatie en onder welke verantwoordelijkheden de verslavingsverpleegkundige werkt, en welke vaardigheden voor het werk zijn vereist.

233 ∎

Vervolgens koos de groep voor een korte valideringsronde binnen een aantal instelling-en, zodat een periode van bijstelling plaatsvond. De uiteindelijke versie van het profiel zal in de toekomst worden uitgebreid voor de functie die verpleegkundigen elders bin-nen de verslavingszorg bekleden, bijvoorbeeld in detoxificatiecentra en kortdurende be-handelingstrajecten.

Het profiel is bijgesloten als bijlage en kan vrij worden gebruikt als voorbeeld. Het is echter aan te raden om contact met ondergetekende op te nemen als het profiel binnen de verslavingsverpleegkunde gebruikt gaat worden, zodat alle informatie over de prakti-sche toepassing van het profiel op één plaats bewaard kan worden. Dit met het oog op de toekomst.

April 1998
Chris Loth

Functieprofiel ambulante verslavings-verpleegkundige

Tweede concept

Utrecht, november 1996

Chris Loth
Telefoon/fax: 030-293 54 02
E-mail: masters@wirehub.nl

Inhoudsopgave

Inleiding

Voor u ligt de tweede opzet van het functieprofiel van de ambulante verslavingsver-pleegkundige. De afgelopen jaren groeide bij een groot aantal verpleegkundigen in de ambulante methadonverstrekking het ongenoegen over de lage waardering en de onbe-kendheid van hun werk. Zij hebben de handen ineengeslagen en hebben een begin ge-maakt met de ontwikkeling van het functieprofiel. Op 31 oktober 1996 is het profiel te Utrecht gepresenteerd op het congres 'Grenzen in de zorg, de verpleegkundige in de am-bulante drugshulpverlening'. Het congres werd bezocht door meer dan de helft van alle verpleegkundigen werkzaam in de ambulante methadonverstrekking.

De naam 'ambulante verslavingsverpleegkundige' is een tot nu toe niet gebruikte om-schrijving van een functie die in de CAO-verslavingszorg 'verpleegkundige' wordt ge-noemd. Aangezien deze omschrijving volgens de voorbereidingscommissie niet duide-lijk genoeg weergeeft om welke functie het gaat, is gekozen voor ambulante versla-vingsverpleegkundige. In een ambulante setting, op een methadonpost, verstrekt deze verpleegkundige methadon en verleent hij/zij andere verpleegkundige zorg.

Nederland telt volgens de Drugsnota van de overheid (1995) 28.000 verslaafden aan harddrugs. Sinds de jaren zeventig verstrekken verpleegkundigen methadon vanuit de methadonposten. In 1995 kan worden gesteld dat de verpleegkundige een veel uitgebrei-der takenpakket heeft dan alleen het uitdelen van het potje methadon. De totale ver-pleegkundige zorg aan een drugsverslaafde cliënt heeft vele facetten. Het leggen en het behouden van contacten met de harddrugsverslaafden is het meest essentiële in het werk en is eveneens de belangrijkste doelstelling van de methadonverstrekking (Minjon 1994).

Een omschrijving van het werk van de verpleegkundige op een methadonpost is een on-derdeel van professionele verpleegkundige zorg. Het functieprofiel is afgeleid van het al-gemene Verpleegkundige Beroepsprofiel dat in 1988 door de Nationale Raad voor de

Volksgezondheid werd uitgegeven en kan worden gebruikt ter toetsing van de geleverde zorg en bij het opstellen van eindtermen van opleidingen en bijscholingen (opleidings-profiel). Zo kan een betere afstemming totstandkomen tussen de verpleegkundige prak-tijk, opleiding en theorie.

Het functieprofiel voor de ambulante verslavingsverpleegkundige is opgesteld naar de richtlijnen die door het Landelijk Centrum Verpleging en Verzorging (LCV&V 1995) zijn geformuleerd. In de maanden mei tot en met september 1995 zijn verpleegkundigen van verschillende ambulante methadonverstrekkende instellingen bij elkaar gekomen om een begin te maken met de omschrijving van hun functie. De Nederlandse Vereniging van Instellingen voor Verslavingszorg (NeVIV) heeft hiervoor ruimte en middelen be-schikbaar gesteld. De volgende instellingen hebben meegewerkt: Huiskamerproject voor Druggebruikers Vlissingen, CAD Limburg afd. Oostelijk Zuid-Limburg (OZL) en de GGD Amsterdam afd. GGZ/Drugsafdeling. Verschillende andere instellingen hebben hun op papier vastgelegde takenpakketten ter beschikking gesteld.

Het profiel zoals het nu voor u ligt heeft een korte valideringsronde ondergaan. De aan-passingen die hieruit voortkwamen zijn inmiddels verwerkt. Aangezien de verpleeg-kundige zorg voor verslaafden in de specifieke verslavingszorg eveneens vanuit andere verpleegkundige functies wordt gegeven (bijvoorbeeld verpleegkundigen in de functie van groepswerkers in detoxificatieklinieken en in de vervolgbehandelingen) is het de bedoeling van de commissie en van de NeVIV dat het conceptprofiel uitgebreid gaat worden voor alle verpleegkundige functies in de verslavingszorg die geen profiel heb-ben. Er zullen in deze fase van de ontwikkeling nieuwe valideringsronden noodzakelijk zijn. Hierbij moet worden gedacht aan de Delphi-methode. De voorbereidende commis-sie hoopt op deze wijze te kunnen komen tot een functieprofiel met een breed draag-vlak.

Het functieprofiel bevat een omschrijving van de cliëntenpopulatie, de zorgvragen en de setting waarin methadon wordt verstrekt. De taakinhoud van de ambulante versla-vingsverpleegkundige zal worden besproken aan de hand van methodische beroepsuit-oefening, preventie en voorlichting, coördineren en organiseren van de zorg. Het niveau van de functie wordt besproken aan de hand van de mate van verantwoordelijkheid en van de complexiteit van de zorg. De vereiste vaardigheden sluiten het profiel af.
Niets uit het profiel mag zonder bronvermelding worden overgenomen.

De voorbereidingscommissie:
Diny Huson-Anbeek, Marcel Filius, Marlène McDonalds, Renée Zuidema, Trees van Os, Annette Villerius en Chris Loth

1

Populatie, zorgvragen en setting

1.1 Omschrijving van de cliëntenpopulatie

Nederland telt 28.000 harddrugsverslaafden, een groot deel (25.000) van deze verslaafde mensen komt regelmatig, zowel in de algemene gezondheidszorg als in de verslavingszorg, in aanraking met verpleegkundigen. De populatie verslaafden die een methadonpost bezoekt kan als zeer gevarieerd worden beschouwd. In zowel leeftijd, levenswijze en in manier van gebruik van de verslavende stof. Op de methadonpost komen zowel hele jonge (15-20 jaar) mensen die kort verslaafd zijn als de wat oudere (45-70 jaar) verslaafde die al meerdere jaren in het circuit meedraait. De populatie kent tevens een indeling op de duur van de verslaving.

Grofweg kan gesteld worden dat er een groep cliënten is die meerdere jaren verslaafd zijn. Daarnaast is er een groep cliënten die kort verslaafd zijn en een groep cliënten die niet verslaafd zijn en toch op de methadonpost komen met de vraag om methadon en eventueel ter ondersteuning om urinecontroles. De cliëntenpopulatie laat zich verder indelen op het verslaafd zijn aan één verslavend middel en aan meerdere middelen. En er is een indeling te maken naar de manier van gebruik van het middel (spuiten, basen, chinezen en slikken).

Binnen de cliëntenpopulatie zijn verschillende culturen te herkennen. De Nederlanders die zowel spuiten als basen en chinezen. De Surinamers, Antillianen, Marokkanen, Turken en Molukkers die overwegend basen en chinezen. Iedere cultuur geeft verslaving een andere plaats in het dagelijkse functioneren in de maatschappij. Culturele verschillen maken eveneens verschillende benaderingen noodzakelijk.

Tweederde van de cliënten is man en een derde is vrouw. De cliënt kan wel en geen kinderen hebben, wel/niet prostitutie bedrijven als bron van inkomsten, kan zich wel/niet in het criminele circuit bevinden en kan een partner hebben die wel/niet verslaafd is.

De cliënten onderscheiden zich als laatste in het wel/niet geïntegreerd zijn in de maatschappij en in de mate waarin deze integratie plaats heeft gevonden. Heeft de cliënt een vriendenkring die wel/niet verslaafd is en heeft men wel/geen contact met belangrijke familieleden? Heeft de cliënt een vrijetijdsbesteding? Welke scholing heeft de cliënt genoten en is men nu nog met een scholing bezig? Heeft men huisvesting en heeft men zich (voor de basisverzekeringen) verzekerd? Heeft men schulden en heeft men hiervoor reeds een saneringsregeling?

De verschillende middelen die door de cliënten worden gebruikt zijn: heroïne, cocaïne, amfetaminen, barbituraten, marihuana, benzodiazepinen, methadon, alcohol, XTC en hallucinogenen. De meest voorkomende manieren van gebruik van de verslavende stoffen zijn: orale toediening, intraveneuze toediening, basen (het door een waterpijp inademen van de rook van cocaïne met natriumcarbonaat), chinezen (het op een zilverpapiertje verwarmen van de heroïne en inademen via een pijpje), snuiven en roken. De manieren van gebruik en de combinatie van de middelen spelen een belangrijke rol bij de aard van de zorgvragen.

1.2   Aard van de zorgvragen

Verslaving en psychiatrische problematiek zijn veelal moeilijk van elkaar te scheiden, onder andere omdat zowel de oorzaken als de gevolgen van de verslaving op deze vlakken kunnen liggen. Daarnaast hebben verslaafde mensen te maken met een negatief aanzien in de maatschappij. Vooral harddrugsgebruik wordt steeds meer met veel overlast geassocieerd en roept daarom bij vele mensen afkeuring op. Verslaving kan derhalve worden omschreven als een complexe problematiek. Ook de zorgvragen van heroïneverslaafde cliënten kunnen complex zijn, omdat de verpleegkundige te maken krijgt met zorgvragen die van acute en van chronische aard zijn. En de verpleegkundige zal derhalve telkens moeten inschatten wat als eerste en wat als laatste moet worden aangepakt. De bezuinigingen in de verslavingszorg maken deze afweging steeds moeizamer en belangrijker.
Actuele somatische zorgvragen van de cliënten komen voort uit:
1 tbc en de hiervoor noodzakelijke medicatie;
2 spuitabcessen/flebitis/endocarditis;
3 snij- en brandwonden;
4 gordelroos;
5 HIV-infectie en aids;
6 hepatitis B en C (virale hepatitis);
7 mondinfecties;
8 infecties ten gevolge van vervuiling en bevriezingsverschijnselen.

Actuele psychiatrische zorgvragen van de cliënten komen voort uit:
1 reeds bestaande psychiatrische klachten, onder andere geheugenstoornissen, depressies en psychosen;

2 de tijdens het gebruik door de verschillende middelen verworven psychiatrische klachten;

3 psychiatrische stoornissen die door de slechte levensomstandigheden worden versterkt.

Actuele sociale zorgvragen komen voort uit het verslavingsgedrag en hebben bijna altijd isolement als oorzaak en als gevolg. Deze problemen kunnen betrekking hebben op de individuele cliënt, maar ook op een groep cliënten. De zorgvragen omvatten dikwijls ook de partners en/of ouders van de cliënt.

Zorgvragen van cliënten op het gebied van voorlichting en preventie ten aanzien van de volgende potentiële gezondheidsproblemen zijn:

1 HIV-infectie en aids;
2 hepatitis;
3 tbc;
4 SOA;
5 safe seks/seksualiteit;
6 anticonceptie/zwangerschap;
7 middelengebruik/veilig gebruik;
8 hygiëne;
9 voeding;
10 Algemene Dagelijkse Levensverrichtingen (ADL).

1.3 Omschrijving van de setting

De setting waar de methadon wordt verstrekt, is een methadonpost. Methadonposten bevinden zich in CAD's of in afdelingen van Gemeentelijke Gezondheidsdiensten (GGD's) of in inloopcentra/huiskamerprojecten. Elke methadonpost heeft basale huisregels, zoals geen gebruik van geweld en geen gebruik van drugs. Per methadonproject verschillen de eisen die aan cliënten worden gesteld. De verschillen zijn gebaseerd op de cultuur van de instelling waartoe de post behoort (laag-, middel- of hoogdrempelig). Methadonposten zijn ambulante hulpverlenende instellingen en zijn geopend tussen 9.00 en 17.00 uur, met uitzondering van de avondverstrekkingen en de weekeindeverstrekkingen.

De directe omgeving van de methadonverstrekking, de post zelf met de balie, is hygiënisch schoon, prettig om binnen te treden en niet-klinisch. Het overhandigen van het potje/bekertje methadon kan via een balie/luik of via een open balie. Soms is er wegens herhaald optreden van geweld beveiligd glas. Voor de privacy van de individuele cliënt is een aparte ruimte om te kunnen praten naast de verstrekking van de methadon. De meeste posten hebben een aparte verbandkamer voor de daarbijbehorende verpleegtechnische handelingen. Er is een toilet, soms is er een douche voor de cliënten. Er is een mogelijkheid tot het omruilen van gebruikte spuiten en voor de verkoop en/of verstrekking van condooms. Sommige posten verstrekken de methadon in een setting met de mogelijkheid tot koffiedrinken en gesprekken voor de cliënten onderling.

Binnen de instellingen kunnen twee verschillende soorten methadonposten aanwezig zijn:
- De vaste methadonpost: deze voorziening is inpandig en afgescheiden van de andere voorzieningen binnen de instanties.
- De methadonbus: deze mobiele methadonpost staat op vaste tijden en op vaste plaatsen in dorpen en/of steden. De bus heeft naast de verstrekking van de methadon beperkte voorzieningen voor de belangrijkste andere hulp, zoals wondverzorging.

1.4 Samenwerking ten behoeve van de coördinatie van zorg

Binnen de instelling zelf werkt de verpleegkundige direct samen met verpleegkundige collega's, onder wie in de meeste gevallen de sociaal-psychiatrisch verpleegkundige (spv'er), welke mee kan werken in de methadonverstrekking en daarnaast eigen andere taken heeft.

De andere niet-verpleegkundige disciplines waarmee de ambulante verslavingsverpleegkundige samenwerkt binnen het project zijn:
- directe leidinggevende;
- een arts (basisarts/huisarts of verslavingsarts);
- maatschappelijk werker;
- veldwerker;
- psychiater (op consultbasis, soms als vaste medewerker);
- psycholoog;
- vrijwilligers;
- bewaking;
- administratieve medewerkers;
- activiteitenbegeleiders;
- huishoudelijk medewerkers.

De verpleegkundige collega's en de collega's van andere disciplines met wie de ambulante verslavingsverpleegkundige samenwerkt buiten de methadonpost zijn:
- huisartsen;
- verpleeghuisartsen, ziekenverzorgenden en verpleegkundigen;
- medisch specialisten;
- personeel van de huizen van bewaring (arts en verpleegkundigen);
- politie;
- thuiszorgmedewerkers;
- medewerkers van instellingen voor crisisopvang;
- apothekers;
- collega's van andere methadonposten;

- verpleegkundigen en andere disciplines van verslavingsklinieken;
- medewerkers van landelijke instanties van drugsgebruikers;
- verpleegkundige opleiders;
- leraren van allerlei soorten scholen voor algemeen onderwijs;
- verpleegkundigen van psychiatrische instellingen.

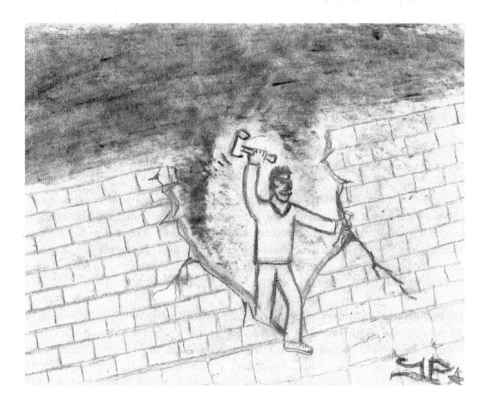

2

Taakinhoud

2.1   Methodische beroepsuitoefening

Verzamelen van gegevens

Het leggen van contacten met de bezoekende verslaafden is belangrijk, het is zo moge-lijk nog belangrijker deze contacten te onderhouden. Verpleegkundigen op methadon-posten hebben dagelijkse korte contacten met de verslaafden. Hier begint de verpleeg-kundige zorg. Allereerst met het verzamelen van de benodigde gegevens zodat de indivi-duele verpleegproblemen kunnen worden benoemd, daarna de resultaten kunnen wor-den vastgesteld en de interventies kunnen worden gepland.

De ambulante verslavingsverpleegkundige heeft tijdens het werk op de methadonpost de mogelijkheid om de benodigde gegevens te verzamelen met behulp van een viertal soorten anamneses. Allereerst gebruikt zij/hij de basisanamnese voor het verzamelen van de eerste gegevens bij aanmelding/intake voor methadon. Daarnaast beschikt de verpleegkundige over de dagelijkse anamnese, belangrijk in verband met de dagelijkse zeer korte contacten met de cliënt. Bij het maken van de elke-dag-anamneses (de probleemgeoriënteerde anamnese) wordt een onderscheid gemaakt tussen de al bestaan-de situatie en een optredende verandering. Bij de dagelijkse anamnese hoort het inven-tariseren van de noodzaak tot verlaging/verhoging van de methadondosis, de ADL van de cliënt, stand van zaken rond een wondbehandeling, enzovoort. Bij het plotseling optre-den van gevaar wordt gebruikgemaakt van de crisisanamnese. Dit kan zowel geschieden bij plotselinge levensbedreigende lichamelijke problemen zoals een overdosis, als bij plotseling optredende agressie van een individuele verslaafde of van een groep verslaaf-den.
De verpleegkundige maakt de vierde soort anamnese bij een hernieuwd contact na een lange afwezigheid van de cliënt (de periodieke anamnese).

Interpreteren van de gegevens

De gegevens uit de anamnese worden geordend en geïnterpreteerd zodat een behandelplan voor de cliënt kan worden vastgesteld. Op een methadonpost is de multidisciplinaire samenwerking, gericht op een juiste interpretatie van gegevens en gericht op het maken van gezamenlijke afspraken, van essentieel belang in dit stadium. De verpleegkundige zorg is het domein van de verpleegkundige, hier is zij/hij verantwoordelijk voor. De afspraken worden samen met de cliënt gemaakt. Naast de methadon worden andere zorgvragen in kaart gebracht en doelen gesteld. De cliënt krijgt een methadonschema, wordt op de hoogte gesteld van de dagen en momenten waarop hij/zij de methadon kan komen halen.

De uitvoering van de zorg

Methadonverstrekking
Het doen van urinecontroles om verslavende stoffen in kaart te brengen is een taak tijdens de verstrekking van de methadon. De verzamelde urinemonsters zijn een controlemiddel om het eventuele bijgebruik (heroïne, cocaïne, enzovoort) van een verslaafde te kunnen controleren. De interpretatie van de uitslagen van de urinecontroles houdt voor de verpleegkundige in dat de cliënt wordt aangesproken op het bijgebruik en dat hier acties aan worden gekoppeld in de vorm van sancties. In de dagelijkse contacten met de verslaafden speelt het stellen van grenzen een grote rol.

Het klaarmaken en uitzetten van methadon, het verzorgen van andere medicatie (zoals anticonceptie, depotpreparaten en dergelijke) is een tweede taak.

Verpleegtechnische handelingen
Het signaleren en het verzorgen van wonden, het ruilen van gebruikte spuiten en het verkopen en/of verstrekken van schone spuiten en spuitattributen. Het verstrekken dan wel verkopen van condooms. Het geven van acupunctuurbehandelingen, het inzetten en uithalen van acupunctuurnaalden. Het signaleren en behandelen van venerische ziekten, tbc en hepatitis A/B/C. Het signaleren van de behoefte en/of noodzaak van andere medicatie en het verstrekken hiervan zijn belangrijke taken. De observatie van de werking van zowel de methadon als de andere medicatie is een vervolgtaak die van wezenlijk belang is, doordat de verpleegkundige de dagelijkse contacten met de verslaafden onderhoudt.

Psychosociale behandeling
Het als casemanager begeleiden van de individuele cliënt vindt plaats tijdens en naast de methadonverstrekking. Tijdens deze behandeling heeft de ambulante verslavingsverpleegkundige gesprekken met de cliënt en de directbetrokkenen. De zorg rondom de individuele HIV-geïnfecteerde cliënt is een aparte begeleidingstaak. Tijdens de verstrekking van de methadon wordt de cliënt doorverwezen indien dit gewenst is en geeft de

verpleegkundige belangrijke informatie van de andere hulpverleners door aan de bezoekende verslaafden (de doorgeefluikfunctie). Daarnaast verwijst de verpleegkundige de cliënt vanuit haar mentorfunctie in een langdurig contact vaak door naar andere disciplines. Een derde begeleidingstaak is het begeleid doorverwijzen, het meegaan naar een andere hulpverlener.

Zorg voor de omgeving

Het zorgen voor een schone en hygiënische omgeving op de methadonpost en in de verbandkamer, het steriliseren van gebruikte materialen enzovoort. In dit verband is het belangrijk dat de verpleegkundige de cliënten het gevoel geeft welkom te zijn. Een belangrijke taak is hierin het zorgdragen voor een niet te steriele en juist geen onverzorgde omgeving.

Wachtkamerregie

Het hebben van de wachtkamerregie wil zeggen het beïnvloeden van de sfeer op de methadonpost, zodat agressie voorkomen kan worden en ingegrepen kan worden bij het optreden van agressie. Tijdens de wachtkamerregie stelt de verpleegkundige de huisregels vast en houdt de cliënten en zichzelf aan deze regels. Het stellen van grenzen loopt als een rode draad door alle interventies heen.

Evalueren en rapporteren van de zorg

De rapportages gebeuren zowel schriftelijk als mondeling. De ad-hocoverleggen tijdens het werk zijn even belangrijk als de vaststaande overdrachtsmomenten en -methoden. De volgende overlegsituaties worden vastgelegd en overgedragen aan anderen: rapportage van de dagelijkse zorg aan het loket, rapportages van gesprekken met cliënten, rapportages van de verschillende anamneses, rapportages aan collega-verpleegkundigen en aan de arts, aan andere collega's, rapportages aan andere projecten, aan ziekenhuisverpleegkundigen en aan thuiszorgmedewerkers en de rapportage van de gemaakte afspraken vanuit de overlegsituaties. Een aparte registratietaak is het vastleggen van de uitgifte van de methadon en van de urinecontroles. De registratie van de gegeven methadon per bezoeker is van essentieel belang omdat methadon een opiaat is en omdat onduidelijkheden in de registratie meestal leiden tot het weglekken van de stof naar de zwarte markt. De nauwkeurigheid van de verpleegkundige weegt hierin zwaar.

2.2   Preventie en GVO

Het benadrukken van normale omgangsvormen is een taak die telkens terugkomt aan het methadonloket/balie. De verpleegkundige reguleert regelmatig onaangepast gedrag van de individuele cliënt of van een groep cliënten. Voorlichting en preventie vinden plaats ten aanzien van: het bespreken van lichamelijke verzorging, eetgewoonten, veilig drugsgebruik en veilige seks, anticonceptie en ouderschap.

De ambulante verslavingsverpleegkundige neemt actief deel aan de kortlopende projecten die als thema preventie en voorlichting hebben. De projecten kunnen zowel voor de bezoekende verslaafden als voor niet-verslaafden, zoals scholieren zijn. Een aantal voorbeelden hiervan zijn: een voorlichtingscampagne voor verslaafde heroïneprostituees, een project voor veilig gebruik van harddrugs, een project voor scholieren van middelbare scholen over drugs en de risico's bij gebruik enzovoort. De activiteiten van de verpleegkundige houden het volgende in: het voorbereiden en het ontwikkelen van de projecten, het organiseren ervan en de uitvoering van de plannen. De projecten die voor de harddrugsgebruikers worden opgezet hebben een hoger rendement als zij kortlopend en krachtig zijn. De verpleegkundigen hebben een belangrijke taak hierin, omdat zij in staat zijn de verslaafden aan te spreken vanuit de lichamelijke gezondheid. Dit blijkt in de praktijk weinig bedreigend te zijn.

2.3 Coördineren en organiseren van zorg

In de methadonverstrekking neemt de ambulante verslavingsverpleegkundige een centrale positie in. De verpleegkundigen op de methadonpost zien veelvuldig aan de cliënten hoe het hen vergaat. De bijna dagelijkse contacten zorgen voor een up-to-date informatiestroom. De functie houdt derhalve de coördinatie in van alle zorgtaken, in verpleegkundig teamverband. De organisatie van de zorg behelst onder andere het onderhouden van contacten met de andere verpleegkundigen van het project, met artsen en met andere disciplines. Het onderhouden van contacten met disciplines buiten de methadonpost, zoals opvanghuizen, ziekenhuizen, politie en thuiszorg. Het bijwonen van alle in het project bestaande vergaderingen en overlegsituaties is een onderdeel van de coördinatie en de organisatie. Als casemanager coördineert de individuele verpleegkundige de totale zorg van een aantal cliënten die elders geen hulpverlening meer ontvangen.

2.4 Begeleiden van aankomende en beginnende beroepsbeoefenaren

Het begeleiden van verpleegkundigen in opleiding bij hun leeractiviteiten, het bespreken van hun leervorderingen en hun werkzaamheden op de methadonpost behoren tot de taak van de ambulante verslavingsverpleegkundige. De verpleegkundigen hebben een belangrijke taak in het begeleiden van deze beginnende beroepsbeoefenaren wat betreft het omgaan met verslaafde mensen en het herkennen van verslavingsgedragingen en in het omgaan met dit gedrag zonder de contacten met de verslaafden te beschadigen. De verpleegkundige heeft een actieve rol in het inwerken van nieuwe collega's en het opstellen van plannen hiervoor. Daarnaast heeft zij een aandeel in de begeleiding van co-assistenten, huisartsen in opleiding en sociaal-geneeskundigen die in de ambulante verslavingszorg stages lopen.

De methadonposten hebben regelmatig bezoekers. Het begeleiden en rondleiden van (buitenlandse) gasten is mede een taak van de ambulante verslavingsverpleegkundige. Doel van deze contacten is het meer bekendheid geven aan het Nederlandse drugsbeleid.

Het ontwikkelen en uitvoeren van klinische lessen over verslaving en verpleegkundige zorg bij verslaving voor zowel binnen als buiten de instelling is een professionele taak van de ambulante verslavingsverpleegkundige.

2.5   Kwaliteitszorg

Beroepsbeoefenaren worden in hun dagelijkse werkzaamheden steeds meer geconfronteerd met gestructureerde kwaliteitsbewaking en -bevordering. Het werken met protocollen en richtlijnen, het evalueren van het beroepsmatig handelen en een toetsbare opstelling vormen een steeds normaler onderdeel van het professionele handelen in de gezondheidszorg (NRV 1994, p. 14).

Verpleegkundigen werkzaam in de verslavingszorg zullen als professionele beroepsbeoefenaren een bijdrage aan de kwaliteit van zorg moeten kunnen leveren op zowel het microniveau als het mesoniveau. Verpleegkundigen moeten in samenwerking met het CONO (Coördinerend Orgaan Nascholing en Opleiding in de geestelijke gezondheidszorg) aangeven wat zij verstaan onder een 'gekwalificeerde verpleegkundige werkzaam op een methadonpost en in de methadonverstrekking' en welke kennis en vaardigheden hiervoor nodig zijn. Hierin zijn het organiseren van intervisiebijeenkomsten, refereerbijeenkomsten en het vaststellen van onderwerpen voor congressen belangrijk. De ambulante verslavingsverpleegkundige speelt hierin een actieve rol en geeft aan welke kennis en vaardigheden een verpleegkundige dient te bezitten in het omgaan met verslaafden in de dagelijkse praktijk op een methadonpost. De ambulante verslavingsverpleegkundige is in staat om vanuit de dagelijkse praktijk op de methadonpost aan te geven op welke wijze project- en onderzoeksresultaten vertaald kunnen worden naar de dagelijkse praktijk in de vorm van richtlijnen en/of methodieken.

Tevens is de verpleegkundige in staat om vanuit de praktijk zorgvernieuwende projecten te initiëren. Om de cliëntgerichtheid te vergroten zal de verpleegkundige tijdens de zorgverlening de cliënt wijzen op cliëntenpanels, cliëntenraden, klachtenregelingen en patiëntenvertrouwenspersonen. De verpleegkundige op de methadonpost heeft een aandeel in het maken van afspraken over samenwerking met name op het gebied van hulpverlening aan verslaafden met complexe problematiek. De ambulante verslavingsverpleegkundige zal een actief aandeel hebben in de interinstitutionele toetsing, zeer zeker in het geval van de verpleegkundige zorg die wordt verleend in de verschillende instituten.

2.6 Deskundigheidsbevordering en professionalisering

De ambulante verslavingsverpleegkundige bevordert de eigen deskundigheid door middel van: het lezen van vakliteratuur over verpleegkunde, verpleegkundige zorg en verslaving. Ook door het bijwonen van themabijeenkomsten en bijscholingen over nieuwe methoden, onderzoeksresultaten, vaardigheden aangaande verpleegkunde en verslaving en begeleiding en/of behandeling van verslaafde mensen in het algemeen.

Daarnaast werkt hij/zij mee aan de bevordering van de deskundigheid van beroepsbeoefenaren door middel van: het geven van consultatie aan verpleegkundige collega's en andere beroepsbeoefenaren, het geven van voorlichting op scholen en het ontwikkelen en het uitvoeren van voorlichtingsprogramma's en projecten.

De verpleegkundige reflecteert op het eigen beroepsmatig handelen door middel van: het ter discussie stellen van het eigen handelen bij verpleegkundige collega's en andere disciplines, en door reflectie op het functioneren van anderen. In de behandeling van verslaafde mensen staan eigen normen en waarden voortdurend onder druk. Het snel beslissingen kunnen nemen over normen en waarden die voor de maatschappij niet zo vanzelfsprekend zijn, maakt reflectie op het functioneren van zichzelf en op dat van collega's tot een noodzaak. Pas dan kan men op een beroepsmatige manier het functioneren van cliënten ter sprake brengen.

De ambulante verslavingsverpleegkundige heeft zich een mening en visie kunnen vormen door het bijhouden van de ontwikkelingen in de maatschappij over verslavingen, het overheidsbeleid ten aanzien van verslaving (onder andere vrije heroïneverstrekking en de positie van de ambulante verslavingsverpleegkundige), justitiële ontwikkelingen omtrent verslavingen (onder andere het overlastprincipe) en de gezondheidszorg. Analyse en verheldering van de positie en het imago van de verpleegkundige beroepsgroep in de specifieke verslavingszorg blijft een aandachtspunt.

3

Functieniveau

3.1   Verantwoordelijkheid

Verantwoordelijkheid voor de verpleegkundige in algemene zin wordt door het Verpleegkundig Beroepsprofiel (NRV 1988) als volgt weergegeven:

> *'Beroepsmatig verplegen is: het herkennen, het analyseren, alsmede advies en bijstand verlenen ten aanzien van feitelijke of dreigende gevolgen van lichamelijke en/of geestelijke ziekteprocessen, handicaps, ontwikkelingsstoornissen en hun behandeling voor de fundamentele levensverrichtingen van het individu. Verpleegkundig handelen houdt tevens in het zodanig beïnvloeden van mensen, dat menselijke vermogens worden benut met het oog op het instandhouden en bevorderen van gezondheid.'*

De ambulante verslavingsverpleegkundige is in algemene zin verantwoordelijk voor de totale verpleegkundige zorg welke wordt verleend aan een verslaafde cliënt op en vanuit de methadonpost.

Verantwoordelijkheid in het kader van de Wet BIG (artikel 3 en 34: zelfstandige bevoegdheid en functionele bevoegdheid) houdt wat betreft het diagnosticeren, plannen, uitvoeren en evalueren van de verpleegkundige zorg voor de ambulante verslavingsverpleegkundige in, dat deze onafhankelijk is van opdrachten van andere beroepsgroepen. Deze zorg valt geheel onder haar/zijn verantwoordelijkheid en is een ongedeelde verantwoordelijkheid. De verpleegkundige is geheel bevoegd tot het uitvoeren van deze zorg.

3.2   Complexiteit en transfer

Er is sprake van een hoge complexiteit van zorg zowel op inhoudsniveau als op uitvoeringsniveau. Inhoudsniveau betreft de zorgsituatie en de zorgvraag. De verpleegkundige heeft snelle en wisselende contacten met drugsverslaafde cliënten welke verslavingsgedragingen vertonen. Er dreigen regelmatig geweldssituaties waarbij snel moet worden ingegrepen.

Verslaving aan harddrugs wordt in vele gevallen gecombineerd met andere somatische en psychiatrische ziektebeelden welke een verborgen karakter hebben. Verslaafden aan harddrugs leven door hun lage aanzien vaak aan de rand van de samenleving en worden ook snel als zodanig behandeld door maatschappelijke instanties en instellingen voor gezondheidszorg. De verpleegkundige op de methadonpost heeft een belangrijke taak in het resocialisatieproces vanuit de methadonpost. De verpleegkundige staat tussen de verslaafde en de maatschappij in en dient de vele gezichtspunten en meningen te verduidelijken aan de cliënt en aan anderen.

De drugsverslaafde cliënt leeft in een omgeving waar men hoofdzakelijk verslaafde mensen treft. Er is in vele gevallen geen of weinig sprake van mantelzorg en van sociale contacten met niet-verslaafden. De verpleegkundige op de methadonpost heeft eveneens contacten met het netwerk van de drugsverslaafde. Dat netwerk bestaat grotendeels uit mensen die zelf verslaafd zijn, dan wel verslaafd dreigen te raken. In andere gevallen zijn de belangrijke anderen van de drugsverslaafde cliënt niet meer in staat of niet meer van plan onvoorwaardelijke contacten te onderhouden met de verslaafde.

Er zijn vele instanties betrokken bij de zorg aan de individuele cliënt. Afstemming van de zorg is bij verslaafde mensen een essentieel onderdeel van de zorgplanning.

Het uitvoeringsniveau betreft de kwalificatie van de beroepsbeoefenaar. De verpleegkundige werkt met vaste-afspraakprocedures en moet hieraan kunnen vasthouden onder hoge druk van de omgeving, zowel van de verslaafden als van andere niet-verpleegkundige collega's. Daarnaast moet zij in staat zijn hiervan af te wijken en nieuwe procedures, werkwijzen en benaderingen bedenken. De maatschappij heeft over het algemeen een negatief beeld van de drugsverslaafde cliënt. Verpleegkundigen worden met onaangepast gedrag geconfronteerd. De eigen normen en waarden kunnen botsen met beroepsnormen en -waarden. Het bespreekbaar maken van verslaving en het onderkennen van problemen gerelateerd aan verslaving naast het onderkennen van verborgen ziektebeelden maakt het werken op een methadonpost complex.

De beroepsmatige situaties verschillen van elkaar. De directe zorg aan de cliënt is het uitgangspunt, deze zorg wordt op de methadonpost en daarbuiten gegeven. Transmurale zorg vanuit de post is een vereiste om de verslaafde te kunnen bereiken en te behouden. Daarbij is een belangrijke rol weggelegd voor de transferfunctie (liaisonfunctie) van de ambulante verslavingsverpleegkundige.

4

Vereiste vaardigheden

De ambulante verslavingsverpleegkundige functioneert op het eerste deskundigheidsniveau (NRV 1988). Dat betekent dat zij/hij in staat is zelfstandig verpleegproblemen te herkennen en te benoemen bij elke verslaafde, zij/hij eindverantwoordelijk is voor het verpleegkundig zorgproces op de methadonpost en zij/hij de zorg van minder complexe aard rondom een drugsverslaafde kan delegeren naar anderen met behoud van de eindverantwoordelijkheid. Derhalve bezit de verpleegkundige de algemene vaardigheden die op een beroepsmatig eerste deskundigheidsniveau van toepassing zijn. De ambulante verslavingsverpleegkundige heeft naast de algemene beroepsvaardigheden, kennis en kunde van de algemene gezondheidszorg, inzicht in het ontstaan en het verloop van een verslaving en inzicht in de diverse soorten verslavingen met de daaraan specifiek gerelateerde problemen en zorgvragen. Daarnaast heeft de verpleegkundige kennis van de diverse theorieën over verslaving met hun toepassingen in de dagelijkse verpleegkundige praktijk en inzicht in de organisatie van de specifieke verslavingszorg.

De attitude die een verslavingsverpleegkundige heeft bestaat uit therapeutische neutraliteit. De verpleegkundige accepteert de verslaving van iedere verslaafde en weet een onderscheid te maken tussen de zwakke en sterke kanten van iedere bezoeker en weet deze sterke kanten in de zorg te betrekken.

Hij/zij bezit vaardigheden op het niveau van bespreekbaar maken van het eigen gedrag, eigen zwakke kanten tijdens het professionele verplegen. De ambulante verslavingsverpleegkundige is in staat andere (ook verpleegkundige) collega's aan te geven waar hun sterke en zwakke kanten in het werk aanwezig zijn. De verpleegkundige is in staat een verpleegkundige bijdrage te leveren aan het multidisciplinaire team op een methadonpost. Dit houdt in dat zij/hij vanuit een gelijkwaardige verantwoordelijkheid onderzoek helpt op te starten en uit te voeren en verplegingswetenschappelijke onderzoeksonderwerpen in de dagelijkse praktijk herkent, en dat zij/hij een multidisciplinaire communicatie start en behoudt rondom de organisatie en de inhoud van de zorg. Zij/hij verliest hierbij niet uit het oog wat het belang van de cliënt is en wat de belangen van andere hulpverleners zijn. De drugsverslaafde is een gewoon mens. De verpleegkundige moet de durf hebben hen als zodanig op hun verantwoordelijkheden te wijzen. Zij/hij zal confrontaties aan durven gaan. Vereiste in deze is kennis van de Wet BIG.

5

Gebruikte literatuur

Bakker, J.H. & le Grand-van den Bogaard, M.J.M., *Verpleegkundig Beroepsprofiel*. Nationale Raad voor de Volksgezondheid, Zoetermeer 1988.

Driessen, F.M.H.M., *Methadonverstrekking in Nederland*. Ministerie van Welzijn, Volksgezondheid en Cultuur, Rijswijk 1990.

Heitink, J. & K. Teluy, *Het Lopend Vuur, PRO6, ontwerp samenhangend opleidingsstelsel voor verplegende, verzorgende en assisterende/helpende beroepen*. SMD Educatieve Uitgevers, Utrecht 1995.

Landelijk Centrum Verpleging & Verzorging, *Het functieprofiel*. Utrecht 1995

Ministerie van Justitie & ministerie van vws, *Het Nederlandse drugbeleid; continuïteit en verandering (The Drug Policy of the Netherlands; Continuity and Change)*. Den Haag 1995.

Minjon, B., Methadon, toepassingen in de drugshulpverlening. In: *Handboek Verslaving*, Bohn Stafleu Van Loghum, Houten 1994.

NRV, *Verpleegkundig Beroepsprofiel*. Nationale Raad voor de Volksgezondheid, Zoetermeer 1988.

NRV, *Kwaliteitsbeleid verslavingszorg. Advies over verbetering van hulpverlening en beleid in de verslavingszorg*. Nationale Raad voor de Volksgezondheid/Ministerie van wvc, Zoetermeer 1994.

Nederlandse Vereniging van Instellingen voor Verslavingszorg, *De kwaliteit van instellingen voor ambulante verslavingszorg. Een exercitie door de NEN-ISO 9004-2 en een eerste toetsingskader*. NIAD/NeVIV, Utrecht 1993.

Nederlandse Vereniging van Instellingen voor Verslavingszorg, *Beleidsplan van de NeVIV, hoofdlijnen van het beleid van de NeVIV en de activiteiten in 1993*. Utrecht 1993.

Bijlage 2

Tineke Oud

De totstandkoming van een standaardverpleegplan alcoholafhankelijkheid

Inleiding

De aanleiding om te komen tot een standaardverpleegplan alcoholafhankelijkheid in het algemeen ziekenhuis is het volgende.

Verslavingsproblematiek is een maatschappelijk verschijnsel waarmee ook verpleegkundigen in toenemende mate worden geconfronteerd. Verpleegkundigen constateren zelf dat ze een achterstand hebben in kennis, vaardigheden en beroepshouding bij verslaafde cliënten. Op een panelbijeenkomst van het NIAD (nu: het Trimbos-instituut) in 1995 gaven verpleegkundigen van algemene en academische ziekenhuizen dan ook aan dat de beroepseisen tekortschieten. Er is een gebrek aan kennis over verslaving, middelengebruik en de gevolgen daarvan. Met betrekking tot de vaardigheden zijn er lacunes bij het signaleren en bespreekbaar maken van verslavingsproblemen. Ook vonden de verpleegkundigen dat er een te beperkt inzicht bestond in de eigen normen en waarden ten aanzien van verslaving, en in de wijze waarop deze doorwerken in contacten met cliënten (NIAD 1995).

Uit summier cijfermateriaal komt naar voren dat verpleegkundigen veelvuldig te maken krijgen met verslavingsproblemen. In 1996 had circa 30% van de consulten van de consultatief psychiatrisch verpleegkundige (CPV) in het Westeinde Ziekenhuis in Den Haag betrekking op verslavingsproblemen. Daarmee was dit de grootste groep op het totale aantal consulten (Oud 1996). De verpleegkundigen brachten tijdens deze consulten dezelfde soort problematiek naar voren als de verpleegkundigen tijdens de NIAD-bijeenkomst: hoe signaleer je verslavingsproblemen en hoe ga je met het probleemgedrag van deze cliënten om?

Werkwijze

Naar aanleiding van deze constatering en de eigen werkervaringen bestond binnen het team consultatieve psychiatrie van het Westeinde Ziekenhuis behoefte aan een protocol inzake de verpleegkundige aanpak van verslaafden. In overleg met de stafmedewerker zorg werd gekozen voor het ontwikkelen van een standaardverpleegplan, aangezien het ontwerpen van een protocol dient te voldoen aan strikte normen, zoals voorgeschreven door het CBO (Centraal begeleidingsorgaan intercollegiale toetsing).

Na vaststelling van het probleem koos men ervoor het standaardverpleegplan via een gestructureerde aanpak tot stand te brengen:

1 vaststellen van de doelen;
2 verzamelen van informatie en opstellen concept-verpleegplan;
3 verpleegplan valideren met de consultatief psychiater, de stafmedewerker zorg en het hoofd verplegingsdienst.

Vaststellen doelen

Het team consultatieve psychiatrie formuleerde vervolgens de doelen die men met het verpleegplan voor ogen had. Het algemeen doel was:

> *Alcoholafhankelijkheidsproblematiek bij de cliënt te signaleren en adequate zorg en begeleiding te kunnen verlenen.*

Hieruit volgde een aantal subdoelen:
• Het sneller herkennen van alcoholproblematiek door verpleegkundigen, door middel van het aanreiken van heldere, goed bereikbare informatie.
• Het aanbieden van handvatten/richtlijnen waardoor de verpleegkundigen cliënten met verslavingsproblemen op een bevredigende wijze kunnen verplegen (zie verpleegdoelen standaardverpleegplan) (De Jong e.a. 1992).
• Vergroten van inzicht bij de verpleegkundigen in de factoren die een rol spelen bij het ontstaan en de gevolgen van langdurige alcoholafhankelijkheid.

Uitwerken conceptverpleegplan

Vanuit de hiervoor beschreven doelstelling zocht de CPV naar informatie over de mate waarin alcoholproblematiek voorkomt in het algemeen ziekenhuis en over de wijze waarop verpleegkundigen met deze problematiek kunnen omgaan.

Aangezien gerichte informatie niet direct te vinden was, werd contact gezocht met de afdeling preventie van het Centrum Verslavingszorg Zeestraat. Deze afdeling heeft ervaring met preventieactiviteiten in de verpleegkundeopleiding en kan de CPV van geschikte informatie/literatuur voorzien (De Bruin & Kaufeld 1988). Eerst werd een aantal gesprekken met de preventiemedewerkers gevoerd, om zo de verslavingsproblematiek in het algemeen ziekenhuis uit te diepen. Vervolgens werd het eerste conceptverpleegplan geschreven. De CPV maakte daarbij gebruik van de richtlijn voor ontwikkeling van protocollen in het Westeinde Ziekenhuis (Oud 1996).

Validatie

Het concept werd aan de hand van de volgende vraag aan de preventiemedewerkers en de psychiater voorgelegd en besproken:

'Is de informatie juist en volledig, en is het een hulpmiddel voor de verpleegkundigen, bij de zorg voor cliënten met alcoholafhankelijkheidsproblematiek?'

Naar aanleiding van deze validatieronde vonden inhoudelijk geen wijzigingen plaats. Vervolgens werd het concept voorgelegd aan de stafmedewerker zorg, met de volgende vraagstelling:

'Voldoet dit concept qua vorm en inhoud aan een standaardverpleegplan?'

De stafmedewerker zorg heeft een toezichthoudende taak ten aanzien van de protocollering in het ziekenhuis. Uit hoofde van die functie deed zij het voorstel de structuur van het verpleegplan te wijzigen.
Toen het verpleegplan volgens deze structuur was aangepast,
was de volgende indeling totstandgekomen:
a definitie alcoholafhankelijkheid;
b ontwikkelen van een alcoholprobleem;
c factoren/oorzaken voor het ontstaan van alcoholafhankelijkheid;
d kenmerken en verschijnselen van alcoholafhankelijkheid;
e uitwerken van verpleegproblemen met doelen en interventies.

De verpleegproblemen zijn uitgewerkt aan de hand van het boek *Verpleegkundige diagnostiek in de psychiatrie*, van M.C. Townsend. Dit boek hanteert de NANDA-procedure en DSM-IV. Daarnaast werd gebruikgemaakt van bestaande verpleegplannen (Groene Kruis Noord-Limburg 1993).
Met deze aanpak hoopte men het inzicht van de verpleegkundigen in oorzaken en factoren die spelen bij langdurige alcoholafhankelijkheid te vergroten. Het was niet de opzet dat de verpleegkundige een verpleegkundige diagnose zou stellen. Het verpleegplan met de interventies diende een praktische handreiking te zijn voor de verpleegkundigen bij het herkennen en verplegen van cliënten met alcoholproblematiek.

Bij de beschrijving van het verpleegprobleem 'Ineffectieve probleemhantering' (Townsend 1998) werd als voorbeeld voor methodisch werken (De Jong e.a. 1992) de werkwijze van de CPV toegevoegd.

De werkwijze bestond uit:
1 Inventariseren van het probleem, samen met de cliënt.
2 Cliënt motiveren om iets aan zijn probleem te doen.
3 Vaststellen van de doelen.
4 Verwijzen naar hulpverleningsinstantie, CAD of anderszins (als de cliënt dit wenste).

Ten slotte

De definitieve versie van het verpleegplan werd ter beoordeling voorgelegd aan de medewerkers van de afdeling preventie (CVZ), de psychiater, de stafmedewerker zorg en het hoofd verplegingsdienst. Men vond dat het verpleegplan een goed hulpmiddel was in situaties waarin de verpleegkundigen met vragen zaten over de juiste manier van handelen bij cliënten met een alcoholprobleem.

Literatuur

Bruin, G. de & L. Kaufeld, *Alcoholproblematiek in de huisartsenpraktijk*. Publicatie Centrum Verslavingszorg Zeestraat, Den Haag 1988.

Feiten over het alcohol- en drugprobleem, 'De patiënt met een alcoholprobleem in het algemeen ziekenhuis', september 1983.

Jong, J.H.J. de, J.A.M. Kerstens & C. Salentijn, *Inleiding in de verpleegkunde. Basisboek 1.* Bouwstenen voor verpleegkundig onderwijs. Bohn Stafleu Van Lochum, Houten/Zaventem 1992.

Linde, L., *Leven na de dope*. In voorbereiding, 1999.

NIAD, *Verslag panelbijeenkomst algemene/academische ziekenhuizen*, 17 februari 1995.

NRV, *Verpleegkundig Beroepsprofiel*. Nationale Raad voor de Volksgezondheid, Zoetermeer 1988.

Oud, C.J.M., *Jaarverslag CPV*. Westeinde Ziekenhuis, Den Haag 1996.

Standaardverpleegplannen voor de wijkverpleging. Patiënten met reumatoïde artritis. Groene Kruis Noord-Limburg, mei 1993.

Stel, J. van der & J. van der Keuken, *Kinderen, gezin en alcohol*. Dekker en Van de Vegt, Assen 1992.

Townsend, M.C., *Verpleegkundige diagnostiek in de psychiatrie. Een handleiding voor het maken van een verpleegplan*. Elsevier/De Tijdstroom, Maarssen 1998.

Vastbinder, R.C.M., *Verslavingsproblemen in een algemeen ziekenhuis*. Reader, CAD Limburg, juni 1982.

Standaardverpleegplan alcoholafhankelijkheid in het algemeen ziekenhuis

Dit standaardverpleegplan heeft tot doel dat de verpleegkundige leert alcoholafhanke-lijkheidsproblematiek bij de cliënt te signaleren en vervolgens adequate zorg en behan-deling kan verlenen. In de eerste paragraaf wordt een definitie gegeven van alcoholaf-hankelijkheid en alcoholverslaving, wordt beschreven hoe deze ontstaan en wordt aan-gegeven welke verschijnselen bij chronisch alcoholgebruik optreden.
De tweede paragraaf bevat het eigenlijke verpleegplan, met verpleegproblemen en bijbe-horende acties.

1 Alcoholafhankelijkheid en -verslaving

Onderscheid dient gemaakt te worden tussen een problematisch drinkpatroon en alco-holverslaving. In het eerste geval is er sprake van *excessief alcoholgebruik* dat aanlei-ding geeft tot disfunctioneren op somatisch, psychisch of sociaal gebied. Bij excessief al-coholgebruik speelt alcoholconsumptie een grote rol in het dagelijks leven. Tussen een alcoholprobleem en alcoholverslaving bestaat geen scherpe grens.
Alcoholverslaving wordt gekenmerkt door de aanwezigheid van een of meer van de vol-gende verschijnselen van geestelijk en lichamelijke afhankelijkheid, de zogenaamde verslavingscriteria.
1 Controleverlies: onmacht om te minderen.
2 Tolerantieverhoging: steeds meer nodig voor hetzelfde effect. In vergevorderde stadia is soms ook sprake van tolerantieverlaging: minder nodig om het effect te ervaren, als gevolg van somatische stoornissen (bijvoorbeeld leverfunctiestoornissen).
3 Black-outs: stoornissen in het kortetermijngeheugen.
4 Abstinentieverschijnselen oftewel ontwenningsverschijnselen.
5 Craving (letterlijk: zucht, hunkering) naar alcohol.

1.1 Ontwikkelen van een alcoholprobleem

Een alcoholprobleem ontstaat geleidelijk, vaak via de volgende fasen.

1 Men begint met sociaal drinken waarbij men zich prettig en ontspannen voelt. Na enige tijd is een grotere hoeveelheid nodig om hetzelfde effect te bereiken.

2 Men gaat in het geheim drinken en verbergt de flessen alcohol. Verder gaat men steeds vaker drinken: 's morgens en de rest van de dag (om spanningen te kalmeren).

3 Op den duur vervalt men in enorme drinkpartijen, of er wordt voortdurend gedronken totdat de persoon te dronken of ziek is om meer te consumeren. Het gedrag grenst aan het psychotische waarbij de persoon wisselend binnen en buiten de realiteit staat.

4 Er treden perioden van geheugenverlies op (black-outs). De persoon kan zich van deze perioden niets herinneren.

1.2 Algemene factoren voor het ontstaan van alcoholafhankelijkheid

Overmatig alcoholgebruik ontstaat door een samenspel van drie groepen factoren:
a persoonlijkheidsstructuur van de gebruiker;
b eigenschappen van de alcohol;
c sociale invloeden.

Het alcoholverslavingssyndroom is autonoom, dat wil zeggen: als het eenmaal is ontstaan zijn er geen externe factoren nodig om het in stand te houden. Dit wordt veroorzaakt door vier elkaar versterkende vicieuze processen.

1 Farmacologische cirkel
Door de farmacologische werking van alcohol treden veranderingen in de stofwisseling op, met als gevolg verhoging van de tolerantie. Hierdoor wordt de behoefte aan alcohol verhoogd. Bovendien treden er ontwenningsverschijnselen op zodra men met de alcoholinname stopt. Daardoor ontstaat de neiging opnieuw te gaan drinken.

2 Psychische cirkel
Drinken geeft aanleiding tot schaamte en schuldgevoelens. Deze worden als onaangenaam of ondraaglijk ervaren en worden dan weer in alcohol opgelost.

3 Sociale cirkel
Hoe meer iemand drinkt hoe meer hij geïsoleerd raakt van zijn oorspronkelijke relaties. Hij vereenzaamt, krijgt het etiket alcoholist opgeplakt en komt mogelijk met justitie in aanraking.

4 Cerebrale cirkel
Alcohol heeft een schadelijke uitwerking op de hersenstofwisseling en de hersencellen. Excessief gebruik leidt op den duur tot niet meer te herstellen beschadigingen, waardoor de ik-functies en het integratievermogen definitief verzwakken.

1.3 Concrete oorzaken voor het ontstaan van alcoholafhankelijkheid

In de vorige paragraaf zijn de algemene factoren voor het ontstaan van alcoholafhankelijkheid geschetst. Nu volgt een opsomming van concrete oorzaken die we vaker aantreffen bij mensen met een alcoholprobleem:

- psychische ziekten, zoals angst, depressie, post-traumatische stress, suïcidaliteit;
- psychische problemen, zoals het doormaken van een crisis, eenzaamheidsproblematiek, ernstig verlies in familie-/vriendenkring;
- problemen met werk, zoals werkloosheid, hoge werkstress, verschillende banen in korte tijd;
- niet slagen in studie/opleiding;
- problemen in het gezin/de relatie, zoals mishandeling, alcoholproblematiek bij ouders, gebrek aan harmonie, scheiding van normale relaties (zeelieden, vertegenwoordigers);
- beschikbaarheid van de alcohol, bijvoorbeeld werken in de horeca;
- sociale dwang, vaker voorkomend onder zeelieden, militairen en studenten;
- ontbreken van een gerichte dagvulling.

1.4 Kenmerken en verschijnselen van alcoholafhankelijkheid

Iemand die chronisch veel alcohol gebruikt, gaat zich na verloop van tijd anders gedragen. Aan dergelijk gedrag kan men alcoholafhankelijkheid herkennen.
In dit verband moet de verpleegkundige alert zijn bij de volgende omstandigheden:

- Cliënten die opgenomen worden met een trauma. Mensen met een alcoholprobleem hebben meer ongelukken op het werk, thuis en in het verkeer.
- Cliënten die onder invloed van alcohol binnenkomen.
- Cliënten die ruiken naar alcohol.
- Cliënten die in het verleden hulp hebben gehad voor alcoholproblematiek.
- Cliënt heeft acute psychose, verwardheid, delier.
- Cliënt wordt in verwaarloosde toestand opgenomen in het ziekenhuis.
- Cliënt heeft bij opname opvallend rood opgeblazen gezicht en gestuwde vaten in de hals.
- Het ter sprake brengen van alcoholgebruik maakt de cliënt nerveus. Cliënt tracht het gesprek op een ander onderwerp te brengen.
- Cliënt maakt opvallend veel grapjes over het onderwerp alcohol.
- Kinderen op kinderafdeling die psychische en/of psychomotorische klachten hebben, wat verband kan houden met alcoholproblematiek thuis.

Chronisch alcoholgebruik resulteert in fysiologische stoornissen. Als een of meerdere hiervan voorkomen bij een cliënt, kan dit dus wijzen op een alcoholprobleem. De belangrijkste stoornissen zijn:

- *Alcoholische cardiomyopathie*: vergroting van het hart door stapeling van vet in de myocardcellen. Hartritmestoornissen kunnen het gevolg zijn.
- *Alcoholhallucinose*: levendige hallucinaties, die zich binnen 48 uur na staken van zwaar alcoholgebruik manifesteren.
- *Alcoholhepatitis*: ontsteking van de lever, met als gevolg vergroting van de lever, geelzucht, pijn in de buik en koorts.
- *Alcoholische polyneuritis*: gevoelloosheid, tintelingen, pijn in ledematen.
- *Amnestische stoornis door alcohol*: stoornis van de inprenting van het langeter-mijngeheugen, tevens desoriëntatie en confabulaties (het opvullen van geheugen-leemten met verzinsels).
- *Black-out*: periode van geheugenverlies, de persoon kan zich van deze periode niets herinneren.
- *Dementie bij alcoholisme*: irreversibele stoornissen van het geheugen, de oriëntatie, impulscontrole en probleemoplossend vermogen.
- *Gastritis*: ontsteking slijmvlies van de maag als gevolg van irritatie door alcohol.
- *Intoxicatie*: sociaal inadequaat gedrag, vechten, oordeels- en kritiekstoornissen, dys-artrie (spraakstoornis), coördinatiestoornissen, stemmingsveranderingen, prikkel-baarheid en concentratiestoornissen.
- *Levercirrose*: verbindweefseling van de lever en te gronde gaan van het werkzame le-verweefsel, met als gevolg dat de lever niet meer in staat is om ammoniak in ureum om te zetten en de hoeveelheid ammoniak in het bloed stijgt. Verschijnselen als ver-warring, rusteloosheid, dysartrie en koorts ontstaan. Zonder ingrijpen volgen uitein-delijk coma en dood.
- *Oesophagitis*: ontsteking en pijn aan de slokdarm.
- *Oesophagusvarices*: verwijde aders in de slokdarm met risico van scheuring en bloe-ding.
- *Onthouding*: tremor, misselijkheid en braken, malaise, tachycardie, zweten, nadorst, verhoogde bloeddruk, koorts, insulten, angst, depressie, prikkelbaarheid, diarree, ge-brekkige eetlust, slapeloosheid, orthostatische hypotensie.
- *Onthoudingsdelirium*: naast de onthoudingsverschijnselen treden dezelfde verschijn-selen op als bij een delirant beeld.
- *Pancreatitis*: ontsteking van de alvleesklier met pijn, misselijkheid, braken en opge-zette buik.
- *Syndroom van Korsakov*: inprentingsstoornissen, desoriëntatie in tijd en confabula-ties (door vitamine B_1 tekort).
- *Ziekte van Korsakov*: syndroom van Korsakov gecombineerd met alcoholische poly-neuritis.
- *Ziekte van Wernicke*: complex van neurologische afwijkingen, die zo ernstig zijn dat de dood kan intreden.

2 Verpleegplan alcoholafhankelijkheid

De cliënt die wordt opgenomen met een lichamelijk probleem gerelateerd aan overmatig alcoholgebruik, wenst slechts geholpen te worden aan dit lichamelijke probleem. De cliënt gaat ervan uit dat hij niet wordt aangesproken op zijn alcoholgebruik. Gezien de aard van de alcoholproblematiek zullen veel cliënten een afwerende houding innemen zodra het over alcoholgebruik gaat. Wil je als verpleegkundige een bijdrage leveren aan het genezingsproces van de cliënt met alcoholproblemen, dan zul je zonder vooroordeel de cliënt in positieve zin dienen te benaderen. Een negatieve houding leidt er vaak toe dat de cliënt zelf de schuld krijgt van zijn problemen, of als 'hopeloos' wordt gezien. Het gevolg is dan dat de cliënt zich opnieuw overgeeft aan zijn schuldgevoel en weer gaat drinken (vicieuze cirkel!).

2.1 Verpleegproblemen

In deze paragraaf behandelen we de belangrijkste verpleegproblemen bij cliënten met alcoholafhankelijkheid. Bij elk probleem worden het bijbehorende verpleegdoel en de acties gegeven.

2.1.1 Gevaar voor letsel

Samenhangend met: de intoxicatie van alcohol.
Doel: De cliënt loopt tijdens de opname geen lichamelijke verwonding op.
Acties:
- Controleer na opname de vitale functies zeer regelmatig; deze geven informatie over de mate van intoxicatie en de toestand van de cliënt. Adequate rapportage is essentieel. Bij ernstige onthoudingsverschijnselen arts waarschuwen.
- Beoordeel de mate van desoriëntatie van de cliënt, in verband met veiligheidsmaatregelen. Stel vast op welk niveau cliënt functioneert voor opstellen verpleegplan.
- Verpleeg de cliënt in rustige omgeving; te veel prikkels verhogen de agitatie van de cliënt.
- Houd rookwaren en gevaarlijke voorwerpen buiten bereik van de cliënt. Cliënt kan zichzelf of anderen verwonden (bij verwardheid, desoriëntatie).
- Tref oriëntatieondersteunende maatregelen.
- Verstrek medicatie volgens voorschrift arts, bijvoorbeeld Librium®/Tranxène® bij optreden van onthoudingsverschijnselen.

2.1.2 Ontoereikende opname van voeding

Samenhangend met: resorptiestoornissen ten gevolge van alcoholgebruik.
Doel: Bij ontslag vertoont de cliënt geen tekenen van ondervoeding.

Acties:
- Houd nauwkeurig bij hoeveel de cliënt eet en drinkt en uitscheidt. Deze gegevens zijn noodzakelijk om de voedingstoestand van de cliënt te kunnen bepalen.
- Vraag diëtiste cliënt voor te lichten over voorgeschreven dieet en menu op te stellen, rekening houdend met de wensen van de cliënt.
- Draag er zorg voor dat cliënt frequent kleine maaltijden krijgt, met inbegrip van een hapje voor het slapen gaan.
- Houd het gewicht van de cliënt bij.
- Betrek familie bij de maaltijden van cliënt.

2.1.3   Stoornis van het zelfbeeld

Samenhangend met: weinig gevoel van eigenwaarde, vanwege het idee gefaald te hebben.
Doel: Cliënt verwoordt het alcoholprobleem, heeft daarnaast oog voor positieve kanten van zichzelf, kan toekomstperspectief onder woorden brengen.
Acties:
- Accepteer de cliënt, een accepterende houding bevordert het gevoel van eigenwaarde.
- Ga met de cliënt na op welk gebied hij/zij verandering wil en geef steun bij het vinden van oplossingen (door middel van verwijzing naar andere disciplines, of nazorg elders).
- Let erop dat de cliënt niet afhankelijker wordt. Bevorder dat hij/zij de gevolgen voor eigen keuzes/gedrag op zich neemt.

2.1.4   Onvoldoende kennis over lichamelijke gevolgen van alcoholmisbruik

Samenhangend met: ontkennen behoefte aan informatie, ontkennen risicofactoren.
Doel: De cliënt kan de lichamelijke gevolgen van het gebruik van alcohol verwoorden.
Acties:
- Stel vast wat de cliënt weet over de lichamelijke gevolgen van alcoholmisbruik. Geef mondelinge voorlichting over gevolgen alcoholgebruik, aangepast aan de kennis van cliënt.
- Geef eventueel schriftelijke informatie over gevolgen alcoholgebruik (folders te verkrijgen bij cliëntenvoorlichting).

2.1.5   Ineffectieve probleemhantering

Samenhangend met: de adaptieve en probleemoplossende vermogens waarmee men zich staande houdt in het dagelijks leven.
Doel: De cliënt erkent zijn/haar problemen met alcohol en geeft aan te willen werken

aan de oplossing van zijn/haar alcoholafhankelijkheid en de daarmee samenhangende problemen. De cliënt staat open voor nazorg/behandeling bij instanties die deze hulp verlenen (Verslavings Circuit, Riagg).

Acties:

- Zorg voor een goede verpleegkundige anamnese (zie paragraaf 2.2), waarin een beeld gevormd kan worden over de cliënt en zijn/haar functioneren.
- Houd gesprekken met de cliënt. Wijs hem daarin op de mogelijke relatie tussen zijn probleem en alcoholgebruik en op de eigen verantwoordelijkheid. Tracht in de gesprekken het volgende ter sprake te brengen:
- Ervaart cliënt problemen met het alcoholgebruik?
- De functie van de alcohol volgens cliënt.
- Hoe lang bestaan er problemen met alcoholgebruik?
- Wanneer heeft cliënt voor het laatst gebruikt, hoeveel en hoe was het gebruik van cliënt over de dag?
- Heeft cliënt in het verleden geprobeerd te stoppen, hoe verliep dit?
- Welke verwachtingen heeft de cliënt ten aanzien van de opname?
- Geef voorlichting over lichamelijke gevolgen alcoholgebruik (mondeling, schriftelijk).
- Motiveer cliënt voor hulpverlening na ontslag.
- Informeer cliënt over mogelijkheden van hulpverlening, intern, extern. Verwijs cliënt naar andere disciplines.
- Verwijs cliënt naar nazorg of andere ondersteunende instanties buiten het ziekenhuis, geef cliënt een folder met adressen.
- Laat cliënt de afspraak voor nazorg tijdens de opname maken.

2.2 Verpleegkundige anamnese bij alcoholafhankelijke cliënt

Voor de verpleegkundige anamnese bij de alcoholafhankelijke cliënt gelden natuurlijk dezelfde richtlijnen als bij andere cliënten. Er speelt echter een aantal extra observaties een rol. Ook dient de anamnese zich specifiek te richten op een aantal aan alcohol gerelateerde verschijnselen en problemen.

Observeer bij de cliënt in elk geval bewustzijn, stemming, verzorging, uiterlijk. Bij intoxicatie dient de verpleegkundige met het anamnesegesprek te wachten totdat de cliënt goed aanspreekbaar is.

Als bij een cliënt het vermoeden van alcoholafhankelijkheid bestaat, zijn vragen over de zelfzorg vaak verhelderend: maaltijden/eten, slapen, gewoonten met betrekking tot hygiëne, sociale contacten, invulling van de dag. Vraag verder of er klachten van lichamelijke aard zijn. Dit type vragen tezamen geeft een beeld over het functioneren van cliënt. Antwoorden van cliënt kunnen aanwijzingen geven voor mogelijke alcoholafhankelijkheid.

Indien er inderdaad sprake is van alcoholafhankelijkheid, inventariseer dan het alcoholgebruik en hieraan gerelateerde problemen. Bespreek de contacten met familie/vrienden, met het oog op het betrekken van naasten bij de problemen van de cliënt.

Ten slotte gelden er bij geconstateerde alcoholafhankelijkheidsproblematiek de volgende richtlijnen:

- Vraag altijd consult aan bij psychiater en/of consultatief psychiatrisch verpleegkundige.
- Benader de cliënt op een respectvolle wijze. Tracht een vertrouwensrelatie op te bouwen, zodat de alcoholproblematiek ter sprake gebracht kan worden.
- Help de cliënt inzien dat de alcoholafhankelijkheid voor problemen in zijn/haar leven zorgt (bijvoorbeeld: 'De dokter, verpleegkundige hebben het vermoeden dat uw kwaal iets te maken heeft met uw alcohol drinken, want...').

2.3   Literatuur

Definitie

Bruin, G. de & L. Kaufeld, *Alcoholproblematiek in de huisartsenpraktijk*. Publicatie Centrum Verslavingszorg Zeestraat, Den Haag 1988.

Oorzaken alcoholafhankelijkheid

Stel, J. van der & J. van der Keuken, *Kinderen, gezin en alcohol*. Dekker en Van de Vegt, Assen 1992.

Risicofactoren

'De patiënt met een alcoholprobleem in het algemeen ziekenhuis'. In: *Feiten over het alcohol- en drugsprobleem*. September 1983.

Symptomen van alcohol

Townsend, M.C., *Verpleegkundige diagnostiek in de psychiatrie. Een handleiding voor het maken van een verpleegplan*. Elsevier/De Tijdstroom, Maarssen 1998.

Verpleegplannen

Standaardverpleegplannen voor de wijkverpleging. Patiënten met reumatoïde artritis. Groene Kruis Noord-Limburg, mei 1993.

Townsend, M.C., *Verpleegkundige diagnostiek in de psychiatrie. Een handleiding voor het maken van een verpleegplan*. Elsevier/De Tijdstroom, Maarssen 1998.

Vastbinder, R.C.M., *Verslavingsproblemen in een algemeen ziekenhuis*. Reader, CAD Limburg, juni 1982.

2.4   Colofon

Samenstelling en redactie:

C.J.M. Oud, consultatief psychiatrisch verpleegkundige

Advies:
Mw. M. Litjens, stafmedewerker zorg
Mw. L. de Regt, psychiater Westeinde Ziekenhuis

Medewerking:
L. Kaufeld en J. Jacobus, afdeling preventie Centrum Verslavingszorg Zeestraat, Den Haag

Bij gebruik van het standaardverpleegplan elders aanvaardt het Westeinde Ziekenhuis geen enkele aansprakelijkheid voor eventuele gevolgen van het geheel of gedeeltelijk toepassen van dit verpleegplan.

Bijlage 3

Marion Vollenberg

Klinische les over omgang met verslavingsproblematiek

Inleiding

Een groep verpleegkundigen die de cursus 'Alcohol en drugs' van Novadic heeft gevolgd, heeft een klinische les gemaakt om de opgedane kennis te implementeren.

De klinische les heeft een drieledig doel, te weten:

1 De verpleegkundige wordt zich bewust van haar persoonlijke houding ten opzichte van alcohol en drugs.
2 De verpleegkundige wordt zich bewust van de valkuilen en weet waar zij gevoelig voor is.
3 De verpleegkundige kan observeren en benoemen in welke fase van alcohol- en/of drugsproblematiek een cliënt zich bevindt en kan attitude en handelen hierop afstemmen.

De klinische les is bedoeld voor (leerling-)verpleegkundigen.

Inhoud

Het theoretische deel van de klinische les omvat:
• definities van begrippen uit de verslavingszorg;
• verschillende modellen van hulpverlening;
• uitleg van de verschillende fasen waarin een cliënt met verslavingsproblematiek kan zitten en hoe deze te herkennen;
• uitleg over het laten aansluiten van het verpleegkundig handelen op de fase waarin een cliënt verkeert;
• beschrijving van de verslavingstheorie als kader voor het verpleegkundig handelen;
• lijst van spelletjes die verslaafde cliënten vaak spelen (zie ook hoofdstuk 3).

Het praktische deel van de klinische les omvat de volgende activiteiten:

- Degenen die de les geven, beantwoorden vragen naar aanleiding van de gelezen theorie.
- De deelnemers wisselen elkaars persoonlijke houding uit ten opzichte van alcohol en drugs. Hierop volgt een discussie over de mate waarin ieders persoonlijke houding het professionele handelen beïnvloedt.
- De deelnemers vertellen aan elkaar voor welke 'spelletjes' ze gevoelig zijn. Hierop volgt een groepsgesprek over hoe men in de praktijk met deze spelletjes kan omgaan, zodat deze een professioneel verpleegkundig handelen niet in de weg staan.
- Een casusbespreking, waarin gekeken wordt naar:
  - Waar loopt eenieder in de praktijk tegenaan?
  - In welke fase bevindt de cliënt zich?
  - Hoe ziet het verpleegkundig handelen er in deze fase uit en hoe verbinden we dit met de desbetreffende cliënt?
- Afsluitend wordt aan iedere deelnemer gevraagd of de eerdergenoemde doelen van de klinische les bereikt zijn.

Een veelvoorkomend probleem in de praktijk is dat het verpleegkundig handelen niet aansluit op de fase waarin de cliënt op dat moment verkeert.

Voorbeeld

Situatie: verpleegkundige is samen met de cliënt het verpleegplan aan het samenstellen en doornemen.

Verpleegkundige: 'Welk doel wil jij zetten op het verpleegprobleem drugsgebruik?'
Cliënt: 'Hoezo doel?'
Verpleegkundige: 'Nou, of je wilt stoppen met gebruik of minderen.'
Cliënt: 'Wat lul je nou, ik heb geen problemen met drugs of zo! Zorg maar dat mijn uitkering in orde komt.'

In deze verpleegsituatie gaat de verpleegkundige ervan uit dat de cliënt zich bewust is van zijn drugsprobleem. Hierdoor forceert de verpleegkundige een beslissing terwijl de cliënt hier nog lang niet aan toe is. Uit de in het voorbeeld beschreven interactie wordt duidelijk dat de cliënt zich nog niet bewust is van het verband tussen drugsgebruik en zijn overige problematiek. In deze fase is het van belang de cliënt inzicht te laten krijgen in deze verbanden.
Dit kan door het aantonen van cognitieve dissonanties (verschillen in denken en doen).

Voorbeeld

> Cliënt: 'Ik wil van mijn schulden af, ik heb al zo weinig geld.'
> Verpleegkundige: 'Jij zegt dat je van je schulden af wilt, maar je koopt wel iedere dag voor twintig gulden hasj.'

Zonder een waardeoordeel te geven confronteert de verpleegkundige de cliënt met het verschil tussen datgene wat hij zegt en datgene wat hij doet. Dit heeft als doel dat de cliënt gaat nadenken over de verbanden tussen problematiek en gebruik.

Overige informatie

Toestemming voor het gebruik van deze klinische les is schriftelijk op te vragen bij:
Marion Vollenberg
Pijnappelsche Poort 2
5211 RA 's-Hertogenbosch

Bijlage 4

Linda Linde

Voorbeeld van een les over verslavingsproblematiek

De cursus verslavingsproblematiek is onderdeel van de opleiding penitentiair inrichtingswerker en is verdeeld over zes dagdelen. De cursus wordt afgesloten met een examen.

In het eerste dagdeel wordt de basiskennis van de verslavingsproblematiek behandeld. Er wordt gediscussieerd over de eigen gewoonten en verslavingen en over waar je grenzen liggen. Een aantal cursisten hebben wel eens een jointje gerookt, of lusten graag een pilsje of kunnen beslist niet zonder hun kop koffie of sigaretje. Verslavingen staan vaak heel dicht bij onszelf en zijn lang niet zo ongrijpbaar als veel mensen denken.

Ook aan de orde komen de meest gebruikte drugs in drie groepen:
• bewustzijnsverlagende middelen;
• opwekkende of stimulerende middelen;
• bewustzijnsveranderende middelen.

Voor de wet zijn er twee soorten drugs:
• drugs met een minder zwaar risico (softdrugs)
• drugs met een onaanvaardbaar risico (harddrugs).

Verder worden sancties bij het overtreden van de opiumwet behandeld, en de bestrijding van de drugshandel.

In het tweede dagdeel komt de drugskoffer aan bod. Deze bevat een groot aantal soft- en harddrugs en de cursisten kunnen ze ruiken en aanraken. Men krijgt uitleg over de manieren van gebruiken, de werking en de waarneembare effecten, en de prijzen. Aan de hand van videofilms kunnen de cursisten nader kennismaken met de gebruikers van verschillende drugs. Ook de ontwenningsverschijnselen van diverse drugs krijgen ruime aandacht.

In het derde dagdeel worden de achtergronden van drugsgebruik behandeld.

De onderwerpen zijn:
1 factoren die drugsgebruik en verslaving kunnen veroorzaken;
2 de stepping-stone-theorie;
3 de drugsgebruiker en zijn omgeving;
4 de ontwikkeling van verslaving in vijf stadia;
5 rangen en standen in de Nederlandse heroïne/cocaïnescene;
6 smokkel en verkoop van drugs binnen een penitentiaire inrichting.

In het vierde dagdeel worden de hulpverlening en behandeling van drugsverslaafden in de penitentiaire inrichting behandeld:
1 werkwijze van de medische dienst;
2 afkicken, gedwongen of vrijwillig;
3 onderhoudsdosis methadon;
4 urinecontrole;
5 reclassering en CAD's;
6 artikel 47, schorsing en andere maatregelen;
7 verslavingsbegeleidingsafdeling (VBA);
8 de begeleiding van de inrichtingswerker aan de verslaafde gedetineerde;
9 de extreem problematische drugsgebruiker (EPD) en dubbeldiagnose:
 – zwakbegaafdheid,
 – psychiatrische stoornissen,
 – persoonlijkheidsstoornissen;
10 de aanpak van EPD'ers.

In het vijfde dagdeel wordt een bezoek gebracht aan een verslavingskliniek.
Meestal bezoeken de cursisten een Therapeutische Gemeenschap, waar bewoners de voorlichting en de rondleiding verzorgen. Dit bezoek maakt vaak diepe indruk op de cursisten.

In het zesde en laatste dagdeel komen de vuistregels en algemene begeleidingsrichtlijnen in het omgaan met verslaafden aan bod. Er komt een ex-verslaafde zijn of haar verhaal vertellen. Dit wordt vaak als erg positief ervaren en laat een grote indruk achter. We nemen alle onderdelen van de cursus nog eens onder de loep, met behulp van een proefexamen en behandelen de vragen en knelpunten.

Omdat mensen die werken met drugsgebruikers vaak te maken krijgen met woordgebruik in de drugsscene is er achter in het cursusboek een alfabetische lijst toegevoegd met alle mogelijke 'scenewoorden'.

Voorbeelden

Bommetje	hoeveelheid drugs, meestal in vloeipapier verpakt, om te slikken
Broodpoot	man die zich voor homoseksuelen prostitueert om dope te kunnen kopen
Brown sugar	heroïne in bruine korrels (ziet eruit als kattengrit)
Lijnen	harddrugs snuiven, meestal cocaïne
Meet	methadon
Pompen	injecteren
Rooie knol	Rohypnol®-tabletten

Linda Linde (freelance docent)
Opleidingsinstituut DJI, Ministerie van Justitie

Over de auteurs en redactieleden

Klaas Bouma, co-auteur van paragraaf 4.3.1 en 5.3.7, is verpleegkundige bij de Kuno van Dijk Stichting, afdeling Breegweestee te Eelde.

Marielle Brenninkmeijer, auteur van paragraaf 5.3.5, is verpleegkundige en sociotherapeute op de afdeling diagnostiek van het Instituut Verslavingszorg Oost Nederland te Enschede.

Adri Hulshof, auteur van paragraaf 5.3.8, is als verpleegkundige/sociotherapeut werkzaam in het IMC van het Instituut Verslavingszorg Oost Nederland te Zutphen. Hij is tevens verplegingswetenschapper

Diny Huson-Anbeek, redactielid en co-auteur van de hoofdstukken 2, 3 en 5, is werkzaam als verpleegkundige bij het Huiskamerproject voor Druggebruikers in Vlissingen. Tevens was zij tot juli 1998 coördinator en trainer van het project 'Aids en druggebruik' voor Zeeland.

Linda Linde, redactielid en co-auteur van de hoofdstukken 3 en 4 en bijlage 4, werkt als verpleegkundige en ervaringsdeskundige in de verslavingszorg, bij de Kuno van Dijk Stichting, afdeling Breegweestee te Eelde. Tevens is zij freelance docent verslavingsproblematiek voor justitie. Zij schreef het boek *Leven na de dope* naar aanleiding van ervaringen van en interviews met ex-verslaafden.

Gerda Kolen, co-auteur van paragraaf 4.3.1 en 5.3.7, is verpleegkundige bij de Kuno van Dijk Stichting, afdeling Breegweestee te Eelde.

Wiep Kroes, co-auteur van paragraaf 4.3.1 en 5.3.7, is verpleegkundige bij de Kuno van Dijk Stichting, afdeling Hooghullen te Eelde.

Jan Krul, auteur van paragraaf 5.3.3, is consultatief psychiatrisch verpleegkundige en directeur van de Stichting Educare, welke onder andere de ehbo op houseparty's organiseert.

Chris Loth, redactielid en co-auteur van alle hoofdstukken en bijlage 1, is werkzaam bij Verpleegkundig Adviesbureau Masters als innovator/onderzoeker. Daarnaast is zij bezig met een promotieonderzoek naar de verpleegkundige zorg in de ambulante methadonverstrekking aan de Universiteit Utrecht.

Tineke Oud, auteur van bijlage 2, is psychiatrisch consulent en verpleegkundige in het Westeinde Ziekenhuis te Den Haag.

Sipke van de Ploeg, co-auteur van paragraaf 4.3.1 en 5.3.7, is van oorsprong verpleegkundige en is op dit moment werkzaam als staffunctionaris beheerssector vervolgbehandeling bij de Kuno van Dijk Stichting, regio Groningen en Friesland.

Ruud Rutten, redactielid en co-auteur van de hoofdstukken 1, 2, 3 en 6, is van oorsprong verpleegkundige. Hij is werkzaam als directeur behandelzaken van het Instituut Verslavingszorg Oost Nederland te Zutphen.

Marianne Schoot-Durkstra, auteur van paragraaf 5.3.4, is als verpleegkundige/sociotherapeut werkzaam bij het Instituut Verslavingszorg Oost Nederland te Zutphen in de Henriëtte Hartsenkliniek, die is gespecialiseerd in de behandeling van vrouwen.

Kezban Sengül-Abali, auteur van paragraaf 5.3.6, is werkzaam als sociotherapeute bij het Intra Muraal Motivatie Centrum (imc), onderdeel van het Instituut Verslavingszorg Oost Nederland (ivon) te Enschede.

Marion Vollenberg, auteur van paragraaf 5.3.2 en bijlage 3, is psychiatrisch verpleegkundige in Psychiatrisch Ziekenhuis Reinier van Arkel.

Register

Printed in the United States
By Bookmasters